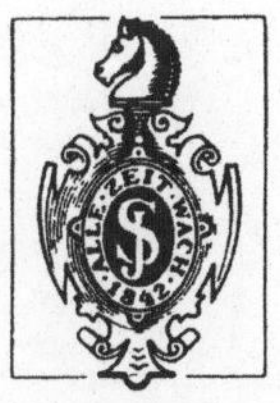

Psychosomatische Gynäkologie und Geburtshilfe 1993/94

Herausgegeben von
H. Kentenich, M. Rauchfuß und P. Diederichs

Mit 15 Abbildungen und 33 Tabellen

Springer-Verlag
Berlin Heidelberg New York
London Paris Tokyo
Hong Kong Barcelona
Budapest

Priv.-Doz. Dr. H. Kentenich
Freie Universität Berlin
Univ.-Klinikum Rudolf Virchow
Standort Charlottenburg
Frauen- und Poliklinik Charlottenburg
Pulsstraße 4, D-14059 Berlin

Dr. Martina Rauchfuß
Frauenklinik der Charité
Schumannstraße 20/21
D-10117 Berlin

Prof. Dr. Peter Diederichs
Regensburger Straße 25
D-10777 Berlin

XXII. Jahrestagung der Deutschen Gesellschaft
für Psychosomatische Geburtshilfe und Gynäkologie (DGPGG e. V.)
Berlin, 24.–27. Februar 1993

ISBN-13:978-3-540-57685-3   e-ISBN-13:978-3-642-78811-6
DOI: 10.1007/978-3-642-78811-6

CIP-Eintrag beantragt

Herstellung: PROEDIT GmbH, D-69126 Heidelberg

26/3130-543210 – Gedruckt auf säurefreiem Papier

Vorwort

Die 22. Jahrestagung der Deutschen Gesellschaft für Psychosomatische Geburtshilfe und Gynäkologie in Berlin hat historisches Gelände als Veranstaltungsort gewählt. Die Charité ist Kumulationspunkt in der Geschichte der neuen Medizin. Persönlichkeiten wie Virchow, Hufeland, Graefe und Sauerbruch haben Medizingeschichte geschrieben. Auch berühmte Gynäkologen wie Stöckel, Bumm and Kraatz haben an der Charité gewirkt.

Da die psychosomatische Medizin niemals unhistorisch sein kann, ist die Beschäftigung mit der Gynäkologie und dem Nationalsozialismus auch für unser Fach eine wesentliche Aufgabe. Es geht nicht in erster Linie darum, den Stab zu brechen über Kolleginnen und Kollegen, die im Dritten Reich in der Perversion ihrer medizinischen Tätigkeit Schuld auf sich geladen haben. Das Problem ist komplizierter: Eine Vielzahl der damals tätigen Ärzte konnte als Werkzeug des Nationalsozialismus benutzt werden, weil dieser Teilen ihres inneren Weltbildes entsprochen hat, welches in den Menschen ein Objekt medizinischer Bemühungen und nicht ein Subjekt und Gegenüber gesehen hat. Dieses zentrale paradigmatische Problem der Medizin kann uns bis heute nicht loslassen und deswegen macht die Frage Angst: Wie hätten wir uns verhalten, wenn wir als Ärzte im Nationalsozialismus tätig gewesen wären? Nur wenige Ärzte haben Widerstand geleistet – wie die Gruppe um die Geschwister Scholl in München oder Rittmeister, Psychoanalytiker und Psychiater in Berlin.

Ein weiteres Thema des Kongresses stellte sich die Frage: Pränatale Diagnostik und prädiktive Medizin – Segen oder Fluch? Wir sind immer mehr in der Lage, das Neugeborene zu vermessen, zu untersuchen und sichtbar zu machen. Die Gensondentechnik wird uns in die Lage versetzen, eine Vielzahl von Erkrankungen beim Ungeborenen zu diagnostizieren. Wo noch vor zwei Jahrzehnten die Auseinandersetzung der Mutter mit dem Ungeborenen über die Sinne des Fühlens und Tastens lief, drängt sich heute die Technik in den Vordergrund. Die Lösung kann nun nicht darin bestehen, diese neuen Methoden zu verbieten oder einfach wegzusehen. Im Interesse der werdenden Mütter ist es vielmehr notwendig, sich aufs Neue in deren Ängste einzufühlen und im Umgang mit dieser neuen Technik behilflich zu sein. Schwieriger noch: Es wird die Frage zu klären sein: Wie gehe ich mit dem dazu gewonnenen Wissen um? Wird der Wunsch nach dem gesunden Neugeborenen zum fiktiven Ideal eines Menschen ohne jeden Makel?

Vorschnelle Antworten und Handlungsanweisungen können hier nicht weiterhelfen. Insofern ist die grundlegende Beschäftigung mit diesem Thema notwendiger Bestandteil einer Ethik in der Medizin und damit auch einer psychosomatischen Medizin.

Der Themenkomplex „Gynäkologisch-urologische Psychosomatik" hat dagegen unmittelbaren alltäglichen Praxisbezug. Z. B. kann die Harninkontinenz für die Frau ein bedrückendes medizinisches Problem und zugleich eine „Träne der Blase" sein. Obwohl alle erfahrenen Frauenärzte um die psychosomatische Bedeutung dieses Problems wissen, ist die Forschung in der urologischen Psychosomatik ein „Stiefkind" der psychosomatischen Medizin geblieben. Auch für Sexualstörungen sind die Frauenärztin und der Frauenarzt recht häufig Ansprechpartner. Diese intimen Probleme werden mitunter nur dem Frauenarzt berichtet, der sich dann aber in der Diagnostik und Behandlung dieser Problematik oft überfordert sieht. Insofern ist die bessere Information und Ausbildung über Paar- und Sexualstörungen ein wichtiger Bestandteil der psychosomatischen Medizin in der Frauenheilkunde. Der Arzt wird immer überlegen müssen, was er in seiner praktischen Tätigkeit selbst mit der Frau oder dem Paar besprechen kann. Es ist aber auch die Frage zu klären, wann eine Überweisung an einen Paar- und Sexualtherapeuten erfolgen soll.

Zum ersten Mal waren auf diesem Kongreß so viele freie Vorträge zu psychosomatischen Themen der Frauenheilkunde angeboten worden, daß man trotz Zurückweisung von Referaten drei parallele Sitzungen abhalten mußte. Die in diesem Band wiedergegebenen Beiträge beschäftigen sich fast mit der gesamten Spannbreite der Psychosomatik der Frauenheilkunde. Mit diesem Band setzen wir die Tradition der „blauen Bände" im Springer-Verlag fort, die nunmehr schon zu einer stattlichen Bibliothek herangewachsen sind.

Berlin, im Herbst 1993

Heribert Kentenich
Martina Rauchfuß
Peter Diederichs

Inhaltsverzeichnis

Verzeichnis der erstgenannten Autoren

Anders, Dietrich, Priv.-Doz. Dr. med.
  Fachklinik für Kinder und Jugendliche, Pipping 5,
  D-37603 Holzminden

Beck-Gernsheim, Elisabeth, Prof. Dr.
  Institut für Soziologie, Universität Hamburg, Allende Platz 1,
  D-20146 Hamburg

Bitzer, Johannes, Dr.
  Universitäts-Frauenklinik Basel, Schanzenstr. 46, CH-4031 Basel

Diederichs, Peter, Prof. Dr. med.
  Regensburger Str. 25, D-10777 Berlin

Ehlert, Ulrike
  Forschungsstelle für Psychobiologie und Psychosomatik
  der Universität Trier, Gebäude D, Tarforst, D-54286 Trier

Falck, Hanns-R, Dr.
  Schwalenberger Str. 4, D-30449 Hannover

Fervers-Schorre, Barbara, Dr.
  Schildergasse 24–30, D-50667 Köln

Föller, Brigitte, Dipl.-Psych.
  Gereonswall 41, D-50670 Köln

Franke, Paul, Dr. med.
  Harnackstr. 4, D-39104 Magdeburg

Hahlweg, Brigitte Carmen, Dipl.-Psych.
  I. Universitäts-Frauenklinik, Maistr. 11, D-80337 München

Hauffe, Ulrike, Dipl.-Psych.
  Zentralkrankenhaus Bremen-Nord, Hammersbeckerstr. 228,
  D-28755 Bremen

Holzgreve, Wolfgang, Prof. Dr. med.
Zentrum für Frauenheilkunde der Westfälischen Wilhelms-Universität
Münster, Albert-Schweitzer-Str. 33, D-48129 Münster

Kentenich, Heribert, PD Dr. med.
Universitätsklinikum Rudolf Virchow, Standort Charlottenburg,
Frauenklinik und Poliklinik, Pulsstr. 4, D-14059 Berlin

Klentze, Michael, Dr. med.
Münchener Str. 79, D-86737 Ismaning

Klix, Annette
Koselstr. 49, D-60318 Frankfurt/M.

Krautschik, Adeleid, Dr. Dr.
Sommerfeld 15, D-45481 Mühlheim/Ruhr

Lange, Rainer, Dr. med.
Antoniterstr. 55, D-55232 Alzey

Markou, Sophia
Oesterleystr. 11, D-30171 Hannover

Mitscherlich-Nielsen, Margarete, Prof. Dr.
Freiherr-von-Stein-Str. 25, D-60323 Frankfurt

Molinski, Hans, Prof. Dr. med.
Kurze Str. 1, D-47877 Willich

Platz, Peter, Dr.
Dammtorstr. 27, D-20354 Hamburg

Rauchfuß, Martina, Dr. med.
Frauenklinik der Charité, Schumannstr. 20/21, D-10117 Berlin

Ringler, Marianne, Dr.
Abteilung für Tiefenpsychologie/Psychotherapie der Universitätsklinik
Wien, Währinger Gürtel 18–20, A-1090 Wien

Rothmaler, Susanne, Dipl.-Psych.
Kollwitzstr. 52, D-10405 Berlin

Salk, Eckhard, Dr. med.
Sparkassenstr. 6, D-45879 Gelsenkirchen

Schaudig, Katrin, Dr. med.
Dillstr. 4, D-20146 Hamburg

Scheele, Michael, Dr. med.
Frauenklinik des AK Barmbeck, Rübenkamp 148, D-22307 Hamburg

Schmidt, Ulrike, ÄIP
Elsässer Str. 87, D-79110 Freiburg

Sellschopp, Almuth, Prof. Dr. med.
Institut für Psychosomatische Medizin, Universitätsklinikum Rechts der Isar, Langerstr. 3, D-81675 München

Sommer, Harald, Dr. med. habil.
I. Universitäts-Frauenklinik, Maistr. 11, D-80337 München

Springer-Kremser, Marianne, Univ.-Doz. Dr.
Abteilung für Tiefenpsychologie/Psychotherapie der Universitätsklinik Wien, Währinger Gürtel 18–20, A-1090 Wien

Stauber, Manfred, Prof. Dr. med.
I. Universitäts-Frauenklinik, Maistr. 11, D-80337 München

Trierweiler, Adelaide, Dipl.-Psych.
Im Bäckerfeld 8, D-69120 Heidelberg

Veltkamp, Veronika, Dr.
Spenerstr. 28, D-10557 Berlin

Walcher, Wolfgang, Dr. med.
Geburtshilflich-gynäkologische Universitätsklinik, Auenbruggerplatz 14, A-8036 Graz

Winau, Rolf, Prof. Dr. phil. Dr. med.
Institut für Geschichte der Medizin, Freie Universität Berlin, Klingsorstr. 119, D-12203 Berlin

Begrüßung

Barbara Fervers-Schorre

Die Vorbereitung zu diesen Begrüßungsworten ist mir schwerer gefallen, als die allermeisten Vorbereitungen zu Vorträgen oder Begrüßungen, von denen ich im Verlaufe meines beruflichen Lebens nun doch schon einige – und auch sicher nicht immer ganz leichte – hinter mich gebracht habe. Sie ist mir so schwer gefallen, weil sowohl die gravitätische Bedeutung des Ortes, an dem wir den Kongreß in diesem Jahr abhalten, als aber ganz besonders eben die ungeheure Wucht des Eröffnungs-Themas mich voll getroffen haben.

Viele Jahre meines Lebens habe ich mich intensiv mit dem Versuch eines wie auch immer begrenzten Verständnisses des Unbegreiflichen, des Ungeheuerlichen, Ungeschminkten abgrundtief Bösen des Nazionalsozialismus beschäftigt.

Bei den Vorbereitungen zum heutigen Tag bin ich an meine Bibliothek gegangen und habe viele der seit Jahren nicht mehr berührten Bücher herausgeholt. Nur zögernd begann ich zu lesen, nur zögernd konnte ich mich den erneut heftig anbrandenden Gefühlen öffnen. Aber der Widerstand hielt nicht lange. Es war eine doppelte Begegnung: die mit dem Schrecklichen und die mit meiner ganz eigenen Geschichte der Auseinandersetzung. Vollgeschriebene Karteikarten, Unterstreichungen, Pfeile, Ausrufezeichen, Fragezeichen. Mein Versuch als heranwachsende und junge Frau, der Fassungslosigkeit, der Wut, Verzweiflung, der Angst, kurz des ungeheuren Maßes an Gefühlen angesichts des Grauens mit Hilfe des Intellektes, durch Zeichen und Aufzeichnungen Herr zu werden.

Am ureigensten Leibe wurde mir aber auch klar, was die Abwehr gegen dieses Thema bedeutet. Im Gegensatz zu der Zeit vor etwa 30 Jahren, als ich begann, mich mit dem Thema zu beschäftigen und es mich nicht mehr losließ, war einer meiner Impulse jetzt, zu sagen: laßt mich in Ruhe; ich will mich nicht wieder auf diese furchtbare Reise an die Hochöfen begeben. Genauso klar war mir aber, daß dies vielleicht eine vorübergehende Schonung, sicher aber keine Lösung sein konnte.

Mit der Rolle der Gynäkologie im Nationalsozialismus wollen wir uns heute morgen beschäftigen. Ein großes Wagnis, wie mir scheint, aber auch eine unabweisbare Aufgabe.

Die Gynäkologie hat es, wie wohl kaum ein anderes Fach, mit dem oft nur schwer auszuhaltenden Spannungsfeld zwischen gleichzeitigem Helfen zum Leben und Helfen zum Sterben, wie Zander es einmal nannte, zu tun. Dieses Paradoxon wurde im Nationalsozialismus zur grauenhaften Perversion getrieben: zur Verwandlung des Arztes vom Heiler zum Mörder, wie Robert Jay Lifton sagt.

„Der völkische Staat... muß dafür Sorge tragen, daß nur wer gesund ist, Kinder zeugt... Der Staat muß dabei als Wahrer einer tausendjährigen Zukunft auftreten... Er hat die modernsten ärztlichen Hilfsmittel in den Dienst dieser Erkenntnis zu stellen. Er hat, was irgendwie ersichtlich krank und erblich belastet und damit weiter belastend ist, zeugungsunfähig zu erklären und dies praktisch auch durchzusetzen." (Adolf Hitler)

Nicht nur mit dem Arzt als potentiellen Mörder wollen wir uns auf diesem Kongreß beschäftigen, auch mit unseren Aufgaben als Helfer, als verständnisvoller, einfühlsamer, respektvoller Begleiter unserer Patientinnen. Auch mit unseren heutigen Problemen der möglichen Vereinigung unserer Gesellschaften, auch mit unserer Freude.

Aber angesichts des jetzt bevorstehenden Themas wollte mir ein Übergang dazu in den Begrüßungsworten kaum gelingen. Ich denke, er wird uns allen gemeinsam im Verlaufe des Kongresses gelingen.

Jetzt bleibt mir ersteinmal nur, Frau Rauchfuß und Herrn Kentenich von Herzen zu danken für die großen Bemühungen um die Vorbereitungen zu diesem Kongreß. Uns allen wünsche ich, daß wir beitragen zu einem guten Gelingen und daß wir den Mut haben für die Reise an die Grenzen der Existenz.

Über die Unfähigkeit zu trauern
ist die Diagnose noch aktuell?

Margarete Mitscherlich-Nielsen

> *„Die Frage, ob ein Fortschritt*
> *im Sinne einer Reifung durch*
> *Schulderkenntnis und -verarbeitung*
> *erreicht wurde, wird in den*
> *kommenden Jahren gestellt werden."*
> *(A. Mitscherlich, 1960)*

Haben sich die Deutschen geändert? Oder kam in den letzten Jahren nur noch deutlicher heraus, was untergründig immer virulent geblieben ist? Hemmungen und Tabus im Umgang mit unserer Vergangenheit, die bisher bestanden, scheint es zumindest nicht mehr zu geben. Die Sehnsucht nach einer Wiederholung der Barbarei der Nazi-Zeit, nach deren Menschenverachtung und Rassismus wird offen geäußert, auf den Straßen, am Stammtisch, im Radio oder Fernsehen. Auschwitz wird geleugnet, mit „Juda verrecke" werden wieder Wände beschmiert. Ähnliches wird auch den Ausländern, den Zigeunern, den Farbigen, den Fremden gewünscht; aber nicht nur das: Alltäglich versuchen Nazi-Skins und ihre rechten Anhänger im Osten und Westen Deutschlands ihre Mordwünsche Asylanten und Ausländern gegenüber in die Tat umzusetzen. Es würde sie nicht geben, diese Jugendlichen, die zu jeder Gewalt bereit sind und Gewalt verherrlichen, wenn sie nicht die Vorurteile und Ressentiments einer schweigenden Vielheit hinter sich wüßten.

Von Verdrängung der Nazi-Zeit kann kaum noch die Rede sein, auch wenn die Wirklichkeit der zwölf barbarischen Jahre schlicht geleugnet wird. Heute möchten Jugendliche mehr als Erwachsene, Männer mehr als Frauen, ohne Scham und Schuld zu empfinden, offen zu den Idealen der Nazi-Zeit zurückkehren. Was Alexander Mitscherlich und ich die „Unfähigkeit zu trauern" genannt haben, konnte noch nie so unmittelbar beobachtet werden wie heute. Ich möchte darauf genauer eingehen.

Was ist Trauer? Individuelle Trauer ist jedem von uns bekannt, sie ist ein seelischer Vorgang, der uns verändert, bei dem ein Mensch einen schweren Verlust mit Hilfe eines langen schmerzlichen Erinnerungsprozesses langsam zu ertragen und durchzuarbeiten lernt, um schließlich zur inneren Trennung von dem verlorenen Menschen fähig zu sein und sich wieder den Lebenden zuwenden zu können. Kollektive Trauer nach den furchtbaren Verlusten an Menschlichkeit und Menschenleben des Zweiten Weltkrieges, mit der wir uns in der „Unfähigkeit zu trauern" vorwiegend beschäftigten, schien uns verbunden mit der Erinnerung eines Kollektivs an die Leiden der Opfer, an deren Leben und Tod, mit der Bewußtmachung eigener Vorurteile und Projektionen auf eben diese Opfer. Mitleid mit den Opfern des Nazi-Wahns, zu denen auch die eigenen Gefallenen und Verfolgten gehörten, wäre die Folge dieser Trauer gewesen und ist mit ihr verbunden. Die deutsche Verfassung der Bundesrepublik von 1949 ist ein Beweis für diese Trauer, dafür, daß es Deutsche gab, die nicht vergessen wollten, die aus ihrer Vergangenheit gelernt und von ihr Abschied genommen hatten.

Daß diese kollektive Trauer in weiten Bereichen des deutschen Volkes jedoch nicht geleistet, die Nazi-Zeit vielmehr verdrängt oder derealisiert wurde, so daß ihre paranoiden Strukturen und die ihnen entsprechende Mentalität im Untergrund weiterhin bestehen blieben, dies ist die These unserer Arbeit. Mit dieser „Unfähigkeit zu trauern" sind wir nun gegenwärtig wieder in trauriger Deutlichkeit konfrontiert.

Die Parteien, so lange blind auf dem rechten Auge, beginnen nur langsam zu realisieren, wie groß die Gefahr ist, die von den jugendlichen Gewalttätern und Tabubrechern wie ihren Anhängern in den bürgerlichen Schichten ausgeht. Aber eine wirkliche argumentative Auseinandersetzung mit den Ressentiments und Vorurteilen dieses Teils der Deutschen findet nicht statt. Lieber gibt man ihnen nach und beschränkt sich auf eine Verfassungsänderung.

Erziehung, so hieß es in letzter Zeit, auch bei der SPD, sei die Vorbedingung dafür, daß Deutschland nicht zurückfalle in Anarchie, in alte Nazi-Ideale und entsprechende Verhaltensweisen. Hinter diesem Ruf nach „Erziehung" steht – so müssen wir annehmen – vor allem das Bedürfnis nach mehr Macht des Staates und der „Erziehenden". Ende der sechziger Jahre – so lautete die wiederholte Klage – wären Vorbilder verlorengegangen und bewährte Erziehungsmuster aufgegeben worden. Mit anderen Worten, die Verherrlichung von Gewalt der rechtsextremen Gruppen und Parteien oder auch der zunehmenden Gewalttätigkeit in den Schulen wird auf die „antiautoritäre Erziehung" der 68er Generation zurückgeführt.

Die Sehnsucht nach den alten Zeiten und Idealen, nach „autoritärer" Erziehung ist offenbar groß. Dabei wird vergessen, daß es gerade diese Art von „Erziehung" war, die uns über Jahrhunderte deformiert hat und die – nach dem verlorenen Ersten Weltkrieg – in Deutschland mit dazu beitrug, daß wir einen „Führer" gewählt und uns ihm so gedankenlos unterworfen haben.

Die Verdienste der „antiautoritären Erziehung" sind vergessen oder wurden nie erkannt. Mit Hilfe dieses für Deutschland neuen Umgangs mit Kindern, was einen neuen Umgang mit sich selbst, den Erwachsenen, als „Erzieher" einschließt, wurde versucht, verständnisvoller auf Kinder und Jugendliche einzugehen, es ihnen zu ermöglichen, langsam ihr Denken, Fühlen, Wollen selber zu erkennen und auszusprechen. Die Erziehung zum „Untertanen" sollte für immer beendet sein, auch im Umgang von Erwachsenen mit Erwachsenen, um damit auch der Gefahr einer Entstehung von Vorurteilskrankheiten wie Antisemitismus und Xenophobie zu begegnen.

Waren diese lobenswerten Vorsätze von Erfolg gekrönt? „Antiautoritäre Erziehung" verkam mancherorts zu einer Art Mode, sie wurde oft zur Ideologie, was heißt, Kindern wurden erneut Verhaltensweisen aufgezwungen, die gar nicht aus ihrem eigenen Inneren zu kommen brauchten. Wenn Theorien zu einer Art „Glauben" degenerieren, werden deren Anhänger leicht zu Fundamentalisten. Anstatt Aufklärung entstehen neue Vorurteile.

Aber deswegen zu anachronistischen erzieherischen Idealen zurückkehren zu wollen ist unsinnig, denn autoritäre Erziehung im traditionellen Sinn bedeutet wenig Respekt vor dem Kind, wenig Einfühlung in dessen Bedürfnisse und Denkweisen. Sie bedeutet vielmehr Zwang, Nichtverstehen und das Einimpfen von Geboten und Verboten und erzeugt unkritischen Gehorsam. Zivilcourage wird im Keim erstickt.

Der Mut zur „Erziehung", von einem Vertreter der SPD im Bundestag vorgetragen, fand viel Applaus bei allen Parteien. Die Gesetze sollen verschärft werden, anstatt die bestehenden zu nutzen, die Verfassung soll verändert werden. Seit langem bezweifelte und als falsch erkannte „Ideale" werden wieder gesellschaftsfähig.

Ein Kind, ein Jugendlicher, dem man nicht mit Einfühlung in seine jeweilige Eigenart begegnet, wird, was ihm geschieht, anderen antun. Die Unfähigkeit zur Einfühlung sowohl in sich als auch in andere vererbt sich von einer Generation zur nächsten. Nur wer sich als respektiert erlebt, lernt auch, die anderen zu respektieren.

Wenn also heute von „Erziehung" als Mittel gegen Gewalt, Vorurteile, Fremdenhaß gesprochen wird, dann sollte man sich genau überlegen, was man damit meint und welchen Männlichkeits- oder auch Weiblichkeitswahn man damit auslöst. Ein „Herrschaftsdenken im Untertanengeist", wie es das „zweite" und „dritte" deutsche Reich beherrschte, sind gewiß keine Ideale, die nachdenkliche Politiker propagieren möchten. „Vorbilder" mögen gut und recht sein, wenn sie Erzieher befähigen, die Jugendlichen besser zu verstehen und sie zur Selbstkritik anzuregen. Vorbilder ja, aber nur solche, die Erwachsene und Jugendliche davor bewahren, sich erneut falschen verlogenen Idealen hinzugeben, Vorbilder also, die sie lehren, einander zuzuhören und sich auseinanderzusetzen.

Wer „Erzieher" findet, die verstehend auf die den Aggressionsausbrüchen zugrunde liegenden Kränkungen und Schmerzen von jungen, aber auch älteren Menschen eingehen, lernt selber Einfühlung in andere, aber auch in sich selbst. Nur so läßt sich letztlich die Neigung zu Gewalttätigkeit verhindern. Die menschenverachtenden Ideale der Neo-Nazis, aber auch die Heuchelei mancher Politiker haben bei Kindern und Jugendlichen keine Chance, die nicht zu Unterwerfung, zu Vorurteilen und Ressentiments erzogen wurden, sondern zum Nachdenken. Wir könnten erzogene Kinder gebären, wenn nur die Eltern erzogen wären, hat Goethe gesagt.

Mitleid und Einfühlung auch nicht auf seiten der Politiker. Keine offensive Auseinandersetzung mit den Rechten, keine Argumentation, keine Aufklärung, um Ressentiments und Vorurteile abzubauen. Es heißt vielmehr: Die Deutschen sind emotional überfordert durch die Flut von Asylanten, man kann den armen Deutschen, die zu den Reichsten der Welt gehören, diese nicht zumuten und braucht neue scharfe Gesetze, um die Elenden der Welt von Deutschland fernzuhalten.

Zahlreiche Autoren haben sich gegen die Theorie der Verdrängung von Trauer und Erinnerung gewandt. Ich erwähne nur zwei. Hermann Lübbe (1983)[1] hat sie eine „Pseudotheorie" genannt. Niemand habe das „tausendjährige Reich" verdrängt. Da die Mehrheit der Deutschen mit der Nazi-Ideologie identifiziert war, habe die Gesamtheit der Deutschen nur durch Schweigen eine neue staatliche Basis finden können. Die „Verdrängungstheoretiker" hätten durch ihre Aufforderung, sich zu erinnern, unverantwortlicherweise den neu konstituierten Staat in Frage gestellt.

In anderer, dennoch ähnlicher Weise argumentiert auch der Psychoanalytiker Tilman Moser (1992)[2]. Die Deutschen waren emotional überfordert, schreibt er, wenn sie nach dem Krieg über etwas anderes nachdenken sollten als über ihre eigene Not oder wenn ihnen gar nahegelegt wurde, Schuld und Scham über die Verbrechen

---

1 Lübbe, Hermann, Es ist nichts vergessen, aber einiges ausgeheilt. Frankfurter Allgemeine Zeitung v. 24. 1. 1983.
2 Tilman Moser, Die Unfähigkeit zu trauern – eine taugliche Diagnose? Psyche 5; 46 (1992).

der Nazis und ihrer Beteiligung daran zu empfinden. Unser Versuch einer Analyse gehe an deren Wirklichkeit vorbei. Offen darzulegen, daß die meisten Deutschen Gefühle einer befreienden Trauer nicht zuließen, wird uns von Tilman Moser als „nicht nachlassende Wut auf die Deutschen, als ein Katalog von Beschimpfungen" angelastet und als „Mangel an Einfühlung in die Täter".

Nach dem „Historikerstreit", dem Versuch, Nazi-Vergangenheit und ihre Verbrechen zu relativieren, scheint es auch Tilman Moser darum zu gehen, den bundesdeutschen Umgang mit dieser Zeit neu zu bewerten. Nach Moser fehlte den Deutschen die seelische Kapazität, um die Opfer in Auschwitz, Rußland, Polen zu betrauern, weil sie genug damit zu tun hatten, die Trauer um die „eigenen Gefallenen, Angehörigen, Vermißten" sowie „zerstörten Häusern oder Städten" zu bewältigen.

Die These von der „Unfähigkeit zu trauern" hat im Laufe der Jahre jedoch nicht nur Kritik, sondern auch viel Zustimmung gefunden. Wir hätten damit den zentralen Punkt der deutschen Nachkriegsgeschichte herausgearbeitet, erklärte mir kürzlich ein Mitarbeiter der amerikanischen Zeitschrift „New Yorker". Nur mit dieser These ließen sich die merkwürdig ungeschickten Verhaltensweisen vieler Politiker, die trostlose Asyldebatte, der Fremdenhaß und der Antisemitismus verstehen.

Daß Nazi-Strukturen bis heute bestehenblieben, wurde uns 1992 drastisch vor Augen geführt. Wenn wir unsere Geschichte verdrängen, führt das zu dem, was wir heute erleben: Jugendliche in beiden Teilen Deutschlands versuchen Hitler, und was für ihn steht, zu neuem Leben zu erwecken und ihren Selbsthaß in Fremdenhaß zu verwandeln, und sie werden darin von einer großen Zahl schweigender Deutscher unterstützt.

Gegen die Ausländerfeindlichkeit wehren sich immer mehr Deutsche in Ost und West, wie die Demonstrationen von Hunderttausenden in zahlreichen Städten zeigen. Aber alle Lichterketten verdecken nicht, daß die Mehrheit des Volkes zwar die Anschläge auf Asylantenheime verurteilt, aber die Meinung teilt, Asylanten und Fremde hätten Deutschland schnell zu verlassen. Gleichwohl möchte ich behaupten, daß sich viele Deutsche gegen eine Mentalität wehren, die blind und denkunfähig macht, die weder Freund noch Feind, Gegenwart oder Vergangenheit realitätsgerecht wahrzunehmen vermag. Das Bedürfnis zu trauern ist bei vielen Landsleuten deutlich wahrzunehmen. Die Nachdenklichen im Lande wissen ohnehin, daß Feindbilder allein dem Zweck dienen, von eigenen Aggressionen und Konflikten abzulenken.

Angst macht sich breit, nicht nur bei den Juden und Ausländern, auch bei Deutschen. Diese Angst muß man ernst nehmen, sie kann uns vor Gleichgültigkeit, dem Vergessen und dem Rückfall in nationalistische Selbstidealisierung warnen. Vielleicht kann die wachsende Sensibilität vieler Deutscher für die ihnen jetzt unmittelbar vor Augen geführte brutale Umgangsweise mit Fremden zu einer neuen Auseinandersetzung mit der Nazi-Mentalität führen. Mit anderen Worten, vielleicht gelingt es uns mit Hilfe der Erinnerung und der Trauer Abschied zu nehmen von seelischen Abwehrmechanismen und Denkeinschränkungen, die uns bisher zu Mitleid und Einfühlung unfähig gemacht haben, nicht nur den „Fremden", sondern auch uns selbst gegenüber.

Gynäkologie und Nationalsozialismus

Almuth Sellschopp

Seit einiger Zeit arbeiten Dipl. Psychol. Vogel und ich an einem Projekt mit dem Titel „Stellenwert und Wandel von Idealen im Lebensverlauf unter besonderer Berücksichtigung des Nationalsozialismus". Dieses wurde von der Köhler-Stiftung München für zwei Jahre finanziert. Wir untersuchen Menschen, die vor 1930 in den Grenzen des damaligen Deutschland geboren sind. Sie erlebten den Nationalsozialismus als Jugendliche, wurden vom Zusammenbruch nach dem Krieg betroffen und waren wesentlich beteiligt am Wiederaufbau der Bundesrepublik. Wir sprechen mit diesen Menschen 2–3 Stunden. Die Gespräche werden auf Tonband aufgezeichnet. Aus 10 der bisher durchgeführten 60 Interviews und der damit verbundenen Beschäftigung mit den Lebensschicksalen aus der damaligen Zeit, kommen meine beiden im folgenden vorgetragenen Bemerkungen.

Meine erste Bemerkung betrifft die Rolle der Frau im Nationalsozialismus: Soweit sie nicht verfolgt wurden, sondern integrierte deutsche Frauen waren, waren sie auf eine besondere Weise Teil des politischen Systems. Gelegentlich wird die Auffassung vertreten, daß in der moralischen Dimension der damaligen Zeit eine von der Einfühlung in Andere abgespaltene Wertorientierung geherrscht habe: Idealisierung von Abhärtung, die Spaltung von öffentlichem und privatem Selbst, die Entmenschlichung von Leiden und Schwäche würden dem Recht geben. In diese Linie passen vielleicht die sogenannten „braunen Schwestern", oder KZ-Aufseherinnen, die Funktionen im Rahmen der Judenvernichtung übernahmen.[1]

Besondere Beachtung verdienen aber die Mütter der damaligen Zeit. Eine gute Mutter zu sein, dem Führer „treu", ihm Kinder zu gebären und damit das Deutsche Reich zu stärken, hatte eine (wenn auch nur indirekte) historische Wirksamkeit. Mit ihrem Einsatz für den Führer haben viele Frauen den Nährboden für das Ideal des Fortschritts und der Expansion und des Erstarkens des deutschen Rassegedankens geleistet. Wobei viele von ihnen extrem naiv waren. Einige Aussagen von sogenannten Reichsjugendführerinnen, die sich zusätzlich um die Kollektivierung dieses besonderen weiblichen deutschen Einsatzes mühten, können dies verdeutlichen: „Wir müssen uns klarmachen, daß das Gewissen des deutschen Volkes ruhen muß im Herzen seiner Frauen, wie die Zukunft des Volkes in ihrem Schoß" (Gertrud Scholtz-

---

[1] So gut wie gar nicht diskutiert worden ist im übrigen bisher die Rolle der gegen Ende der 30er Jahre auftauchenden Widerstandskämpferinnen sowie der in Deutschland überlebenden Jüdinnen, die aus dem Untergrund Übermenschliches leisteten.

Kling). „Die Aufgabe der Frau ist es, den männlichen Staatswillen zu verankern, es gibt keine weibliche Kultur" (Lydia Gottschewski). „Früher habe ich ihm die Butterbrote gestrichen, jetzt streiche ich Granaten, ich sage mir, ich tue es für ihn". – Aussagen von Frauenführerinnen. [zit. nach 1]

Eigentlich ist es sinnlogisch, daß sie sich für die „heile Familie" umsomehr einsetzten, als diese bei Kriegsbeginn bedroht war. Wie sie auch entsprechend nach dem Krieg für die Tradierung eines familiären Gefühls mehr leisteten als die Männer. Es war die „Stunde der Frauen" [2]. Gesprochen wurde über die damalige Zeit sicher mehrheitlicher von den Müttern. Dabei stellten sie auch Weichen emotionaler Verleugnung – unpolitisch, angepaßt, manipulierbar, auch manipulativ – und setzten damit eine Tradition fort, deren Erblast die nachwachsenden Generationen besonders in der 68er Generation auszutragen hatten [3].

Meine zweite Bemerkung betrifft die sogenannte „Unfähigkeit zu trauern" [4]. Sicher besteht kein Zweifel an der Richtigkeit der Diagnose. Wenngleich hierher gehörige Überlegungen, so kontrovers sie auch in jüngster Zeit geführt werden, (auch in Hinsicht auf die Wiederholung in der gegenwärtigen Bundesrepublik), noch nicht abgeschlossen sind [5, 6]. Welche Rolle für die Trauer spielt der Verlust von Angehörigen, der Verlust von Besitz, von Heimat, z.B. für die Vertriebenen? Wie nahmen sie ihn hin? Ist er an die Stelle dessen getreten, was eigentlich vorbei war, nämlich die Ehre, das deutsche Ansehen, die Ideale, der Glaube an sich selbst? Ist nicht im weiteren historischen Kontext das Entstehen des Nationalsozialismus Ausdruck dafür, daß es die Sicherheit, aber auch Verlusterleben ermöglichenden stabilen psychischen Strukturen nicht gab? Daß junge Menschen, auch gerade im Protest zu ihren Familien und der Tradition oder aus Faszination über eine Utopie ihre Energie nach außen warfen? Aber: Eine vorher nicht vorhandene Autonomie wurde auch dadurch nicht gewonnen. Es entstand Manipulierbarkeit. Es ist erstaunlich, wie wenige Menschen heute mit Schuldgefühlen über die damalige Zeit reagieren. Vorherrschend drohen affektiv eher Erschütterung, noch heute anhaltende Lähmung, Unverständnis über das Ganze des Destruktiven, was nicht bekannt war. Untergründige Gefühle des Entwertetseins durch das, woran man geglaubt hat und was sich als nicht wahr herausstellte. Aber auch Beschämung und Wut herrschen vor. Es entsteht eher der Eindruck, als seien es Menschen, die sich Gefühle der Trauer, besser des Schmerzes, der Enttäuschung nie öffentlich erlaubt haben, sondern in dem Eindruck leben, sich rechtfertigen zu müssen, ihre damalige Begeisterung abspalten und glauben verstecken zu müssen. So entstehen Rechtfertigungsmentalitäten und Anpassungskostüme, deren Zuschnitt ihnen heute langsam zum Gefängnis zu werden droht.

Nach unserem Eindruck wollen viele der Damaligen heute erzählen. Woran liegt das? Vielleicht sind es die Veränderungen im Osten, die aufgehobene Spaltung Deutschlands, das Nachwachsen einer unbequemen Enkelgeneration? Vielleicht ist es aber auch die Zunahme einer durch viele Kriegsherde bedingten vagen Zukunftsangst? Vielleicht ist es das Herannahen des eigenen Lebensende?

Nicht ungesagt sollte bleiben, daß 50 Jahre Verdrängung oder Abspaltung und damit auch Wiederholung das Symptom der „Unfähigkeit zu trauern" zu einem chronischen haben werden lassen. Hier schaffen bekanntlich schon bei einem einzelnen Menschen Interventionen erhebliche therapeutische Probleme. Wieviel mehr bei einem großen Kollektiv. Außerdem: Für Kollektivdiagnosen können nicht ohne weiteres Interventionen analog der therapeutischen Situation eines Einzelnen geplant und eingesetzt werden.

Was wäre zu tun? Wichtig ist vor allem, weiterhin aufzuklären über Zusammenhänge, um ein kritisches historisches Bewußtsein zu schaffen: Immer wieder aufklären und informieren. Hier haben Medien, aber auch ein Kongreß wie dieser eine wichtige Funktion. Des weiteren ist es wichtig, aus der Lähmung heraus sich mehr aktiv in die Politik einzumischen. Es gilt, eine Offenheit zuzulassen, die nicht resigniert, wenn nicht erfüllt wird, was erwartet wurde. Wobei in Rechnung zu stellen ist, daß immer wieder Bedürfnisse an die Politik herangetragen werden, die diese nicht erfüllen kann. Dies führt dann zu einer Haltung, die aus Toleranz für Unsicherheit letztlich wieder Zuflucht nimmt zu kleinen Utopien, oder auch zu Gurus, zu denen sich auch manche „Psychos" zählen. Joachim Fest sagt: „dem einen wie dem anderen, der Welt wie den Menschen kann nur gerecht werden, wenn er Unvollkommenheit in Rechnung stellte, ohne sich davon korrumpieren zu lassen" [5].

Über das Gesagte hinaus fordert die Zeit eine besondere Sensibilität für den Einzelnen. Aus der therapeutischen Arbeit wissen wir, wie wichtig die individuelle Beziehung ist, wenn sie eine bestimmte Qualität enthält. Die Wichtigkeit von Beziehung für die Gesundheit ist mittlerweile hinreichend wissenschaftlich belegt. Im professionellen Alltag ist dies zur Selbstverständlichkeit geworden in der Dimension von Übertragung und Gegenübertragung; in der Notwendigkeit der Anerkenntnis der Realbeziehung mit unseren Kranken; als Kenntnis der kurativen Kraft in der Arzt-Patient-Beziehung, auch in der somatischen Medizin. Dennoch, so wichtig die Dyade ist, so groß ist auch die Gefahr, ihr salutogenes Potential überzubewerten. Wir sehen eine Zunahme an narzißtischen Störungen, d. h. Verlust an Selbstwert und Konstanz vermittelnden sozialen Gefügen, Verlust von Vaterbildern usf. Analog dazu beobachten wir Katastrophen im Emotionalen, wenn die Dyade versagt. Neben der Aufarbeitung der Vergangenheit geht es für die Zukunft deswegen vor allem auch darum, tragfähigere Modelle individueller Teilnahme am Gemeinsamen, am Kollektiven zu entwickeln und umzusetzen. Persönliche Kontinuität und Verwandlung kann nicht in der Dyade allein geschehen.

Statt nur Identität im Vertrauten der Zweierbeziehung zu erfahren, könnte das Erleben der Differenz zum Fremden, zum Anderen des Kollektivs ohne gebahnte Wege ein wichtiger Zugang werden, Neues zu erfahren. In der Medizin hat lange Zeit der Versuch vorgeherrscht, das Symptom als das Fremde oder Objektive zu entschlüsseln und damit das aus der Kontrolle Geratene wieder unter Kontrolle zu bringen. Die psychosomatische Medizin hat hier den besonderen Verdienst, deutlich gemacht zu haben, daß Symptome der ureigenste persönlichste Versuch eines Kranken sind, ehemals Verschüttetem einen kreativ-kommunikativ Ausdruck zu verschaffen.

Scheint damit das Problem des Fremden in der Medizin gebannt, so begegnet es uns in anderer Gestalt wieder im Umgang mit dem sogenannten „Nächsten". Es bestand auch damals zur Zeit des Nationalsozialismus, wo Gruppen von fremden, nicht zugehörigen Menschen in der Bevölkerung geschaffen und ausgegliedert wurden. Fremdheit entsteht da, wo gebahnte Wege nicht mehr ausreichen, um vertraute Beziehungen herzustellen. Von hier aus ist nur ein kurzer Weg zum Ausleben von Vorurteilen und zur Gewalt, die schon in der Wahrnehmung beginnt. Hier trifft das Gesagte auf den immer wieder erhobenen Ruf nach „neuen Werten", die unser

Land braucht, wie z.B. mehr Verantwortungsfähigkeit, mehr Nächstenliebe. Ich möchte mich anhängen mit der Forderung: mehr Fremdes zuzulassen und etikettierendes Denken, vor allem aber auch in manchen uns sehr lieb gewordenen und vertrauten Umgangsformen, in Frage zu stellen.

Literatur

1. Koonz C (1990) Mütter im Vaterland. Frauen im 3. Reich. Kore Verlag
2. von Krokow Ch (1992) Die Stunde der Frauen. Bericht aus Pommern 1944–1947, 3. Aufl. DTV Verlag
3. Grevenhorst L, Tatschmurat C (Hg) (1990) Töchter fragen – NS Frauen Geschichte. Kore Verlag
4. Mitscherlich-Nielsen M (1992) Die (Un)fähigkeit zu trauern – Deutschland 1992. Psyche 5: 46
5. Moser T (1992) Die Unfähigkeit zu trauern. Eine taugliche Diagnose? Psyche 5: 46
6. Diess. (1993) In: Vergangenheit in der Gegenwart. Psyche 8: 47
7. Fest J (1992) Der zerstörte Traum. Siedlerverlag

Gynäkologie und Geburtshilfe 1933–1945

Rolf Winau

Es kann nicht die Aufgabe dieses Referates sein, die Geschichte der deutschen Gynäkologie in der Zeit des Dritten Reiches in ihrem vollen Umfang darzustellen. Es geht mir auch nicht um die unbestreitbar in diesen Jahren gemachten Fortschritte. Zu fragen ist, wie sich deutsche Gynäkologen zum Nationalsozialismus gestellt haben, wie sich die offiziellen Vertreter auf den Gynäkologenkongressen geäußert haben, ob es über den lokalen Bereich hinaus Widerstand, Nicht-mitmachen, Verweigerung gegeben hat und ob einzelne Wissenschaftler sich in besonderem Maße mit dem System eingelassen haben, ob sie die Chancen, die ihnen das Regime bot, ihre wissenschaftlichen Forschungen fortzutreiben, ergriffen haben und ob sie dabei die Grenzen überschritten haben, die auch damals die Ethik in der Medizin setzte.

Es geht mir nicht darum, Einzelnen Schuld zuzuweisen, sie im nachhinein anzuklagen, es geht darum, exemplarisch zu zeigen, wie eine bestimmte Berufsgruppe deutscher Ärzte sich verhalten hat. Die Kenntnis solcher Verhaltensweisen ist für uns wichtig, ebenso wichtig wie die Kenntnis der naturwissenschaftlichen Erfolge. Sie macht es uns möglich, uns auseinanderzusetzen, sie erst macht es möglich, Scham zu empfinden, sie erst macht es möglich, über unsere heutige Situation nachzudenken. Gewiß, man kann nicht aus der Geschichte lernen in einem vordergründigen Sinn, denn Geschichte wiederholt sich nicht, aber man kann an der Geschichte lernen, in dem wir die historischen Verhaltensweisen analysieren und die Ergebnisse unserer Analyse dazu benutzen, unsere eigene Situation besser zu verstehen.

Die eingangs skizzierten Fragen gliedern diesen Vortrag: als Beispiel für die Einstellung deutscher Gynäkologen stelle ich die Eröffnungsreden der Vorsitzenden der Gynäkologenkongresse in den Mittelpunkt, als Beispiel für den partiellen Widerstand wähle ich die Auseinandersetzung um die Propagierung der Hausgeburt, für die Diskussion um die Ausnutzung der Möglichkeiten, die das Regime für die Forschung bot, wähle ich die Untersuchungen von Hermann Stieve und von Carl Clauberg.

Öffentliche Reden

Bei der 22. Tagung der Deutschen Gesellschaft für Gynäkologie in Frankfurt am Main im Jahre 1931 war als Tagungsort für 1933 Berlin ausgewählt worden, als Vorsitzenden hatte man den Direktor der Berliner Universitäts-Frauenklinik in der

Artilleriestraße Walter Stoeckel gewählt. Stoeckel hat in seinen Memoiren sein Verhältnis zu Hitler vor 1933 beschrieben. Er selber charakterisiert sich als „harmlosen, politisch unerfahrenen, aber gutwilligen Bürger", der geneigt war, die Bücherverbrennung am 10. Mai 1933 auf dem Berliner Opernplatz als „geschmacklose Entgleisung zu entschuldigen". Er hielt Hitler „für einen Mann, dessen Vaterlandsliebe von ungeheurem Idealismus und bestem Willen getragen wurde. Sollte man in einer Zeit", so fragte er, „die den Begriff Politik mit ‚Korruption' und ‚Spekulation' zu identifizieren gewohnt war, nicht Vertrauen haben dürfen zu einem Menschen, der offensichtlich vorhatte, diesem Begriff einen neuen Inhalt zu geben?" (Stoeckel 1966, S. 359). Er selber hat wohl zu Anfang der 30er Jahre in ihm den großen Retter gesehen. Er selber berichtete die Anekdote, daß er Hitler, der die schwerkranke Magda Goebbels besuchte, deren hohes Fieber jäh zurückging, zugerufen habe: „Herr Hitler, wenn ihr Erscheinen am Krankenbett Deutschlands genau so wirksam sein wird wie an diesem Krankenbett, dann muß auch Deutschland bald gesund werden" (Stoeckel 1966, S. 360).

Im Frühjahr 1933 war die Gesellschaft für Gynäkologie „gleichgeschaltet worden". Die wichtigsten Änderungen der Satzung waren folgende Bestimmungen: Der Vorstand bedurfte der Bestätigung des Reichsinnenministers und konnte von diesem ohne Angabe von Gründen abberufen werden; die Satzung bedurfte der Zustimmung des Reichsinnenministeriums; Beschlüsse konnten, auch wenn sie sachlich richtig waren, vom Innenministerium ausgesetzt oder aufgehoben werden.

In seiner Eröffnungsansprache bei der 23. Tagung verwendete Stoeckel viel Zeit darauf, den Versammelten klarzumachen, dies sei nicht Zensur, Abhängigkeit und Aufsicht, sondern geradezu als Garantie für eine freie wissenschaftliche Betätigung zu sehen.

Stoeckel hat diese Zugeständnisse als notwendig angesehen, um den Kongreß in Berlin reibungslos ablaufen zu lassen. Um die Verhandlungen mit der Regierung zu erleichtern, erklärten – so Stoeckel – „zwei sehr angesehene jüdische Vorstandsmitglieder, die Gynäkologen Hammerschlag, Berlin, und Fraenkel, Breslau, freiwillig ihren Rücktritt". Daneben war folgende Übereinkunft mit dem Kommissar für das Gesundheitswesen in Preußen, Leonardo Conti erzielt worden: „Das Mitgliederverzeichnis mußte nicht judenrein sein. – Gegen die Einreise und das Sprechen ausländischer Juden in wissenschaftlichen Sitzungen bestehen keine Bedenken. – Inländische Juden sollten nicht sprechen und sich in ihrem eigenen Interesse möglichst zurückhalten" (Stoeckel 1966, S. 391).

Schauen wir jetzt einmal auf die Rede, die Walter Stoeckel gehalten hat. Er „hatte alle Worte genau überlegt" und voller Stolz bemerkt er in seinen Memoiren: „Bei jedem Satz den ich sprach, merkte ich, wie sich die Spannung löste und im Auditorium die Zustimmung zu den von mir entwickelten Grundsätzen wuchs" (Stoeckel 1966, S. 391). Zustimmung also zu folgenden Sätzen: „Revolutionszeiten sind Gebärzeiten – hart, schwer, erschütternd und schmerzerfüllt – und auch die revolutionären Nachgeburtsperioden sind noch durchbebt von der gewaltigen Kraft, die das Neue werden ließ und es weiter zu schirmen und schützen hat, bis es eigenwüchsig und unverwundbar geworden ist. Weich war die Zeit im Niedergang unseres Volkes – hart ist sie im Aufstieg geworden, und stahlhart wird auch die Führung im neugestalteten Staat bleiben müssen. Diese unerbittliche Härte bei der unbeirrbaren Verfolgung großer politischer Zukunftsziele zerschlägt vieles, was dauerhaft schien, und wirkt tief hinein in alte Bindungen und Arbeitsgemeinschaften. Sie zerbricht rücksichtslos das staatlich nicht Gewollte, und sie geht mit dem festen Blick auf Deutschlands national-völkische Gestaltung schicksalhaft über Einzelschicksale hinweg. Wir bedauern, daß diese Entwicklung auch Kollegen schwer getroffen hat, deren Persönlichkeit wir hoch schätzen und deren wissenschaftliche Leistungen wir hoch bewerten. Wir können ihr Geschick nicht wenden; sie sind die Opfer einer Härte geworden, die für die Gesundung des deutschen Volkes notwendig geworden war" (Stoeckel 1934, S. 88). Und von den wenigen im Saal befindlichen jüdischen Kollegen erwartet er, daß diese Erklärung genüge, um die „Verhandlungen bei einer für sie selbst wünschenswerten Zurückhaltung der Betroffenen reibungslos ablaufen zu lassen" (Stoeckel 1934, S. 89).

Langanhaltenden, lebhaften Beifall lösen die Schlußworte Stoeckels und die Verlesung eines an den Reichskanzler gerichteten Telegramms aus: „Als am 30. Januar Hindenburg Hitler die Hand reichte, da ist der Funke der Begeisterung uns allen ins Herz geflogen und der Wunsch aufgeflammt, nicht nur weiter zu arbeiten, sondern mit unseren Führern mit- und zusammenzuarbeiten als zum Wollen beseelte, zur Tat bereite Menschen… Dem Manne der Deutschland gerettet, neugestaltet und zusammengeschmiedet, der Standesdünkel und Klassenhochmut verächtlich gemacht – der die Hände aller ehrlichen Arbeiter ineinandergefügt hat, dem edlen Menschen und dem großen Staatsmann, unserem Volkskanzler Adolf Hitler huldigen die deutschen Gynäkologen in begeisterter Verehrung und geloben, an der Gesundung und der Gesunderhaltung des deutschen Volkes mit aller Kraft mitarbeiten zu wollen" (Stoeckel 1934, S. 92 f.). Das Telegramm an den Reichspräsidenten Hindenburg nimmt sich daneben bescheiden und konventionell aus.

Zwei Jahre später, beim Kongreß in München, kann der Vorsitzende, August Mayer, eine judenfreie Tagung konstatieren und feststellen: „Der Regierung wiederholen wir, die von meinem verehrten Amtsvorgänger abgegebene Zusage bereitwilliger Mitarbeit zum Wohle unseres, durch unseren Führer und Reichskanzler geeinten Volkes. Unserem Führer und durch ihn unserem Volke gehört auch heute und in Zukunft unsere ganze Kraft mit Kopf und Herz und Hand. Unserem Führer rufen wir daher am 50. Geburtstage von der Hauptstadt der Bewegung aus zu: Hier stehen wir, wenn man uns braucht, wir sind bereit" (Mayer 1936, S. 10).

Will man die beiden Vorsitzenden in ihrem Verhältnis zum Nationalsozialismus bewerten, so wird man in Stoeckel ähnlich wie in Sauerbruch den kalkulierenden Befürworter sehen müssen, der durch seine konservative Grundeinstellung bewogen, durch ein Mitmachen Schlimmeres verhindern wollte, in August Mayer dagegen einen begeisterten Anhänger, der nationalsozialistische Positionen auch schon in der Weimarer Zeit vertreten hat.

Aber ist ihr Verhalten typisch für die vielen Gynäkologen der Zeit? Diese Frage ist nun schwer zu beantworten und es muß Regionalstudien vorbehalten bleiben, dies für einzelne Universitäten, Städte und Regionen zu beschreiben. Aber einiges Grundsätzliche läßt sich doch sagen:

Dem Ausschluß jüdischer Mitglieder hat sich niemand entgegengestellt, aktive Antisemiten sind indes unter den Frauenärzten auszumachen (Dichtl 1983, S. 78).

Die nationalsozialistische Propaganda zur Bekämpfung des Geburtenrückganges wurde tatkräftig unterstützt. Hier gelang es den Nationalsozialisten geschickt, die Strömung auszunutzen, die schon zu Beginn der Weimarer Zeit, ja eigentlich schon vor dem ersten Weltkrieg herrschte. Aus den sozialdarwinistischen Ansätzen heraus war die Idee einer quantitativen Eugenik entstanden, die im Geburtenrückgang eine Gefahr für das deutsche Volk sah. Einer Überfremdung könne nur durch eine Erhöhung der Geburtenrate entgegengetreten werden. Die Schlagworte „Geburtenrückgang ist Volkstod" oder „Wer nicht genügend Kinder hat, ist minderwertig" stammen aus den 20er Jahren. Sie wurden nun von den NAZIs aufgenommen und um eine Variante bereichert, die ebenfalls älter ist: Der Vergleich der Gebärenden mit dem Soldaten.

August Mayer spricht vom „Heldentod auf dem Schlachtfeld der Fortpflanzung" (Mayer 1938, S. 25). Verweigerung der Fortpflanzung wird zur Eheverfehlung und zum Scheidungsgrund, Geburtenregelung wird verboten, das Verbot der Abtreibung verschärft.

Aber nicht nur quantitative, sondern auch qualitative Eugenik wird von den deutschen Gynäkologen gefordert und betrieben. Auf das Gesetz zur Verhütung erbkranken Nachwuchses und seine Folgen wird Herr Stauber in seinem Beitrag eingehen. Ich kann es deshalb hier mit dem Hinweis bewenden lassen, daß deutsche Gynäkologen schon vor 1933 die Zwangssterilisation befürworteten, daß das Thema auf dem Kongreß in Berlin eine zentrale Rolle spielte und daß man schon bald nicht mehr darüber diskutierte, ob eine Sterilisation durchgeführt werden dürfe, sondern welches die effektivsten Methoden zu ihrer Durchführung seien. Mehr als 80 Dissertationen wurden an deutschen Universitäten zu diesem Thema geschrieben (von Wahlert-Groothuis 1984, S. 60 – 64).

Klinikentbindung oder Hausgeburt?

In ganz besonderer Weise wurde von Anfang des Dritten Reiches an die Stellung der Hebamme gegenüber dem Geburtshelfer gestärkt. Wenn diese Hinwendung zunächst wohl der allgemeinen Abneigung der Parteifunktionäre gegen eine technisierte Medizin entsprach, die man als verjudet diffamierte, und die zur Forderung nach einer Neuen Deutschen Heilkunde führte, so wurde jedoch auch sehr bald die Möglichkeit gesehen, über die Hebammen einen verstärkten propagandistischen Einfluß ausüben zu können. Schon im September 1934 wurde durch einen Runderlaß des Reichsinnenministeriums die Hausgeburt gefordert, da durch diese „das Zusammengehörigkeitsgefühl der Familie gestärkt wird. Die Förderung des Familiengedankens entspricht der Nationalsozialistischen Weltanschauung" (Zander u Goetz 1986, S. 144). Daneben wurde behauptet, daß die Hausgeburt gegenüber der Geburt in der Klinik eine geringere Müttersterblichkeit habe. An dieser Stelle ist auf das perfekte Zusammenspiel von Leonardo Conti, dem preußischen Kommissar für das Gesundheitswesen und ab 1939 Leiter des Hauptamtes für Volksgesundheit, und seiner Mutter, Nana Conti, der späteren Leiterin der Reichshebammenschaft hinzuweisen. Beide wurden nicht müde, ihre Thesen vor in- und ausländischen Gremien zu vertreten.

1938 wurde ein neues Hebammengesetz erlassen, das beiden Aspekten Rechnung trug, die Hebamme sollte nun als Vermittlerin nationalsozialistischer Ideologie eingesetzt werden, da zu jeder Geburt und Fehlgeburt eine Hebamme zugezogen werden mußte, wurde ihre Einflußmöglichkeit erheblich gesteigert. Die Hebamme sollte „ganz besonders in ländlichen Gegenden der wichtigste Faktor unserer Erziehungsarbeit sein", sie sollte dazu beitragen „die deutsche Frau zur bewußten oder besser noch unbewußten Vorkämpferin für die bevölkerungs- und rassenpolitischen Probleme zu machen" (Conti 1934, S. 92).

Im Kommentar zum Reichshebammengesetz heißt es: „Die Hebamme hat in Hinblick auf ihre besondere Vertrauensstellung beste Gelegenheit, unauffällig auf rassenpflegerische Gesichtspunkte einzugehen… Sie hat die Möglichkeit, falsche Vorstellungen über die Erbgesundheitsgesetzgebung auszuräumen" (Zimdars u. Sauer 1939, S. 28).

Selbstverständlich wurden die Hebammen in das Netz der Meldepflichtigen einbezogen, die die Kinder zur Sterilisation und später zur Euthanasie führten. Diese Tätigkeiten der Hebamme führten nicht zu Auseinandersetzungen, wohl aber die ständige Erweiterung ihrer Kompetenzen gegenüber den Ärzten. Mit Kriegsbeginn kam ein weiterer Faktor hinzu: Krankenhausbetten wurden für die Kriegsverletzten gebraucht; schon am 6. September 1939 wurde bestimmt, daß Klinikentbindungen nur bei strenger Indikationsstellung stattfinden sollten. „Hierbei ist von der Kenntnis auszugehen, daß die Durchführung der Entbindung auch unter dürftigen Wohnverhältnissen, unter der Einzelbetreuung der Hebamme weit bessere Ergebnisse für Mutter und Kind zeigt, als die Entbindung in … Krankenanstalten" (Zander u. Goetz 1986, S. 146).

Walter Stoeckel wandte sich gegen den Versuch, „die Position der Hebamme einseitig und unsinnig zu verbessern" (Stoeckel 1966, S. 463), Josef Zander und Elisabeth Goetz haben anhand der Akten der Deutschen Gesellschaft für Gynäkologie die Reaktionen der deutschen Gynäkologen dargestellt: Die Veröffentlichung des Innenministeriums führte zu großer Unruhe unter den Gynäkologen, die sich in vielen Briefen an den Präsidenten ausdrückte. Die von vielen geforderte Sitzung des Vorstandes der Gesellschaft fand am 9. Dezember 1939 statt. Döderlein und von Stuckradt wurden beauftragt, eine Denkschrift auszuarbeiten. Diese lag Ende Dezember vor und wurde in 3000 Exemplaren gedruckt. In ihr ging es um drei Fragen: Hausgeburt oder Anstaltsentbindungen, Befugniserweiterung der Hebammen, Vorsichtsuntersuchung bei Schwangeren. Hauptangriffspunkt war aber die Diffamierung der Klinikentbindung, das statistische Material wurde als unzureichend angesehen, eine eigene statistische Erhebung in die Wege geleitet. Am 22. Januar 1940 kam es zu einer Aussprache zwischen Conti und dem Ausschuß der Gynäkologengesellschaft, die äußerst heftig verlief. Dennoch einigte man sich schließlich darauf, die Denkschrift nicht zu verbreiten, dafür in Gespräche einzutreten, die schließlich zu neuen Leitsätzen führten, die 1940 veröffentlicht wurden.

Das Beispiel zeigt, daß Kritik an Maßnahmen und Personen auch im Dritten Reich möglich war. Ob man solches Verhalten freilich schon als Widerstand begreifen kann, sei dahin gestellt.

Versuche mit Menschen

Im letzten Teil meines Referates wende ich mich kurz einem Phänomen zu, daß auch auf anderen Teilgebieten in der Medizin zu beobachten ist. Der nationalsozialistische Staat bot wie keiner zuvor und danach die Möglichkeit, wissenschaftliche Versuche an Menschen durchzuführen, sei es an Gefangenen in Zuchthäusern, sei es an Gefangenen in Konzentrationslagern. Nicht alle, die diese Gelegenheit genutzt haben, taten dies aus niederen Beweggründen, aus Sadismus wie etwa Sigismund Rascher in Dachau. Bei vielen dürfte der wissenschaftliche Impetus an erster Stelle gestanden haben, der über ethische Bedenken triumphierte.

So hat der Berliner Anatom Hermann Stieve Untersuchungen im Zuchthaus Brandenburg durchgeführt, die er 1942, 1943 und 1944 publizierte (Stieve 1942, 1943, 1944). Es handelt sich dabei um die Arbeiten „Die Wirkung von Gefangenschaft und Angst auf den Bau und die Funktion der weiblichen Geschlechtsorgane", „Schreckblutungen aus der Gebärmutterschleimhaut" und „Paracyclische Ovulationen". Noch vor wenigen Jahren wurde über diese Arbeiten so geurteilt: „Am eindrücklichsten sind die Untersuchungen des Berliner Anatomen Stieve, der schon Tage nach der Verhaftung hingerichteter Frauen eindrückliche Zeichen einer Follikelatresie und -atrophie fand. Der menschlich erschütterndste Beleg psychosomatischer Beeinflussung wurde dadurch erbracht, daß bei den Bibelforscherinnen infolge ihrer angstfreien Einstellung zum Tode diese somatischen Veränderungen nicht zu finden waren" (Prill 1986, S. 350f.).

Die Untersuchungen wurden an jungen Frauen durchgeführt, denen die Nachricht von ihrer bevorstehenden Hinrichtung überbracht wurde, Stieve spricht in seinen Veröffentlichungen von „einer stark erregenden Nachricht". Ich zitiere einen Fall. Es handelt sich um eine 31jährige Frau, „wegen eines schweren Verbrechens kam sie ins Gefängnis. Die Blutung blieb zunächst aus, trat dann aber nach acht Wochen wieder ein ... Etwa sechs Wochen nach Beginn der letzten Blutung, am 128. Tage nach der Einlieferung, erhielt die Frau eine Nachricht, die sie sehr stark erregte. Kaum eine Stunde später trat eine schwache Blutung aus den Geschlechtsorganen aus, die die Frau für eine Menstruation hielt. Acht Stunden später konnte ich folgende Befunde erheben:" (Stieve 1943, S. 867) Und es folgt ein detaillierter pathologisch-anatomischer Befund. Stieve schildert ausführlich einen zweiten Fall, diskutiert die Literatur und kommt zu dem Ergebnis, daß Schreckblutungen durch nervöse Beeinflussung des Uterus zustandekommen. Die Frage, ob das Experimentieren mit Todeskandidatinnen ethisch zu rechtfertigen ist, hat er sich offensichtlich nicht gestellt, ebenso wenig die nach der Rechtmäßigkeit von Urteilen der Nazi-Justiz. Er hat in seinem wissenschaftlichen Drang ganz offensichtlich die sich bietenden Möglichkeiten unhinterfragt genutzt.

Ganz anders ist der Fall Carl Clauberg. Auch er ist ein Wissenschaftler von Reputation. In den Jahren 1928−1930 war es ihm gelungen, die Funktion des Follikelhormons und des Gelbkörperhormons voneinander abzugrenzen und damit die weitere Forschung zu ermöglichen. 1933 hatte er sich in Königsberg habilitiert, 1939 war er dort außerplanmäßiger Professor geworden, Chefarzt war er in Königshütte/ Oberschlesien. In den 30er Jahren hatte er daran gearbeitet, die Gebärfähigkeit von Frauen mit Tubenverschlüssen durch die Gaben von hohen Dosen von Progynon B wiederherzustellen. So entstand der Plan eines Forschungsinstitutes für Fortpflanzungsbiologie, das neben der Fruchtbarmachung arischer Frauen auch die Unfruchtbarmachung jüdischer Frauen betreiben sollte. Es wurde der berüchtigte Block 10 in Auschwitz. Vom Herbst 1942 an experimentierte Clauberg in Auschwitz. Dabei wurde mittels einer Formalinlösung eine Verätzung der Tuben durchgeführt, die zur Sichtbarmachung mit einem Röntgenkontrastmittel gemischt war. 1943 schrieb er an

Himmler: „Die von mir erdachte Methode, ohne Operation eine Sterilisierung des weiblichen Organismus zu erreichen, ist so gut wie fertig ausgearbeitet … Was die Frage anbelangt, die Sie, Reichsführer, mir vor fast Jahresfrist stellten, nämlich in welcher Zeit es etwa möglich sein würde, 1000 Frauen auf diese Weise zu sterilisieren, so kann ich diese heute voraussehend beantworten. Nämlich: Wenn die von mir durchgeführten Untersuchungen so weiter ausgehen wie bisher … so ist der Augenblick nicht mehr fern, wo ich sagen kann, von einem entsprechend eingeübten Arzt an einer entsprechend eingerichteten Stelle mit vielleicht zehn Mann, höchstwahrscheinlich mehrere hundert – wenn nicht gar tausend an einem Tag" (zitiert nach Schübelin 1982, S. 194).

Clauberg wurde 1945 gefangen genommen und 1948 wegen der Ermordung sowjetischer Staatsbürger in der UdSSR zu 25 Jahren Haft verurteilt. 1955 kam er als Sonderbegnadigter nach Deutschland zurück, wurde hier verhaftet und angeklagt, und am 9. August 1957 starb er in der Untersuchungshaft.

Ich will versuchen ein Fazit zu ziehen: Die Entwicklung in der Gynäkologie unterscheidet sich nicht wesentlich von der in anderen medizinischen Fächern: Es gab offizielle Zustimmung zu den Zielen der Nationalsozialisten, wenig öffentlichen Widerstand, es gab Wissenschaftler, die der Versuchung nicht widerstehen konnten, die Chancen, die das System bot, auch zu ergreifen und sich dadurch, mehr oder weniger, schuldig zu machen.

Die Beschäftigung mit der Medizin im Nationalsozialismus hat in beiden deutschen Staaten, nach einer kurzen Phase der Beschäftigung bis in die frühen 50er Jahre, erst spät begonnen. Lange Zeit ist diese Phase tabuisiert worden. Es wird nun Zeit, sich ernsthaft an Universitäten, Fächern und Gesellschaften auch mit diesem Problem zu beschäftigen und die Geschichte nicht als gradlinige Straße zum Erfolg, als Pappelallee, die schnurgerade auf uns zuläuft, zu sehen, sondern auch in ihren Verwindungen, in ihren dunklen Gegenden. Nur so können wir Sensibilität und Glaubwürdigkeit behalten oder wiedergewinnen.

Literatur

Conti N (1934) Hebamme und Volksgesundheit. Ziel und Weg 4: 92–94.

Dichtl G (1983) Beiträge zur Frauenheilkunde und Geburtshilfe im Dritten Reich. Diss. med. Heidelberg

Mayer A (1936) Eröffnungsansprache zur XXIV. Tagung der Deutschen Gesellschaft für Gynäkologie. Arch Gyn 161: 1–10

Mayer A (1938) Deutsche Mutter und Deutscher Aufstieg (Politische Biologie 7). Lehmanns München

Prill HJ (1986) Die Entwicklung der psychosomatischen Geburtshilfe und Gynäkologie. In: Beck L (Hrsg) Zur Geschichte der Gynäkologie und Geburtshilfe. Springer Berlin Heidelberg New York. S. 345–355

Schübelin J (1982) Expansionspolitik und Ärzteverbrechen. Das Beispiel Carl Clauberg. In: Volk und Gesundheit. Heilen und Vernichten im Nationalsozialismus. Tübinger Vereinigung für Volkskunde Tübingen S. 187–204

Stieve H (1942) Die Wirkung von Gefangenschaft und Angst auf den Bau und die Funktion der weiblichen Geschlechtsorgane. Zschr Gebh 124: 214–222

Stieve H (1943) Schreckblutungen aus der Gebärmutterschleimhaut. Zbl Gyn 67: 866f.

Stieve H (1944) Paracyclische Ovulationen. Zbl Gyn 68: 257–272

Stoeckel W (1934) Eröffnungs-Ansprache des Vorsitzenden zur XXIII. Tagung der Deutschen Gesellschaft für Gynäkologie. Zbl Gyn 58: 87–93
Stoeckel W (1966) Erinnerungen eines Frauenarztes. Kindler München
von Wahlert-Groothuis G (1984) Frauenbild und Frauenheilkunde im Nationalsozialismus. Diss. med. Heidelberg
Zander J, Goetz B (1986) Hausgeburt und klinische Entbindung im Dritten Reich (Über eine Denkschrift der Deutschen Gesellschaft für Gynäkologie aus dem Jahre 1939). In: Beck L (Hrsg) Zur Geschichte der Gynäkologie und Geburtshilfe, Springer Berlin Heidelberg New York. S. 143–157
Zimdars K, Sauer K (1939) Hebammengesetz vom 21. Dezember 1938 nebst Erläuterungen und einem Anhang mit den wichtigsten den Hebammenberuf betreffenden Gesetzen und amtlichen Vorschriften. Stande Osterwieck

Gynäkologie und Nationalsozialismus:
Konkrete Erinnerungen – Nachwirkungen – Schlußfolgerungen

Manfred Stauber

Als das Thema Gynäkologie und Nationalsozialismus an exponierter Stelle ins Programm der Jahrestagung 1993 aufgenommen wurde, bekam ich sofort die Ängste mehrerer Kollegen zu hören und auch ihre Bedenken, daß diese Thematik das eigene Nest beschmutzen könnte.

Nicht minder heftig reagierten darauf andere Kollegen, die wie ich die Auffassung vertraten, daß nur Unverstand von Beschmutzung des eigenen Nestes sprechen kann, wo es doch darum geht, ein beschmutztes Nest endlich zur Kenntnis zu nehmen und nach Lösungen zu suchen, es zu säubern.

Ich selbst erlebte die Auseinandersetzung mit den inhumanen Praktiken in der Gynäkologie zwischen 1933 und 1945 belastend, schmerzlich und unermeßlich. Solche Gefühle lösten auch Patientinnen bei mir aus, bei denen gegen ihren Willen im 3. Reich eine Sterilisation oder ein Schwangerschaftsabbruch durchgeführt wurde.

Unverrückbar stellte sich mir dann das Thema Gynäkologie und Nationalsozialismus, als ich zum 75jährigen Bestehen der I. Universitätsfrauenklinik München einen historischen Rückblick zusammenstellte. Da trafen die Nachforschungen auf anscheinend unbekannte oder verschwiegene Fakten, zu denen eine inhumane Gynäkologie fähig war. Gegen diese Offenlegung von Tatsachen und Namen liefen anfänglich vorwiegend ältere Ärzte Sturm [38, 65]. Sie konnten nicht die Chance einer konkreten Erinnerungsarbeit sehen, die – wie Alexander und Margret Mitscherlich bemerkten – in neuen Freiheitsgraden liegt. Vielleicht war es auch das idealisierte Bild einer heilen Klinikwelt, das fehlerlos und ohne Schuld sein sollte. – In einem offenen Antwortsbrief machte ich deutlich, daß die bisherige Verdrängung und Verharmlosung der Geschehnisse nicht der richtige Weg der Bearbeitung dieser finsteren Zeit sei. Ohne konkrete Erinnerung würde auch die Sensibilität ausbleiben, die wir vor allem in der psychosomatischen Gynäkologie für eine gewinnbringende Arbeit brauchen.

Bei dem notwendigen Erinnerungsprozeß geht es nicht um Anklage und Schuldzuweisung. Über der ungeschminkten und sachlichen Darstellung von Daten und Geschehnissen soll deshalb das Motto der *„Verurteilungsabstinenz"*, stehen.

Die deutsche Gynäkologie hat sich bisher ihrer schwierigen und finsteren Geschichte im 3. Reich nicht ausreichend gestellt. Dies wird deutlich
– wenn man die Literatur zu diesem Thema sichtet [4, 11, 31, 52, 59, 67, 68, 70, 71, 83],

- wenn man die Arbeit der gynäkologischen Gesellschaften und Fachverbände
  50 Jahre zurückverfolgt [4, 63, 64, 66, 84],
- wenn man die mehrheitliche Meinung der Direktoren von Universitäts-Kliniken
  berücksichtigt (Fragebogenuntersuchung 1992) und besonders deutlich:
- wenn man die Reaktionen vorwiegend älterer Ärzte beobachtet, die in stark
  betroffenen Kliniken arbeiten und von denen dieses Thema zum Teil verleugnet,
  verdrängt, unterdrückt oder verharmlost wird.

Es ist die konkrete Erinnerung, die anscheinend für viele, besonders ältere Kolleginnen und Kollegen schmerzlich zu ertragen ist und zu einer unbewußten Abwehr führt. Diese Erinnerung ist es aber gerade, die die Chance auftut, Ähnlichkeiten und Kontinuitäten der Denkstrukturen aus der damaligen Zeit in der heutigen Medizin aufzuspüren und zu reflektieren [52, 53, 72]. Weiterhin gelingt es vor allem durch die konkrete und einfühlsame Erinnerung mehr Sensibilität für die zahlreichen neuen Fragen in der modernen Frauenheilkunde und Geburtshilfe zu gewinnen. Eine weitere Chance liegt darin, monokausal und einseitig naturwissenschaftliche Aspekte in der Medizin zu hinterfragen und vermehrt psychosomatische Ansätze zuzulassen. Und schließlich ergeben sich hieraus auch medizinethische Konsequenzen, die ohne eine Überwindung von Vergessen, Verdrängen, Verleugnen, Verharmlosen und Rationalisieren dieses dunkelsten Kapitels in unserer Geschichte nicht möglich wären.

Zur Vorbereitung dieses Kongresses und vor allem für die folgende Gruppensitzung habe ich einen Fragebogen an die Direktoren der deutschen Universitäts-Frauenkliniken geschickt. Ich erhoffte mir ein Meinungsbild zu einigen wichtigen Fragen über die Zeit von 1933–1945 und evtl. eine konstruktive Kritik. Ich darf Ihnen dazu einige Ergebnisse darstellen.

Aus diesem ersten Teil der Antworten von Klinikdirektoren zum Thema Gynäkologie und Nationalsozialismus kann man schließen, daß zwar der Großteil der

Tabelle 1. Versand von Fragebögen an die Direktoren der deutschen Universitäts-Frauenkliniken (n = 36)

Rücklauf bearbeiteter Fragebögen			29 (= 81%)
Alte Bundesländer:	27 Fragebögen versandt	Rücklauf	23 (= 85%)
Neue Bundesländer	09 Fragebögen versandt	Rücklauf	06 (= 67%)

* Fazit: Die Thematik „Gynäkologie und Nationalsozialismus" wird von den Direktoren der Universitäts-Frauenkliniken als wichtig erachtet. Nach einmaligem Anschreiben antworten mehr als 3/4 der Klinikdirektoren und ergänzen zum Teil den Fragebogen mit Zusatzbriefen.

Tabelle 2. Antworten auf die Frage: Sind Ihrer Meinung nach die inhumanen medizinischen Praktiken im 3. Reich (z.B. Zwangssterilisation, Forschung usw.) im Ärztekreis der Frauenheilkunde ausreichend bewältigt?

Ja:	09 (31%)
Eher nein:	20 (69%)

* Fazit: Mehr als 2 Drittel der Direktoren von Universitäts-Frauenkliniken halten die bisher geleistete Verarbeitung der inhumanen medizinischen Praktiken in der Gynäkologie im Ärztekreis als unzureichend (in den neuen Bundesländern sind es ca. 80%).

Tabelle 3. Antworten auf die Frage: Wurde eine Vergangenheitsbewältigung innerhalb der angeschriebenen Frauenklinik versucht?

Ja:	1–4 (unter 14%)
Eher nein:	25 (ca. 86%)

* Fazit: Obwohl von der Mehrzahl der Klinikdirektoren die bisherige Bearbeitung inhumaner Praktiken im Nationalsozialismus als insuffizient angesehen wurde, gab es nur vereinzelte Versuche, dieses Thema anzusprechen bzw. zu bearbeiten.

Tabelle 4. Antworten auf die Frage: Gab es innerhalb der jetzt von Ihnen geleiteten Klinik zwischen 1933 und 1945 inhumane medizinische Praktiken (z. B. Zwangssterilisation, Forschung usw.)?

Ja bzw. wahrscheinlich	13
Nein bzw. unwahrscheinlich	05
Keine Antwort bzw. neue Klinik	11

* Fazit: In ca. der Hälfte der Universitäts-Frauenkliniken sind inhumane Praktiken in der Zeit zwischen 1933 und 1945 bekannt. Hier fällt auf, daß sehr ungenaue Angaben gemacht werden. Eine konkrete Erinnerung war die Ausnahme und führt innerhalb der betreffenden Klinik zu heftigen Reaktionen und Kontroversen.

Tabelle 5. Antworten auf die Frage: Gab es innerhalb Ihrer Klinik zwischen 1933 und 1945 Arztpersönlichkeiten – welcher Einstellung immer – die in diesem Zeitintervall eine herausragende Rolle spielten?

Fazit: Es werden 8 Klinikleiter aus der Zeit zwischen 1933 und 1945 namentlich genannt, die im Sinne der nationalsozialistischen Denkweise besonders aktiv waren und inhumane medizinische Praktiken durch ihr Beispiel gefördert haben. Der Großteil der Antworten ist hier aber ausweichend und häufig mit einem Fragezeichen versehen.

Klinikdirektoren die Bearbeitung dieses Themas als wichtig ansieht, jedoch eine konkrete Erinnerung an den deutschen Universitätsfrauenkliniken im letzten halben Jahrhundert kaum erfolgt ist.

Gerade Psychosomatiker – denke ich – müßten gut verstehen, daß sich durch die Mauer des Schweigens nach 1945 sowie durch die fehlende Trauerarbeit an einigen Stellen das einfühl- und mitleidlose Verhalten von Ärzten im 3. Reich fortgesetzt hat. Erst im letzten Jahrzehnt wurden in größerem Ausmaß Versuche unternommen, eine Art Vergangenheitsbewältigung in der Medizin einzuleiten (Bleker und Jachertz 1989) und hier waren es zuerst die Fächer der Psychiatrie und der Psychoanalyse [5, 6, 7, 8, 9, 12, 13, 23, 28, 42, 56, 58, 61, 62, 76, 77, 78].

Als Studentinnen und Studenten an der Universität Heidelberg die Kontinuität der Strukturen aus der Medizin des 3. Reiches im heutigen Medizinstudium in einer Vorlesungsreihe (Hohendorf und Magull-Seltenreich 1990) [22] aufzeigten, gab es heftige Widerstände und Reaktionen von seiten einiger Professoren. Die Diskussion über inhaltliche und personelle Kontinuitäten aus der nationalsozialistischen Zeit waren für viele schmerzlich, wurden aber schließlich doch von den Teilnehmern als befreiend erlebt. Das damalige Verhalten einiger führenden Ärzte wurde nicht mehr anonym und nebulös angesprochen – nein – es wurden Namen und Tatsachen genannt [33, 36, 39, 75]. So hat man auch die Verwendung von anatomischen Präparaten aus der NS-Zeit angesprochen, die von einer zynischen Gleichgültigkeit gegenüber den Opfern zeugen. In mehreren deutschen Universitäten wurde damals erstmals registriert, daß man gedankenlos in der Kontinuität von Lehrpräparaten aus dem 3. Reich weitermachte. Es setzte sich aber dann ein sensiblerer Weg durch. Anatomische Präparate von Opfern aus nationalsozialistischer Zeit wurden beerdigt. Ein Beispiel hierfür ist ein Grabstein auf dem Münchner Waldfriedhof, der folgende Inschrift bzw. Mahnung zeigt: „Zur Erinnerung an Opfer des Nationalsozialismus und ihren Mißbrauch durch die Medizin – allen Forschern als Mahnung zu verantwortlicher Selbstbegrenzung – errichtet von der Max Planck-Gesellschaft 1990.

Die erste Generation nach den unvorstellbaren und den einzigartigen Verbrechen im 3. Reich begab sich oft noch in die unbewußte Abwehr des gemeinsamen Schweigens mit den Vätern. Es ist der jetzige Zwei-Generationen-Abstand, der den Schuld- und Schamschmerz etwas mildert und eher eine Dialogbereitschaft eröffnet. So ist es für mich eindrucksvoll, daß in einem Seminar, das ich für Medizin-Studenten über das Thema „Gynäkologie und Nationalsozialismus in München" durchführe, äußerst konstruktive Arbeit möglich ist. Im Gegensatz dazu erlebte ich es meist so, daß der Dialog mit älteren Kollegen in bagetellisierenden verallgemeinernden Sätzen sich erschöpft. Sie konnten kaum verstehen, daß Systeme nicht anonym sind, sondern von Menschen gemacht und gefördert werden.

Die folgenden Quellen und Aktivitäten sollten zu einem tieferen Einblick in die Thematik verhelfen (Tabelle 6).

Nun einige Zahlen, die es immer wieder konkret zu erinnern gilt. In der folgenden Abbildung finden sich ungefähre Zahlenangaben, die von kompetenten Autoren und Historikern zusammengetragen wurden [15, 21, 32, 34, 35, 37, 41, 47, 55, 57, 60, 69, 74, 81, 82] (Tabelle 7).

So mußten mehr als 6000 „nichtarische Ärzte" – ohne größere Hilfestellung von deutschen Kollegen zu erhalten – ihre Existenz aufgeben. Dies betraf auch viele Gynäkologinnen und Gynäkologen, da etwa 10 % unter ihnen jüdische Ärzte waren.

Tabelle 6. Quellen und Aktivitäten zum Thema Gynäkologie und Nationalsozialismus: Konkrete Erinnerungen – Nachwirkungen – Schlußfolgerungen (DGPGG 1993, Stauber)

- Literaturzusammenstellung (In Kooperation mit dem Institut für Geschichte der Medizin der LMU München und kompetenten Historikern)
- Versand eines Fragebogens an alle Direktoren der deutschen Universitäts-Frauenkliniken (81 % Rücklauf)
- Geschichtliche Aufarbeitung der Zeit von 1933 bis 1945 der I. Universitäts-Frauenklinik München (Krankenblätter, Lehrmaterial, Archiv sowie zentrale Dokumentation der LMU)
- Gespräche mit Augenzeugen, Patientinnen und damaligen Mitarbeitern der I. UFK
- Einleitung einer psychosomatischen Nachuntersuchung (Hilfsangebot/Gutachten für noch lebende Frauen mit Zwangssterilisation bzw. Abruptio, psychosomatische Begleitung und „späte Entschuldigung")
- Kontaktaufnahme mit dem Bund der Euthanasiegeschädigten und Zwangssterilisierten e.V. Detmold sowie den Stellen für „Wiedergutmachung"
- Durchführung eines Seminars für Studenten zum Thema „Gynäkologie und Nationalsozialismus" an der I. UFK München im Wintersemester 1992/93

Tabelle 7. Medizin im Nationalsozialismus (Zahlen zur konkreten Erinnerung)

– Existenzverlust von „nicht arischen Ärzten"	ca. 6.000
– Zwangssterilisationen	ca. 300.000
– Todesfolge der Zwangssterilisationen	ca. 5.000
– Tötung von Behinderten durch Ärzte	ca. 75.000
– Folterung und Tötung durch medizinische Versuche	ca. 100.000
– Tötung in KZs (Ärzte selektierten häufig)	ca. 5.000.000

Ihre schweren Schicksale bei der Einwanderung in andere Länder, bzw. beim Versuch in Deutschland zu bleiben, werden eindrucksvoll geschildert (Kümmel 1989). Ein konkretes Beispiel aus der I. Universitäts-Frauenklinik in München war hier Prof. von Seuffert, der am 23. Juni 1937 seine Lehrerlaubnis verlor, da seine Frau Jüdin war. In seinen Personalakten finden sich von ihm zahlreiche Eingaben und Stellungnahmen, die zu einem Verbleiben an der Klinik nach 30jähriger Arbeit führen sollten. Fürsprechende Unterlagen von seiten der Kollegen oder der Klinikleitung konnten nicht im Archiv gefunden werden. Erst 1946 wurde er wieder eingesetzt, und zwar vorübergehend auf der Stelle des seiner Ämter enthobenen Klinikdirektors Prof. Eymer.

Die nächste Zahl von ca. 300 000 Zwangssterilisationen betrifft besonders schwer das Fach der Gynäkologie. Die Ideologie des Nationalsozialismus, die Vorläufer im Sozialdarwinismus und in der Eugenik fand, setzte sich zum Ziel, ein gesundes deutsches Volk zu schaffen, sog. Volksschädlinge auszusondern und erbkranken Nachwuchs zu verhindern [1, 2, 24, 43, 50]. Sie brauchte den Arzt und speziell den Gynäkologen als Spezialisten hierzu. Und in der Tat wurden viele Gynäkologen zum Erfüllungsgehilfen dieser Idee der Rassenhygiene. Das Gesetz vom 14. Juli 1933 zur Verhütung erbkranken Nachwuchses wurde vor allem in Schwerpunktkliniken realisiert. Die Gunst der ersten Stunde – nämlich den inhumanen Anfängen von ärztlicher Seite entsprechend dem hippokratischen Eid zu widerstehen – wurde nur von wenigen genutzt. So lief die Maschinerie kontinuierlich in Richtung Euthanasie, die 1939 weitgehend die Zwangssterilisationen ablöste.

Ca. 300.000 Frauen und Männer wurden nach dem Gesetz zur Verhütung erbkranken Nachwuchses zwangssterilisiert. Das Gesetz wurde dabei nicht selten überinterpretiert, das heißt, es wurden viele Frauen und Männer auch der Sterilisation zugeführt, die im eigentlichen Sinne keine vererbbaren Krankheiten hatten, so z. B. körperliche Mißbildungen, Alkoholismus, oder sog. abnorme Persönlichkeiten. Als konkretes Beispiel darf ich hier erwähnen, daß die Direktoren der I. Universitäts-Frauenklinik München, Prof. Döderlein 1933 und dann in stark erweiterter Form Prof. Eymer 1935, den wissenschaftlichen Begleitartikel für das Gesetz zur Verhütung erbkranken Nachwuchses geschrieben haben [vgl. 10, 14, 40]. Auch aus dem späteren Schriftverkehr Professor Eymers mit dem Reichsministerium des Innern wird deutlich, daß Eymer voll die Rassenideologie Hitlers stützte. In gutachterlichen Stellungnahmen wurden die Bitten von Patientinnen der verhängnisvollen Linie untergeordnet. Auch in einem wissenschaftlichen Film wird die Sterilisationsmethode nach Menge, die hauptsächlich an der I. Universitätsfrauenklinik eingesetzt wurde, umfangreich dargestellt. In seinem Artikel im Gesetz zur Verhütung erbkranken Nachwuchses bezeichnete Professor Eymer es als erfreulich, daß auch die Röntgen- und Radiumbestrahlung als Sterilisationsmethode gesetzlich verankert wurde.

Beklemmend ist auch die Vorstellung, daß bei der Zwangssterilisation aufgrund des Eingriffes oder sekundärer Komplikationen mehrere Tausend Todesfälle zu verzeichnen waren. Konkret für die I. Universitäts-Frauenklinik werden in einer Dissertation zu den Sterilisationen aus eugenischer Indikation 5 Todesfälle beschrieben, wobei die hauptsächliche Ursache die postoperative Sepsis war [20]. Eine Reihe weiterer Komplikationen traten auf. Ein Hinweis auf mögliche psychische Folgen und notwendige Verarbeitungshilfen nach unfreiwilliger Sterilisation findet man in der damaligen Arbeit nicht.

Eine Tötung von Behinderten durch Ärzte betrifft vor allem die Fachgebiete der Psychiatrie – es waren aber auch Gynäkologen im Rahmen inhumaner Forschungstätigkeit und im Rahmen der Lagermedizin beteiligt (z. B. Clauberg, auf den im Vortrag von Prof. Winau eingegangen wird) [82]. An dieser Stelle soll aber auch vor allem auf das Buch von Lifton (1987) [41] hingewiesen werden.

Schließlich waren viele Ärzte an der Selektion in den Konzentrationslagern beteiligt. Lifton (1987) schildert diesen Aspekt äußerst umfangreich und findet auch zu psychologischen Erklärungen, die das Verhalten der dort tätigen Ärzte charakterisieren. Er bringt den psychischen Mechanismus der Dopplung in die Diskussion, die in einer anhaltenden Spaltung der Persönlichkeit dieser Ärzte zu suchen ist. Durch einen sogenannten „faustischen Pakt" der nach einer ersten Selektion oder Tötung von Menschen unbewußt geschlossen wird, ist der Weg in einer Extremsituation frei gewesen, weitere Selektionen und Exekutionen vorzunehmen. Es ist auch typisch für diese Dopplung, daß ein Persönlichkeitsanteil mit freundlichem Verhalten z. B. in der eigenen Familie aufrechterhalten werden konnte.

Ergänzend zu den aufgezeigten Zahlen soll noch erwähnt werden, daß die Ärzteschaft die am meisten nazifizierte Berufsgruppe war. In dem Sammelband zur Medizin in Deutschland 1918–1945, der von der Ärztekammer Berlin herausgegeben wurde, wird dargelegt, daß 45 % der deutschen Ärzte Mitglied der NSDAP waren. 26 % der Ärzte waren zusätzlich Mitglieder der SA und 7.3 % gehörten zusätzlich der SS an [85].

In der folgenden Abbildung ist das Titelblatt des damals wegweisenden Gesetzes zur Verhütung erbkranken Nachwuchses vom 14. Juli aufgezeigt [19, 10, 14]. Die I. Universitätsfrauenklinik München lieferte dazu den gynäkologischen Begleitartikel durch seine Direktoren Prof. Döderlein und in erweiterter Form Professor Eymer.

Die Erinnerung an die NS-Gynäkologie darf sich nicht in abstrakten Darstellungen verlieren – nein, sie muß konkret sein, um Betroffenheit auszulösen und Trauer zu ermöglichen. Dies geschieht am wirkungsvollsten im eigenen Arbeitsbereich.

Wie die folgende Abb. 2 zeigt, wurde an der I. Universitäts-Frauenklinik München unter Direktor Prof. Dr. Eymer folgende Dissertation erstellt. „Zusammenstellung der vom 01. Januar 1934 – 01. Juli 1937 aus eugenischen Gründen vorgenommene Sterilisierungen". Es handelt sich um eine Inauguraldissertation des Doktoranden Robert Haselwarter [20]. Mit diesem Doktoranden habe ich vor einigen Monaten ein Gespräch geführt und durchaus seine Betroffenheit über das damalige Vorgehen herausgehört. Er schilderte sehr umfangreich die damalige Vorgehensweise, die er jetzt im nachhinein als sehr schmerzhaft erlebt. Allgemein soll noch erwähnt werden, daß eine nicht kleine Zahl wissenschaftlicher Arbeiten im systembefürwortenden Sinne zum Thema Sterilisation geschrieben wurden [z. B. 54, 79].

Geſetz zur Verhütung erbkranken Nachwuchſes

vom 14. Juli 1933

nebſt Ausführungsverordnungen

Bearbeitet und erläutert von

Dr. med. Arthur Gütt
Miniſterialdirektor
im Reichsminiſterium des Innern

Dr. med. Ernſt Rüdin
o. ö. Profeſſor für Pſychiatrie an der Univerſität und Direktor
des Kaiſer Wilhelm-Inſtituts für Genealogie und Demographie
der Deutſchen Forſchungsanſtalt für Pſychiatrie in München

Dr. jur. Falk Ruttke
Geſchäftsführender Direktor des Reichsausſchuſſes für Volksgeſundheitsdienſt
beim Reichsminiſterium des Innern

Mit Beiträgen:

Die Eingriffe zur Unfruchtbarmachung des Mannes und zur Entmannung.
Von Geheimrat Prof. Dr. med. Erich Lexer, München

Die Eingriffe zur Unfruchtbarmachung der Frau.
Von Prof. Dr. med. Heinrich Lymer, München

Mit 26 zum Teil farbigen Abbildungen

Zweite, neubearbeitete Auflage

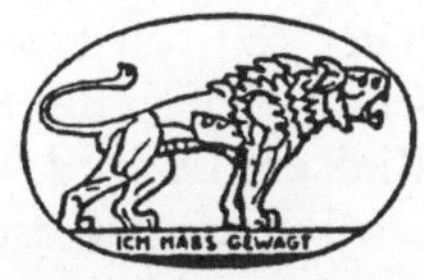

J. F. Lehmanns Verlag / München 1936

Abb. 1

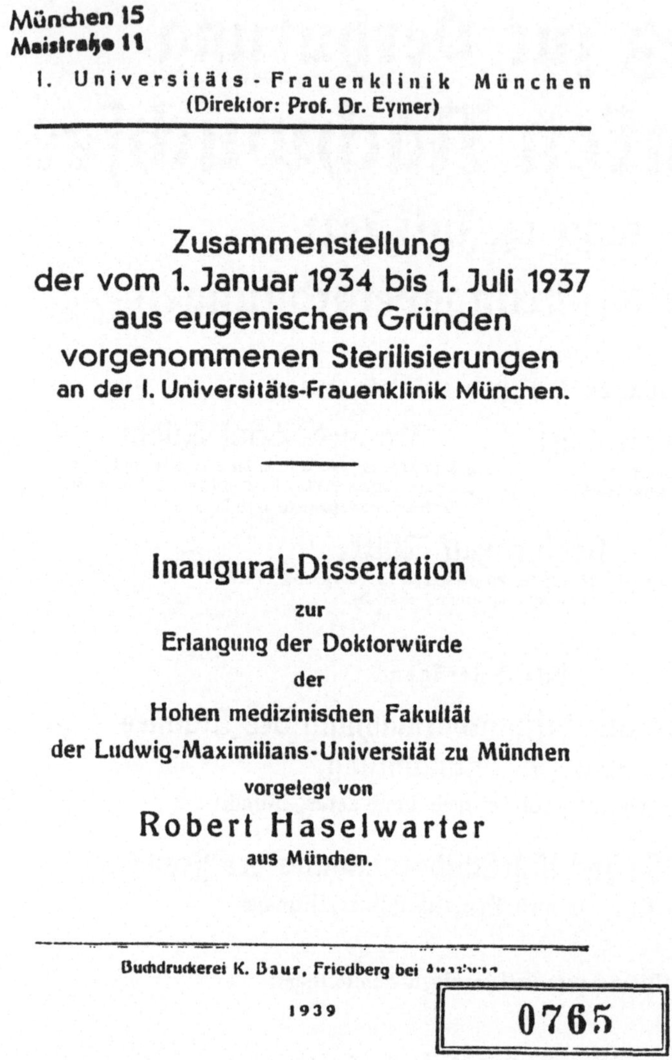

München 15
Maistraße 11

I. Universitäts - Frauenklinik München
(Direktor: Prof. Dr. Eymer)

Zusammenstellung
der vom 1. Januar 1934 bis 1. Juli 1937
aus eugenischen Gründen
vorgenommenen Sterilisierungen
an der I. Universitäts-Frauenklinik München.

Inaugural-Dissertation
zur
Erlangung der Doktorwürde
der
Hohen medizinischen Fakultät
der Ludwig-Maximilians-Universität zu München
vorgelegt von
Robert Haselwarter
aus München.

Buchdruckerei K. Baur, Friedberg bei Augsburg

1939

0765

Abb. 2. Dissertation

Folgende Tabelle 8 habe ich aus der genannten Dissertation [20] entnommen.

861 Sterilisationen wurden in der Zeit von 1934 bis Juli 1937 vorgenommen. Er beschreibt genau die verschiedenen Methoden der Sterilisation und vergleicht diese mit anderen Universitäts-Frauenkliniken. Es wird vor allem die von Eymer perfektionierte und in wissenschaftlichen Filmen dargestellte Methode nach Menge angewendet. Es handelt sich dabei um eine Methode, die über zwei Schnitte in der Leistengegend vorgenommen wird und eine Teilentfernung der Eileiter beinhaltet. Aus den Statistiken und dem Lehrfilm ist zu erkennen, daß der Eingriff nicht selten operative Schwierigkeiten brachte und auch glgtl. zu schwereren Komplikationen führte.

Tabelle 8. 1934–1937: 861 (1. Juli)

Methoden und Zahl der darnach sterilisierten erbkranken Frauen			Gesamt-Krankenh.-Aufenthalt Durchschn.	Tage nach der Operat.	Kompli-kationen	Erneute Schwan-gerschaft	Mortalität	Todesursachen
Beginn d. Op. n. d. Menge-Verf.:		753 = 100 %						1) Grippepneumonie
(dav. interrupt. grav.:		9 = 1,2 %)						
A: typisch n. Menge:		640 = 85 %						2) Tod im epileptischen Dämmerzustand
B: atypisch n. Menge		56 = 7,4 %						
C: Inguinalschnitt erweitert:		25 = 3,3 %	16,5	14,6	28:721 = 3,9 %	2:721 = 0,28 %	2:721 = 0,28 % * 1:721 = 0,14 %	
		721 = 95,7 %						
D: Laparotomien:		32 = 4,2 %	23,5	20,2	8:114 = 7,2 %	∅	3:114 = 2,7 %	1) akute Kreislauf-schwäche (Tubenresektion)
Laparotomien:	114 (82) = 100	(72,0) %						
A: Keilexcis. beid. Tub.:	34 (20) = 29,8	(17,5) %						2) Go-peritonitis (Keilexcision beider Tuben, + Evacuatio ut)
B: Tubenexstirpation:	34 (29) = 29,8	(25,4) %						
C: Tub. resekt.:	7 (4) = 6,1	(3,5) %						
D: weg. path. veränd. Adnexe versch. Verf. a. beid. Seiten:	26 (16) = 22,8	(14,0) %						3) Fibrinöse Peritonitis (Keilexcision beid. Tuben)
E: Suprav. Ut. amput.	7 (7) = 6,1	(6,1) %						
F: Tub. quetsch. (Madlener):	4 (4) = 3,5	(3,5) %						
G: Tub. knotg.:	2 (2) = 1,8	(1,8) %						
von 82 Lap.: 30 int. grav.		= 36,6 %						
Strahlensterilisierung:		26 = 100 %						
Intrauterine Ra-einig.:		24 = 92,3 %	9,1	7,1	∅	∅	∅	
Röntgenkastration:		2 = 7,7 %						
Sa.:		861 = 100 %	17,2	15,1	36:861 = 4,2 %	2:861 = 0,22 %	5:861 = 0,58 % ** 4:861 = 0,46 %	gereinigte Mortalität (Abzug des Falles: Tod im epilept. Dämmerzust.)

Der durchschnittliche Krankenhausaufenthalt der zwangssterilisierten Frauen betrug 16 Tage. Bei den Laparotomien, die in 36% mit einem Schwangerschaftsabbruch einhergingen, betrug die Aufenthaltsdauer ca. 23 Tage in der Klinik. Schließlich wurde auch die Strahlensterilisierung mit Radium und Röntgen vorgenommen. Hier betrug die Aufenthaltsdauer in der Klinik 9 Tage.

Die Komplikationsrate bei allen Sterilitätseingriffen wird im Mittel mit 4.2% angegeben. Die gereinigte Mortalität mit 0,46%. Es handelt sich also um einen Eingriff, bei dem eine Todesfolge nicht so selten war.

Nach dem Erbgesundheitsgesetz vom 14. Juli 1933 wurden ab dem 1. Januar 1934 besondere „Erbgesundheitsgerichte" eingerichtet, in denen jeweils ein Arzt, ein Gesundheitsbeamter und ein Berufsrichter über Anträge auf Sterilisierung zu entscheiden hatten. Rothmaler (1989) weist darauf hin, daß eine „erbbiologische Bestandsaufnahme" durch eine Flut von Anzeigen möglich war, die von Kliniken, Hausärzten, Fürsorgebehörden Gefängnissen oder von Privatpersonen vorgenommen wurden. Betroffene Frauen, Männer und Kinder wurden vorgeladen und dies erfolgte nicht selten in Form einer polizeilichen Anweisung. Im Juni 1935 wurden vom Reichsinnenministerium auch Schwangerschaftsabbrüche aus „eugenischen Gründen" im Gesetz zur Verhütung erbkranken Nachwuchses verankert. In Hamburg und auch in München wurden Schwangerschaften bis zur 28. Woche abgebrochen. (Konkret hierzu: Eine von uns z.Z. betreute Patientin hatte an der I. Universitätsfrauenklinik in München 1939 einen Schwangerschaftsabbruch mens VI und danach eine Sterilisation gegen ihren Willen. Sie hatte wegen eines Glaukoms eine Erblindung an einem Auge gehabt und sei – wie sie uns fast monoton erzählt – ihrer Lebensperspektive beraubt worden. Ihr Verlobter habe sie danach verlassen, da sterilisierte Frauen damals auch nicht heiraten durften. In ihren Erzählungen spürte man die Verzweiflung, Wut und Hoffnungslosigkeit über das erlittene Unrecht, aber gleichzeitig wurde zunehmend eine Dankbarkeit deutlich, an gleicher Stelle wie vor einem halben Jahrhundert offener sprechen zu können. Eigentlich wollte sie diese Klinik, in der ihr so großes Unrecht angetan wurde, nie mehr betreten).

Rothmaler [60] berichtet, daß ganze Familienverbände in die Erfassung zur Sterilisation gerieten und unfruchtbar gemacht wurden. In einer Mischung von Angst, Verzweiflung, Aufmüpfigkeit und Nicht-Begreifen-Können versuchten viele auf die Ärzte einzuwirken, die beabsichtigte Sterilisation abzuwenden. Solche Beispiele haben wir auch aus den Münchner Patientinnenakten entnommen – eine Hilfeleistung von seiten der Gynäkologen im Sinne der Patientinnen konnten wir in den Akten jedoch nicht finden. Anscheinend völlig systemgetreu wurden die Indikationen zur Sterilisation ärztlich bestätigt – selbst wenn deutlich wurde, daß es sich lediglich um eine minimale körperliche Mißbildung handelte. Die meisten der Patientinnen ergaben sich resignierend in ihr Schicksal und häufig in die Isolation: „Vom Gesetz zum Schweigen verpflichtet, verbargen sie auch vor ihrer Umgebung aus dem Gefühl der Schande und Entwürdigung ihr Schicksal und konnten daher keine Solidarität oder gar kollektiven Widerstand entwickeln" (Rothmaler 1989).

Für die im Gesetz zur Verhütung erbkranken Nachwuchses angegebenen Krankheitsbilder: angeborener Schwachsinn, Schizophrenie, Manischdepressives Irresein, Chorea Huntington, Epilepsie, erbliche Blindheit, Taubheit, schwere körperliche Mißbildung und schwerer Alkoholismus war zum damaligen Zeitpunkt ein eindeutiger Erbgang nicht nachgewiesen. Es kam deshalb zu einer Argumentationsakrobatik von seiten der Kommentatoren des Gesetzes, so daß die Einstellung so zusammenzufassen war: „Erblichkeit liegt sicher vor, ist nur nicht festzustellen". Hierzu passen auch die an der Universitätsfrauenklinik erhobenen Zahlen über die Indikationen von Zwangssterilisationen, die in ca. 16% ohne genauere Diagnose erfolgten. Es hieß in den Krankenakten nur lapidar: „Gesetzliche Sterilisation", wie Barth [3] feststellte.

In der I. Universitätsfrauenklinik wurde so verfahren, daß nach Einweisung der Patientinnen, die teilweise über die Polizei erfolgte – ein ärztlicher Befund erhoben wurde. Gleichzeitig erfolgte stereotyp ein kurzes Antwortschreiben an die Gesundheitsbehörde, daß die betreffende Frau zur gesetzlichen Sterilisation, bzw. zum gleichzeitigen Schwangerschaftsabbruch eingetroffen ist. Dieses Schreiben schließt in der Regel mit dem Wort „Heil Hitler" und trägt die Unterschrift eines Arztes. Die Indikationen zur Sterilisation wurde vor allem von leitenden Ärzten, Prof. Eymer und Prof. Dietel, Prof. Rech gestellt. Wir fanden auch Klinikgutachten, die im Zweifelsfalle, z. B. bei einer 44jährigen Frau mit Amenorrhoe für die Durchführung der Sterilisation sprachen.

Als einzigen Nachweis für einen Widerstand gegen nationalsozialistische Anordnungen haben wir Hinweise für das Verhalten der konfessionellen Schwestern der I. Universitäts-Frauenklinik gefunden. Diese Schwestern weigerten sich erfolgreich an den Zwangssterilisationen mitzuwirken. Es gibt darüber einen Schriftwechsel aus dem hervorgeht, daß wegen der Boykottierung dieser Eingriffe durch die Ordensschwestern die Hebammen der Klinik diese Assistenzen ersatzweise übernommen haben. In Gesprächen mit einigen Schwestern dieser Zeit erfuhren wir eher belastende Hinweise für das damalige Verhalten der Ärzte – vor allem schien kaum eine Einfühlung in die Not der Patientinnen vorhanden gewesen zu sein. Besonders eindrucksvoll schilderten diese Schwestern auch noch Einzelfälle, in denen Patientinnen direkt aus ihrer Arbeit von der Polizei abgeführt und in die Klinik gebracht wurden sowie Patientinnen, die wegen ihrer Weigerung ans Bett gefesselt wurden.

Zu den Nachwirkungen

Wenn wir uns jetzt der Frage der Nachwirkungen dieser Zeit stellen, soll zuerst die Situation der Patientinnen ins Blickfeld genommen werden. Es wird zur Zeit eine Studie an der I. Universitätsfrauenklinik vorgenommen, die die Patientinnen erfaßt, die in der Zeit zwischen 1934 und 1945 an dieser Klinik sterilisiert wurden. Die Untersuchung ist so konzipiert, daß die Krankenakten aller damals zwangssterilisierten Frauen ausgewertet werden, die jetzt noch unter 80 Jahre sind, so daß wir hoffen können, daß noch eine Reihe von Frauen am Leben ist. Die Nachforschungen gestalten sich schwierig, da die Einwohnermeldeämter nur noch teilweise über Unterlagen verfügen. Ein Teil der Patientinnen erlitt das Schicksal der Euthanasie z. B. in der Anstalt Eglfing-Haar bei München. In den letzten Monaten gelang es zunehmend Frauen ausfindig zu machen, die noch am Leben sind. Als Beispiel für so ein Schicksal möchte ich Frau R. kurz vorstellen.

Es handelt sich um eine jetzt 72jährige Frau, die in ihrer einfachen Art sympathisch wirkt. Sie wurde als 17jähriges Mädchen gegen den Willen der ganzen Familie zur Zwangssterilisation in die Universitätsfrauenklinik in die Maistraße gebracht. Einziger Grund waren die rachitischen Veränderungen an ihren Händen. Trotz dieser Behinderungen hätte sie alle Tätigkeiten in ihrem Beruf und im Haushalt verrichten können, versichert sie mir und fügt hinzu: ich hätte auch Kinder damit aufziehen können. Ihr Leben sei ruiniert gewesen. Zum Glück habe sie später noch einen Mann gefunden, der ihr geholfen habe, ihren Schmerz zu lindern. Von einer finanziellen Wiedergutmachung, die Zwangssterilisierten seit 1980 zusteht, hatte sie nie etwas gehört. Wir erstellten für sie ein psychosomatisches Gutachten und halfen ihr bei der Beantragung der Zahlungen aus dem Härteausgleichsfond des Bundesfinanzministeriums. Sie erhielt eine einmalige Zuwendung von DM 5000,– sowie eine zusätzliche monatliche Rente von DM 100,–. Kürzlich kam die Patientin in die Klinik und gab uns ein kleines Geschenk mit dem Satz: „Ihre Hilfe erlebte ich, wie einen warmen Stoß ans Herz".

Eine Reihe weiterer Einzelschicksale haben wir in den letzten Monaten an der I. Universitätsfrauenklinik in München bearbeitet. Wir haben dabei erschreckende Berichte von früher zwangssterilisierten Patientinnen gehört. Gleichzeitig waren wir erstaunt über die Reaktionen der Dankbarkeit gegenüber der signalisierten „späten Entschuldigung". Schließlich handelt es sich um Opfer, die in der eigenen Klinik ihr großes Unrecht erfahren haben.

Welche Schicksale erlebten nun die federführenden Ärzte nach 1945? Wie Ihnen allen bekannt ist, wurde ein kleiner Teil der Ärzte in den Nürnberger Prozessen verurteilt, z.T. zum Tode, z.T. mit Gefängnisstrafen – lebenslänglich oder für mehrere Jahre. Eine Reihe von Ärzten verübte einen Suicid, mehr als in anderen Berufen. Der weitaus größte Teil der Ärzte, den man nach Lifton (1987) zum Kreis der Mittäter und Mitläufer zählen muß, kamen völlig ohne gerichtliches Nachspiel aus der Situation heraus.

Was die konkrete Erinnerung an Prof. Eymer betrifft, so wurde er für 2 Jahre wegen seines ärztlichen Verhaltens im 3. Reich aller Ämter an der Universitätsfrauenklinik enthoben. In der Süddeutschen Zeitung vom 06. August 1946 ist außerdem zu lesen, daß Prof. Eymer eine schwere Schuld auf sich geladen habe, da er kein Vorbild für die jüngere Generation gewesen sei. Er habe eine Reihe von nationalsozialistischen Vereinigungen gefördert, die sich mit dieser unheilvollen Medizin identifizierten. So wäre Herr Prof. Eymer Mitglied der NSDAP, der SS, der NSDDR, des NS-Altherrenbundes, des NSV und der Deutschen Akademie gewesen. Es wird in diesem Artikel und auch in den Unterlagen der Gerichtsverhandlungen darauf hingewiesen, daß Prof. Eymer durch seine Mitgliedschaft in diesen zahlreichen nationalsozialistischen Gremien und durch sein Verhalten in dieser Zeit die verhängnisvolle Linie unterstützt habe. – Nach einer 2jährigen Zwangspause von Klinik, Lehre und Forschung wurde Prof. Eymer wieder eingesetzt. Er wurde Ehrenmitglied der Bayerischen und Deutschen Gesellschaft für Gynäkologie und Geburtshilfe. Er wurde weiter Präsident der Deutschen Gesellschaft für Gynäkologie und Geburtshilfe und erhielt schließlich noch von der Bundesrepublik das große Verdienstkreuz zum Verdienstorden verliehen [vgl. 27, 73]. In der eigenen Klinik erhielt er eine Büste und auch ein Bild findet sich in der Strahlenabteilung mit dem Hinweis 1934–1954. Die zweijährige, gerichtlich angeordnete Pause wird verschwiegen. Man muß auch feststellen, daß der Mut zu einer offenen und kritischen Darstellung der damaligen Geschehnisse in dieser Klinik unterblieb.

Dieses Beispiel zeigt – und es ist ja kein Einzelfall, sondern eher typisch für Biographien dieser Zeit, wie beinahe nahtlos die Kontinuität gewahrt blieb. Die Jahresangaben in der Biographie von Eymer lassen keinen Bruch erkennen. Mit Kontinuität ist natürlich nicht die Fortsetzung inhumaner Praktiken in der Medizin gemeint, wie es z. B. die Zwangssterilisationen waren, aber die Hinweise sind da, daß die Wertvorstellungen auch in die Zeit nach 1945 übernommen worden sind, wie Gehorsam- und Obrigkeitsdenken, die es den Machthabern der Nazidiktatur so leicht gemacht haben, ihre Ideologie durchzudrücken. In der Tat findet man auch noch heute in vielen Kliniken überzogen hierarchische Strukturen. Altes Denken mit einseitig akzentuierten Orientierungsgrößen des Gehorsams und der Disziplin verhindern sensible Entscheidungen. Demokratische Veränderungsversuche prallen an diesen starren Haltungen ab. Man kann sich gut vorstellen, daß eine psychosomatische Denkweise keinen fruchtbaren Boden in derart strukturierten Kliniken vorfindet. Auch gegenüber den ethischen Herausforderungen z. B. in der Pränataldiagnostik fehlen die wünschenswerten Voraussetzungen. So werden Ausdrücke, wie die „intrauterine Euthanasie" oder die „Embryoreduktion" in der Diskussion mehr oder weniger emotional verwendet.

Psychosomatik verlangt neues Denken mit mehr Sensibilität, Flexibilität und Kreativität und dies in allen Bereichen. Denn die Einstellung, mit der wir unseren Mitarbeitern, dem Pflegepersonal, den Kollegen und der Klinikleitung begegnen, wird auch unsere Einstellung zum Patienten prägen. In der Psychosomatik geht es nicht ums „Verordnen", sondern um „Vertrauen". Vielleicht kann die direkte Konfrontation mit dieser Thematik auf Jahre hinaus die Kontinuität der Insensibilität beseitigen.

In diesem Zusammenhang möchte ich noch einen Gedanken von Alexander Mitscherlich aufnehmen [48, 49, 51]. Er hat das Eintauchen in das Wirtschaftswunder als eine Abwehr der eigentlich notwendigen Trauerarbeit gesehen. Kann man nicht auch das überdimensionale Profitstreben mancher Ärzte ebenfalls so deuten? Welche Unsensibilität bedeutet es wohl, wenn sich viele Ärzte mehr um ihre Abrechnung kümmern als um ihre Patienten. Und wie soll mancher Apparatemediziner überhaupt eine Sensibilität entwickeln, wenn er durch die mögliche Selbstbedienung im Gesundheitssystem so hohes Prestige erlangen kann.

Es gibt jedoch auch einige andere Nachwirkungen aus dieser Zeit. An emotionalen Brennpunkten, wie sie z. B. in den Diskussionen zum Embryonenschutzgesetz oder zur psychosomatischen Zusatzberatung bei der in vitro Fertilisation zum Vorschein kamen. Im Hinblick auf den Mißbrauch medizinischer Techniken im 3. Reich hat man hier sehr enge Grenzen für die Handlungsweise der Ärzte gesetzt. Eine Denkpause bei diesen neuen Verfahren wurde möglich.

Bei der Diskussion von Nachwirkungen des 3. Reiches findet man in der Literatur immer wieder die Frage, ob es nicht eine spezielle deutsche Struktur gibt, die es möglich machte, eine solch menschenverachtende Diktatur zu entwickeln [16, 25, 26, 29, 30, 44, 45, 46, 80]. A. und M. Mitscherlich schreiben in „Eine deutsche Art zu lieben", daß heroische, faustische und unendlich schweifende Züge, die von außen als Aggressivität erscheinen, dem germanischen oder nordischen Erbstrang nachgesagt werden. In diesem Zusammenhang sind tiefenpsychologische Überlegungen prominenter US-Wissenschaftler in Bezug auf Deutschland am Kriegsende besonders wichtig. An dieser Konferenz wirkten Psychoanalytiker, Soziologen, Psychologen wie Margret Mead und Erich Fromm (1944) mit. Es wurde damals die Diagnose gestellt: „Die Deutschen haben eine schwere geistige Krankheit (Paranoia), ein kollektives neurotisches Abweichen von normalen Verhaltensmustern". Symptome für den Massenwahn seien die nationalen Leitbilder und deutschen Charakterzüge wie Streben nach Perfektion, Irrationalismus, schwächlicher Romantizismus und mystischer Bombast. Die Schlußfolgerung der damaligen Wissenschaftler lautete so, daß das Deutsche Volk umerzogen werden müßte. Das Wort der „Reedukation" war schließlich ein sehr wichtiges Wort nach dem Krieg. Man betonte auch, daß die Deutschen lernen müßten, einen friedfertigen Lebenswandel zu führen und die Regeln der Bescheidenheit und Menschenliebe zu wollen. Zu diesem speziellen Themenkreis gibt es noch weitere Arbeiten, z. B. von M. und J. Kestenberg (1986). Dabei wird der Verdacht ausgesprochen, daß die Ursachen der Charakterzüge der Deutschen in autoritäten Strukturen in Familie, Beruf und Schule sowie Militarismus zu suchen sind. Es wird auch festgestellt, daß „die Liebe zum Kind wohl keine germanische Tradition habe". Es werden aber Anzeichen bei der jetzigen Jugend gesehen, die damit beginnen würde, sich selbst und auch ihre Kinder zu lieben.

Schlußfolgerungen

Abschließend darf ich nochmals auf die Umfrage bei den Klinikdirektoren zurückkommen, da von Ihnen noch einige interessante Kommentare und Schlußfolgerungen gemacht wurden.

Weiterhin möchte ich noch die Kolleginnen und Kollegen, die in stark NS-belasteten Kliniken arbeiten, ermuntern, aktiv den noch lebenden Opfern ihre Hilfestellung anzubieten. Es gibt auch eine Selbsthilfegruppe zwangssterilisierter Menschen in Detmold, die vielen Opfern Hilfen anbieten kann. Die erst in den 80er Jahren eröffneten finanziellen Hilfsmöglichkeiten sind immer wieder den Opfern nicht bekannt, wie sich jetzt bei unserer Nachuntersuchung zeigt. Außerdem erfahren die früheren Opfer des eigenen Arbeitsbereiches eine Art „später Entschuldigung" der betreffenden Klinik, für die sie meist sehr dankbar sind.

Und schließlich möchte ich bewußt nochmals auf die Gründe und Chancen hinweisen, die eine konkrete Auseinandersetzung mit dem Thema Gynäkologie und Nationalsozialismus bieten.

Dabei geht es nicht darum, selbstgerecht die kollektive oder die persönliche Schuld aufzuzeigen, sondern zu erkennnen, daß die „Gnade der späten Geburt" nicht für alle Zeit eine Garantie gibt, daß sich Ähnliches nicht wiederholen könnte. „Da es geschehen ist, kann es wieder geschehen!"

Besonders wichtig in meinem Vortrag erscheint mir der Ausdruck der „späten Entschuldigung", den wir mit dieser konkreten Erinnerung auf Aufarbeitung im eigenen Arbeitsbereich den Opfern einer inhumanen Gynäkologie signalisieren. Und es ist mir nach den zahlreichen Kontakten mit betroffenen Opfern im In- und Ausland hier und jetzt ein Anliegen eine „späte Entschuldigung" den Opfern der inhumanen Gynäkologie auszudrücken.

Tabelle 9. Ausgewählte Kommentare und Schlußfolgerungen aus der Befragung der Klinikdirektoren (DGPGG 1993)

„Gynäkologie und Nationalsozialismus":

„Ich bin an der Thematik sehr interessiert und habe Kontakt aufgenommen zur Vereinigung der Roma und zur Vereinigung der Gegner des Nationalsozialismus".

„Der Grund für die heftigen Reaktionen bei der Bearbeitung des Themas Gynäkologie und Nationalsozialismus liegt wahrscheinlich darin, daß viele Ärzte ihre Väter schützen wollen".

„Was ist Bewältigung? Inhumane Medizin in unserem Fach wird auch heute von einem Großteil der Kollegen täglich bejaht und praktiziert".

Aus der Befragung der Direktoren von Universitäts-Frauenkliniken ca. 50 Jahre nach der NS-Diktatur über die damalige Gynäkologie ergaben sich folgende Schlußfolgerungen:

– Der weitaus größte Teil der Klinikdirektoren ist der Meinung, daß die inhumanen medizinischen Praktiken des 3. Reiches im Ärztekreis der Gynäkologie nicht ausreichend bearbeitet wurden.

– Trotz dieser Einstellung wurde das Thema „Gynäkologie und Nationalsozialismus" in den deutschen Universitäts-Frauenkliniken meist nicht bearbeitet.

– Es fällt auf, daß wenig konkrete Erinnerungen zu den Ereignissen im 3. Reich in der jeweiligen Universitäts-Frauenklinik vorhanden sind.

– Die Thematik „Gynäkologie und Nationalsozialismus" wird allgemein als sehr wichtig erachtet, was sich auch daraus ergibt, daß mehr als 3/4 der Fragebögen mit z.T. ausgiebigen Kommentaren spontan beantwortet wurden.

– Die nahezu fehlenden Versuche, das Thema „Gynäkologie und Nationalsozialismus" in den Universitäts-Frauenkliniken zu diskutieren, spricht für eine große Verdrängung der Thematik. Dies wurde von einem Teil der Klinikdirektoren selbst so gesehen.

– Aus einem Gesamtüberblick der vorgenommenen Fragebogenuntersuchung zeigt sich, daß in Zukunft diese Thematik vertieft bearbeitet werden sollte. Das betrifft sowohl die konkrete Erinnerung an den einzelnen Kliniken, als auch die Tagungen der gynäkologischen Gesellschaften und Fachverbände.

Tabelle 10. Gründe für die Auseinandersetzung mit dem Thema „Gynäkologie und Nationalsozialismus" im eigenen Arbeitsbereich   (DGPGG 1993, Stauber)

1. Verantwortung für die Opfer der eigenen Klinik (z.B. Patientinnen mit Zwangssterilisation bzw. Zwangsabruptio)

   – Hilfe bei der finanziellen „Wiedergutmachung" (Härteausgleichsfonds)

   – Angebot zur psychosomatischen Bearbeitung/Begleitung

   – Mut zur „späten Entschuldigung"

2. Nutzung der Chancen für die Klinik und deren Mitarbeiter

   – Anerkennung der Realitäten durch konkrete Erinnerungen

   – Gewinnung von Freiheitsgraden durch die Aufgabe des Verdrängens, Vergessens, Rationalisierens und Verharmlosens

   – Vermeiden von Kontinuitäten damaliger Denkstrukturen („Neues Denken")

   – Sensibilitätssteigerung für psychosomatische und ethische Fragestellungen

   – Vorbeugung gegen den Wiederholungszwang (Geschichte)

Die Erinnerungsarbeit könnte uns empfindlich stimmen für die eigenen Schattenseiten und nachsichtig für die Schwächen anderer. Das Erkennen, wie sehr man selbst von dem Stempel der alten Zeit geprägt ist, macht den Blick frei auf die rigiden Formen dieser alten Verhaltensmuster. Und die damit gewonnene Freiheit im Umgang mit sich selbst schafft den Raum für ein „Neues Denken" mit mehr Sensibilität und Kreativität, wie wir es für die Psychosomatik fordern. Dies bedeutet sicher einen langen Weg – aber haben wir Geduld mit uns und mit anderen!

Literatur

1. Baader G (1989) Rassenhygiene und Eugenik, Vorbedingungen für die Vernichtungsstrategien gegen sogenannte „Minderwertige" im Nationalsozialismus, in: Bleker J u. Jachertz N, Medizin im Dritten Reich, Deutscher Ärzteverlag, 22–29.
2. Baader G (1990) Sozialdarwinismus – Vernichtungsstrategien im Vorfeld des Nationalsozialismus, in: Hohendorf G, Magull- Seltenreich, A, Von der Heilkunde zur Massentötung, Verlag Wunderhorn Heidelberg, 21–36.
3. Barth C (1993) Untersuchungen zum Problem der Zwangssterilisation an der I. Universitätsfrauenklinik München, unveröff.
4. Beck L (1986) Zur Geschichte der Gynäkologie und Geburtshilfe – aus Anlaß des 100jährigen Bestehens der deutschen Gesellschaft für Gynäkologie und Geburtshilfe. Springer-Verlag, Berlin, Heidelberg.
5. Becker H (1990) Medizin im Nationalsozialismus – Geleitwort, in: Hohendorf G, Magull-Seltenreich A, Von der Heilkunde zur Massentötung, Verlag Wunderhorn Heidelberg.
6. Becker S (1986) Anmerkungen zum Hamburger Kongreß der IPA, Psyche 10, 864–867.
7. Beland H (1986) Psychoanalyse unter Hitler – Psychoanalyse heute, Psyche 5 423–427.
8. Dahmer H (1984) Holocaust und die Amnesie, in: Lohmann HM, Psychoanalyse und Nationalsozialismus. Fischer Verlag Frankfurt.
9. Dahmer H, Rosenkötter L (1984) Jasager und Weißwäscher, in: Lohmann HM, Psychoanalyse und Nationalsozialismus, Fischer Verlag, Frankfurt.
10. Döderlein A (1934) Die Eingriffe zur Unfruchtbarmachung der Frau, in: Gütt A, Rüdin E, Ruttke F, Gesetz zur Verhütung erbkranken Nachwuchses vom 14. Juli 1933, Lehmanns Verlag, München, 224–227.
11. Döderlein G (1974) Erlebtes und Geschichten aus der deutschen Gynäkologie in alter Zeit, – Heinrich Eymer (1883–1965), Verlagsgesellschaft Otto Spatz, München, 55–57.
12. Dohnanyi K von (1986) Eröffnungsrede zum 34. Kongreß der Internationalen Psychoanalytischen Vereinigung am 28. Juli 1985, Psyche 10, 860–863.
13. Eisler KR (1984) Die Ermordung von wievielen seiner Kinder muß ein Mensch symptomfrei ertragen können, um eine normale Konstitution zu haben? (1963), in Lohmann HM, Psychoanalyse und Nationalsozialismus. Fischer Verlag Frankfurt.
14. Eymer H (1936) Die Eingriffe zur Unfruchtbarmachung der Frau, in: Gütt A, Rüdin E, Ruttke F, Gesetz zur Verhütung erbkranken Nachwuchses vom 14. Juli 1933, Lehmanns Verlag, München.
15. Frei N (1991) Medizin und Gesundheitspolitik in der NS-Zeit, Oldenbourg Verlag München.
16. Freud E (1992) Zum Sinn der Aufarbeitung der Rolle der Ärzte in der Gynäkologie des 3. Reiches. Pers. Mitteilungen.
17. Freud S (1962) 1921 Massenpsychologie und Ich-Analyse. S. Fischer Frankfurt.
18. Goetze-Claren W (1993) Sterilisation ohne korrekte Indikation gilt als Kunstfehler und bedarf einer Wiedergutmachung. Persönliche Mitteilung an der I. UFK München am 11. 2. 1993.
19. Gütt A, Rüdin E, Ruttke F (1934) Gesetz zur Verhütung erbkranken Nachwuchses vom 14. Juli 1933, Lehmanns Verlag, München.
20. Haselwarter R (1939) Zusammenstellung der vom 1. Januar 1934 bis 1. Juli 1937 aus eugenischen Gründen vorgenommenen Sterilisierungen an der I. Universitäts-Frauenklinik München. Inauguraldissertation an der Ludwig-Maximilians-Universität.

21. Heusler A (1991) Zwangsarbeit in der Münchner Kriegswirtschaft, Buchendorfer Verlag München.
22. Hohendorf G, Magull-Seitenreich A (1990) Von der Heilkunde zur Massentötung, Verlag Wunderhorn Heidelberg.
23. Hipp M (1993) Psychotherapie und Psychiatrie im NS-Staat – eine Kurzdarstellung. Vortrag im Seminar für psychosomatische Gynäkologie an der I. Universitätsfrauenklinik im Wi. Sem. 1992/93 mit dem Thema: Gynäkologie und Nationalsozialismus, 22. 1. 1993.
24. Hitler A (1930) Mein Kampf, München.
25. Joussen D (1993) Wir wollten einen Redner, der damals wie heute gegen den Nationalsozialismus war. Rede anläßlich des 50. Jahrestages der Weißen Rose and der Ludwig-Maximilians-Universität München am 15. 2. 1993.
26. Kaiser J (1993) Gibt es einen deutschen Nationalcharakter? Bayrischer Rundfunk, 2. Programm, 6. 1. 1993, 10 Uhr.
27. Kaiser R (1987) Heinrich Eymer (1883–1965) (1987) in: Zander J, u. Zimmer F: Die Bayerische Gesellschaft für Geburtshilfe und Frauenheilkunde e. v. Eine Dokumentation anläßlich ihres 75-jährigen Bestehens, Urban & Schwarzenberg Verlag, München.
28. Kater MH (1989) Die Krise der Ärzte und der Medizin im Dritten Reich, in: der Wert des Menschen, herausgegeben von der Ärztekammer Berlin in Zusammenarbeit mit der Bundesärztekammer, Edition Hentrich Berlin.
29. Kestenberg J (1986) Eindrücke vom Hamburger IPA-Kongreß, Psyche 10, 881–883.
30. Kestenberg M (1986) Eindrücke vom Hamburger Psychoanalytischen Kongreß, Psyche 10, 884–885.
31. Kettler K (1993) Untersuchungen zur Geschichte der I. Universitätsfrauenklinik München, unveröffentl.
32. Klee E (1983) Euthanasie im NS-Staat – Die Vernichtung lebensunwerten Lebens. S. Fischer Verlag Frankfurt.
33. Klee E (1990) Euthanasie im NS-Staat, in: Hohendorf G, Magull-Seltenreich A, Von der Heilkunde zur Massentötung, Verlag Wunderhorn, Heidelberg, 53–70.
34. Klein H (1992) Schuld und Verantwortung. Psyche 12, 1178–1187.
35. Kröner HP (1989) Die Emigration von Medizinern unter dem Nationalsozialismus, in: Bleker J, Jachertz N, Medizin im Dritten Reich, Deutscher Ärzteverlag Köln, 38–46.
36. Kruschitz W (1990) Gibt es Vergangenheitsbewältigung? - Oder: Warum ist Vergangenheitsbewältigung nicht möglich? in: Hohendorf G, Magull-Seltenreich A, Von der Heilkunde zur Massentötung, Verlag Wunderhorn, Heidelberg, 259–280.
37. Kümmel WF (1989) Die Ausschaltung, Wie die Nationalsozialisten die jüdischen und die politisch mißliebigen Ärzte aus dem Berufe verdrängten, in: Bleker J, Jachertz N, Medizin im Dritten Reich, Deutscher Ärzteverlag Köln, 30–37.
38. Kuss E (1991) „Eymer handelte somit legal..." Öffentlicher Brief an die Ärzte der I. Universitätsfrauenklinik vom 23. 12. 1991.
39. Laufs B (1990) Vom Umgang der Medizin mit ihrer Geschichte, in: Hohendorf G, Magull-Seltenreich A, Von der Heilkunde zur Massentötung. Verlag Wunderhorn, Heidelberg, 233–258.
40. Lexer E (1933) Die Eingriffe zur Unfruchtbarmachung des Mannes und zur Entmannung, in: Gütt A, Rüdin E, Ruttke F, Gesetz zur Verhütung erbkranken Nachwuchses vom 14. Juli 1933, 219–223.
41. Lifton RJ (1988) Ärzte im Dritten Reich, Klett-Cotta Stuttgart.
42. Lohmann HM (1984) Psychoanalyse und Nationalsozialismus, Fischer Verlag, Frankfurt.
43. Mann G (1989) Biologismus – Vorstufen und Elemente einer Medizin im Nationalsozialismus, in: Bleker J und Jachertz N, Medizin im dritten Reich, Deutscher Ärzteverlag, Köln, 11–21.
44. Mayer A (1959) Reifungsprobleme im Leben der Frau, Lehmanns Verlag München.
45. Mayer A (1962) Emanzipation, Frauentum, Muttertum, Familie und Gesellschaft, Enke Verlag, Stuttgart.
46. Miller A (1992) „Die Deutschen haben immer noch nicht herausgefunden, wer sie eigentlich sind." Der Spiegel, 52, 176 ff.
47. Mitscherlich A, Mielke F (1949) Medizin ohne Menschlichkeit, Dokumente des Nürnberger Ärzteprozesses, Fischer Verlag Frankfurt.
48. Mitscherlich A, Mitscherlich M (1967) Die Unfähigkeit zu trauern. Grundlagen kollektiven Verhaltens, Piper München.

49. Mitscherlich A, Mitscherlich M (1970) Eine deutsche Art zu lieben, Piper Verlag, München.
50. Mitscherlich M (1986) Psychoanalyse unter Hitler – Psychoanalyse heute. Psyche 5, 432–434.
51. Mitscherlich M (1984) Die Notwendigkeit zu trauern, in: Lohmann HM, Psychoanalyse und Nationalsozialismus, Fischer Frankfurt a. Main.
52. Mitscherlich-Nielsen M (1992) Die (Un)Fähigkeit zu trauern in Ost- und Westdeutschland. Was Trauerarbeit heißen könnte. Psyche 5, 406–417.
53. Moser T (1992) Die Unfähigkeit zu trauern: Hält die Diagnose einer Überprüfung stand? Psyche 5, 390–405.
54. Mußmann H (1938) Kasuistische Beiträge zur temporären Strahlensterilisierung. Inaugural-Dissertation an der Ludwig-Maximilians-Universität München.
55. Ostow M (1986) Der Hamburger Kongress – Kontinuität und Wiedergeburt, Psyche 10, 887–890.
56. Richarz B (1987) Heilen, Pflegen, Töten. Verlag für Medizinische Psychologie im Verlag Vandenhoeck und Reprecht, Göttingen.
57. Richter H-E (1992) Erinnerungsarbeit und Zukunftserwartung der Deutschen. Vortrag bei der Eröffnung der Gedenkstätte Wannseekonferenz in Berlin am 19. 1. 1992.
58. Rosenkötter L (1984) Schatten der Zeitgeschichte auf psychoanalytischen Behandlungen (1979), in: Lohmann HM, Psychoanalyse und Nationalsozialismus, Fischer Verlag Frankfurt.
59. Rosmus AE (1988) Exodus – im Schatten der Gnade, Verlag Dorfmeister Tittling.
60. Rothmaler C (1989) Zwangssterilisation nach dem „Gesetz zur Verhütung erbkranken Nachwuchses", in: Bleker J, Jachertz N, Medizin im Dritten Reich, Deutscher Ärzteverlag GmbH, Köln, 68–75.
61. Shasseguet Smirgel J (1986) Anmerkungen zum Hamburger Kongreß der IPA, Psyche 10, 871–872.
62. Schultz U (1990) Verschüttete Alternativen – Psychosomatische Medizin in der Weimarer Zeit, in: Hohendorf G, Magull-Seltenreich A, Von der Heilkunde zur Massentötung, Verlag Wunderhorn, Heidelberg, 137–166.
63. Stauber M (1991) Die Entwicklung der deutschen und internationalen Gesellschaft für psychosomatische Geburtshilfe und Gynäkologie, Vortrag anläßlich des 10jährigen Bestehen des Arbeitsbereiches Psychosomatik und Psychotherapie an der Klinik für Gynäkologie und Geburtshilfe in Magdeburg, Schierke, 7. 12. 1991.
64. Stauber M (1991) 75 Jahre I. Universitätsklinik München in der Maistraße. Vortrag an der I. UFK München, 18. 12. 1991.
65. Stauber M (1992) „Erschreckende Bagatellisierung der Geschehnisse im dritten Reich". Offener Brief als Antwort auf den offenen Brief von Prof. E. Kuss, 17. 12. 1992.
66. Stauber M (1992) Zur Entwicklung der psychosomatischen Geburtshilfe und Gynäkologie. Vortrag auf der 10. Arbeitstagung der Österreichischen Gesellschaft für Psychosomatik in der Gynäkologie und Geburtshilfe in Ottenstein am 16. 10. 1992.
67. Stauber M, Barth C, Dathe O, Engert K, Hipp M, Hirsch A, Kettler K (1992) Gynäkologie und Nationalsozialismus – ein psychosomatisches Seminar im WS 1992/93 an der Ludwigs-Maximilians-Universität München.
68. Stauber M (1993) Gynäkologie und Nationalsozialismus. Vortrag auf der 22. Jahrestagung der DGPGG, 24.–27. 2. 1993 (Berlin).
69. Steinmann W (1993) Die Münchner Universität kann sich ihrer damaligen Rolle nur schämen. Rede zum 50. Jahrestag der Weißen Rose an de LMU München, 15. 2. 1993.
70. Stieve H (1940) Nervös bedingte Veränderungen an den Geschlechtsorganen. Deutsche Medizinische Wochenschrift, 34, 23. 8. 1940, 925–928.
71. Stieve H (1952) Eine Schreckblutung im Klimakterium. Anatomischer Anzeiger Bd. 98, Heft 21, 28. 2. 1952.
72. Süssmuth R (1933) Die Unantastbarkeit der Würde des Menschen sowie der Einsatz für Freiheit, Toleranz und Gewaltlosigkeit sind die Werte, für die wir uns einsetzen müssen. Gedenkrede zum 60. Jahrestag der Machtübernahme durch die Nationalsozialisten am 30. Januar 1933.
73. Tapfer S (1965) Lebensbild von Professor Heinrich Eymer (1883–1965) in memoriam. Münchner med. Wschr. 107, 1889–1890.
74. Teicher W (1992) Untersuchungen zur ärztlichen Spezialisierung im Spiegel des Reichsmedizinalkalenders am Beispiel Preußens im ersten Drittel des 20. Jahrhunderts, Inauguraldissertation Mainz.

75. Vogel F (1990) Das Gesetz zur Verhütung erbkranken Nachwuchses, in: Hohendorf G, Magull-Seltenreich A, Von der Heilkunde zur Massentötung, Verlag Wunderhorn, Heidelberg, 37–52.
76. Vogt-Heyder B (1986) Und niemand hört ihnen zu, wenn die Deutschen über Psychoanalyse sprechen. Psyche 10, 890–896.
77. Vogt R (1986) Psychoanalyse unter Hitler – Psychoanalyse heute. Psyche 5, 435–436.
78. Vogt R (1986) Warum sprechen die Deutschen nicht? Psyche 10, 896–902.
79. Weist E (1937) Untersuchungen über die Anhängigkeit der Sterilisationsdosis vom Alter. Inaugural-Dissertation an der Ludwig-Maximilians-Universität München.
80. Weizsäcker R von (1993) Jeder ist verantwortlich für das was er tut, und mitverantwortlich für das, was er geschehen läßt. Rede zum 50. Jahrestag der Weißen Rose an der Ludwigs-Maximilians-Universität München, 15. 2. 1993.
81. Winau R (1989) Die Freigabe der Vernichtung „lebensunwerten Lebens – Euthanasie – Wandlung eines Begriffes, in: Bleker J und Jachertz N, Medizin im Dritten Reich, Deutscher Ärzte-Verlag, Köln, 76–85.
82. Winau R (1993) Die Rolle der Gynäkologie und Geburtshilfe und der dort tätigen Ärztinnen und Ärzte zwischen 1933 und 1945. 22. Jahrestagung der DGPGG, Berlin 24.–27. 02. 1993.
83. Zander J (1986) Meilensteine in der Gynäkologie und Geburtshilfe – 100 Jahre Deutsche Gesellschaft für Gynäkologie und Geburtshilfe –, in: Beck L, Zur Geschichte der Gynäkologie und Geburtshilfe, Springer Verlag, Berlin, Heidelberg.
84. Zander J, Zimmer F (1987) Die Bayerische Gesellschaft für Geburtshilfe und Frauenheilkunde e. V.: eine Dokumentation anläßlich ihres 75-jährigen Bestehens, Urban & Schwarzenberg.
85. Die Berliner Ärztekammer (Dokumentation): Der Wert des Menschen, Edition Hentrich Berlin 1989.

Die Widerspiegelung des Nationalsozialismus im „Zentralblatt für Gynäkologie"

Paul Franke

Wie verschiedene andere medizinische Disziplinen war auch die Gynäkologie mit dem faschistischen Regime teilweise verwoben und wurde für dessen Ziele mißbraucht. Dabei waren nicht nur solche inhumanen Frauenärzte wie C. Clauberg mit seinen verbrecherischen Sterilisationsexperimenten an Frauen, die in das KZ Auschwitz deportiert wurden, beteiligt. Gerade mit den Maßnahmen der Zwangssterilisation aus eugenischen Gründen konnten sich offensichtlich eine Reihe von Gynäkologen identifizieren. Aber auch die gesamte faschistische Ideologie und der NS-Staat mit seinem Führerkult stieß bei einem sehr großen Teil des deutschen Volkes auf Gegenliebe, Verehrung und „Gefolgschaft". So natürlich auch bei einem Teil der Frauenärzte, was sich ebenfalls in ihren Fachzeitschriften widerspiegelt, wie hier am Beispiel des „Zentralblattes für Gynäkologie" dargestellt werden soll. Ein treffendes Beispiel für das eben Gesagte ist die Eröffnungsansprache des Vorsitzenden der Deutschen Gesellschaft für Gynäkologie Walter Stoeckel auf der XXIII. Tagung dieser Gesellschaft in Berlin vom 11.–14. Oktober 1933 [22]. Es ist eine Jubelrede auf die „neue Zeit", wie sie auf öffentlichen Veranstaltungen in totalitären Regimen überall und jederzeit gehalten wurden und werden. Interessant ist, wie Stoeckel auf die vielfältigen Repressionen gegenüber den jüdischen Frauenärzten und deren Vertreibung aus öffentlichen und universitären Einrichtungen eingeht und letztlich auch rechtfertigt. Er sagte: „Wir bedauern, daß diese Entwicklung auch Kollegen schwer getroffen hat, deren Persönlichkeit wir hochschätzen und deren wissenschaftliche Leistung hoch werten. Wir können ihr Geschick nicht wenden; sie sind Opfer einer Härte geworden, die für die Gesundung des deutschen Volkes notwendig geworden war. Ich hoffe und erwarte, daß mit dieser Erklärung die Einstellung der Gesellschaft für Gynäkologie richtig und klar genug wiedergegeben ist, und daß sie genügt, um unsere Verhandlungen bei einer für sie selbst wünschenswerten Zurückhaltung der Betroffenen reibungslos ablaufen kann." Nach dieser kurzen Bemerkung geht es zu fachpolitischen Dingen. Auch hier zeigt sich, wie sich die Gynäkologengesellschaft paßgerecht in den neuen Staat einfügt. Zum Schluß der als beispielhaftes Zeitdokument sehr lesenswerten Ansprache werden noch zwei Grußtelegramme, an den Reichspräsidenten Hindenburg und an den Reichskanzler Hitler verlesen und ihnen zugestimmt. Während das erste kurz und von schlichter Höflichkeit geprägt ist, hat das an Hitler den Charakter eines Kniefalls in schwärmerischer Verehrung. Da so etwas später gern verdrängt wurde, soll es hier noch einmal in ganzer „Schönheit" wiedergegeben werden: „An den Herrn Reichskanzler, Berlin. Dem Mann, der Deutschland gerettet, neugestaltet und zusammengeschmiedet – der Standesdünkel und Klassenhochmut verächtlich gemacht – der die Hände aller ehrlichen Arbeiter ineinander gefügt hat – dem edlen Menschen und dem großen Staatsmann, unserem Volkskanzler Adolf Hitler huldigen die deutschen Gynäkologen in begeisterter Verehrung und geloben, an der Gesundung und an der Gesunderhaltung des deutschen Volkes mit aller Kraft mitarbeiten zu wollen."

Sieht man von dieser Ansprache ab, geht es aber hauptsächlich im Hinblick auf unser Thema um Veröffentlichungen im Zusammenhang mit den Zwangssterilisationen aus eugenischer Indikation nach dem „Gesetz zur Verhütung erbkranken Nachwuchses" vom 14. 7. 1933. Daneben gibt es im Zentralblatt für Gynäkologie bemerkenswerter Weise nur sehr wenige Veröffentlichungen in der Form von Originalarbeiten, Tagungsberichten und Buchbesprechungen die einen direkten Bezug zum Nationalsozialismus zeigen, sieht man von mehr deutsch-nationalen Ausdrucksweisen und Gedanken ab, wo der Bezug zum Faschismus zwar manchmal gegeben, aber nicht unbedingt zwangsläufig ist. Solche Denkweise war ja in der Zeit vor dem ersten Weltkrieg, der die Autoren entstammen, durchaus im „gutbürgerlichen Sinne" selbstverständlich und es wäre sicher nicht gerechtfertigt, den entsprechenden Autoren deshalb schon eine faschistische Geisteshaltung zu unterstellen.

Schon vor der faschistischen Machtergreifung finden sich deutliche Hinweise auf die kommenden Geschehnisse. Hervorzuheben wäre hier der Bericht über die XXII. Tagung der Deutschen Gesellschaft für Gynäkologie in Frankfurt/Main [28], 26.–30. 5. 1931, mit dem Teilthema „Sterilisation, Konzeptionsverhütung und Eugenik". Den Hauptvortrag dazu hielt der Anthropologe Loeffler (Kiel). Dieser bezog sich in erster Linie auf Zahlen des späteren Direktors des Instituts für Erbbiologie und Rassenhygiene v. Verschuer, dessen späterer Mitarbeiter übrigens auch der berüchtigte KZ-Arzt Josef Mengele war! Danach habe man in Deutschland mit etwa 220 000 Menschen zu rechnen, die an „erbbedingter, schwerer geistiger Minderwertigkeit" litten. Noch größer aber sei die Zahl der vom Laien nicht erkannten mittelschweren und leichten Fälle. Danach wurde dann eine „volkswirtschaftliche" Rechnung aufgemacht, wonach für einen geistig abnormen Anstaltszögling mehr als 900 RM jährlich verausgabt, während für einen normalen Volksschüler lediglich 120 RM zur Verfügung ständen. In diesem Stile ging es weiter bis dahin, daß „Minderwertige weniger Gebrauch von der Prävention (gegen unerwünschte Schwangerschaft – Anm. d. Verf.) machten als Vollwertige". Daraus wurde dann auf eine bedenkliche Umschichtung des „Volksganzen" geschlossen – natürlich zu Ungunsten der „Vollwertigen". Aus dem gleichen Grunde wurde sogar die Verbreitung der Kenntnisse für eine sachgerechte Schwangerschaftsverhütung durch den Referenten als eugenisch gefährlich abgelehnt, da dadurch die „vollwertigen Familien" ihre Kinderzahl reduzierten. Von einer Reihe von Gynäkologen wurde diesen Ausführungen zugestimmt. Über eventuelle deutliche Gegenstimmen ist im Bericht nichts vermerkt.

So war der Boden unter den Gynäkologen bereits bestens vorbereitet, als sehr bald nach der nationalsozialistischen Machtergreifung am 14. 7. 1933 das „Gesetz zur Verhütung erbkranken Nachwuchses" verkündet wurde (Reichsgesetzblatt I, S. 329 und 1935 I, S. 773 Sterilisationsgesetz). Von irgendeinem Widerspruch oder einer kritischen Diskussion ist im Zentralblatt nichts vermerkt. Dagegen finden sich aber zustimmende Diskussionen in den Tagungsberichten [29, 31], und auch die ersten Erfahrungsberichte als Originalarbeiten und Referate über entsprechende Arbeiten in anderen Fachblättern [36] erschienen sehr bald.

Insgesamt finden sich im Zentralblatt 17 Erfahrungsberichte über eine größere Anzahl von Sterilisationen, wobei die mindestens ebenso große Zahl der Veröffentlichungen, die sich aus rein operationstechnischer Sicht mit der Sterilisierung beschäftigen, in dieser Arbeit keine Berücksichtigung findet. Etwa 2 Drittel, nämlich 11 [4, 5, 7, 8, 10, 11, 13, 15, 16, 18, 27] dieser Arbeiten erschienen bereits in den Bänden 58 bis 60 (1934–1936), mit dem Gipfel von 6 Veröffentlichungen im 60. Band 1936. Danach ebbten die Mitteilungen darüber ab. 1937, 1939 und 1941 (Bd. 61, 63 und 65) finden sich zusammen nur noch 6 Originalarbeiten [1, 2, 3, 6, 9, 17] zu diesem Thema, ab 1942 keine mehr. Insgesamt kamen diese Berichte aus 13 deutschen Kliniken. Beteiligt an diesen Veröffentlichungen waren die Universitätsfrauenkliniken Gießen (2 Arbeiten), Königsberg, Münster, Rostock und Tübingen, die Landesfrauenkliniken Berlin-Neukölln (2 Arbeiten), Hannover und Magdeburg, sowie die städtischen Frauenkliniken Mainz (zwei), Ludwigshafen (zwei), Aachen, Danzig und Essen.

Ein recht interessanter Aspekt ergibt sich, wenn man sich in dem bibliografischen Verzeichnis „Gynäkologen deutscher Sprache" [38] von 1960 darüber informiert, ob diese og. Arbeiten zur eugenischen Sterilisierung dort von ihren Verfassern auch aufgezählt wurden. Man wird nicht eine der 17 Arbeiten darin erwähnt finden. Von den Bearbeitern des Verzeichnisses wurde nämlich eine Zäsur gesetzt in dem Sinne, daß nur die Originalarbeiten aus Zeitschriften aufgenommen wurden, die ab dem 1. 1. 1937 erschienen waren. Zufall oder Absicht muß man sich fragen, wenn man bedenkt, daß ab dieser Zeit die Mitteilungen zu den eugenischen Sterilisationen wesentlich spärlicher wurden. Zumindest dürfte es den betreffenden Autoren nicht unlieb gewesen sein. Daß diese Behauptung nicht aus der Luft gegriffen ist, zeigt die Suche im gleichen Verzeichnis nach den nach diesem Stichtag erschienenen Arbeiten. Von den 7 Autoren der von 1937–1941 erschienenen sieben Veröffentlichungen über Erfahrungen mit der Sterilisation sind 5 in dem Verzeichnis der Gynäkologen deutscher Sprache nicht aufgeführt, d.h., daß sie 1960 sehr wahrscheinlich nicht mehr lebten. Die zwei noch verbleibenden Autoren [2, 3] lassen ihre im Zentralblatt erschienenen Arbeiten zur eugenischen Sterilisierung unerwähnt. Die Vermutung ist wohl durchaus erlaubt, daß die Autoren, die vor 1937 über dieses Thema geschrieben hatten, es gleichfalls verschwiegen hätten, wenn sie nicht durch die ihnen sicher entgegenkommende Grenzziehung mit dem Stichtag 1. 1. 1937 dieser Not enthoben worden wären. Immerhin kann man durch das nichterfolgte Auflisten dieser Arbeiten auf ein gewisses Unrechtsbewußtsein dem eigenen Tun gegenüber schließen, mag es auch erst nach Ende der faschistischen Gewaltherrschaft entstanden sein.

Von dem SS-Arzt C. Clauberg (Chefarzt des Krankenhauses Königshütte – in unmittelbarer Nähe von Auschwitz), der grausamen Bestie unter den deutschen Frauenärzten dieser Zeit, der mit seinen menschenverachtenden Sterilisierungsexperimenten an Insassinnen des KZ Aschwitz gräßliche Berühmtheit erlangte, findet sich im Zentralblatt zu diesem Thema lediglich eine Spur [37]. In einem Zeitschriftenreferat wird 1942 eine Arbeit von ihm über postsalpingitische Sterilität in der Wien. med. Wschr. des Jahrgangs 1941 besprochen. Der Referent lobte nachdrücklich die „ausgezeichneten Röntgenaufnahmen von Uterosalpingographien". Es muß hier offen bleiben, inwieweit in dieser Arbeit Ergebnisse der Auschwitzexperimente zutage traten.

Ein anderes Kapitel im Zentralblatt, das man nicht ohne ein gewisses Schaudern – um es vorsichtig auszudrücken – lesen kann, sind die Veröffentlichungen über paracyclische Ovulationen und über die Auswirkungen von Angst und Schrecken auf die Gebärmutterschleimhaut und die Ovarien [19, 20, 21], die 1942–1944 erschienen. Im Zuge eines Gelehrtenstreites zwischen dem Berliner Anatomen Stieve und dem Prager Frauenarzt Knaus über die Möglichkeit von Ovulationen auch außerhalb der „fruchtbaren Tage" wurden in Berlin Obduktionen an Leichen relativ junger Frauen vorgenommen. Über mehrere dieser Frauen ist vom Autor dieser Arbeiten vermerkt, daß sie „ganz plötzlich" verstarben, dabei bis dahin bei völliger Gesundheit (!) waren und wenige Tage oder auch wenige Stunden vor diesem mysteriösen Ableben z. T. „eine Nachricht erhielten, die sie stark erregte" [20]. Wenige Stunden nach dem plötzlichen Tod bei völliger Gesundheit erfolgte dann die Obduktion. Viel Phantasie gehört wahrlich nicht dazu, um zu erkennen, daß mit dem „plötzlichen Versterben" bei zumeist bester Gesundheit Hinrichtungen gemeint waren und die Nachricht, die „die Frauen sehr erregte" vermutlich das Todesurteil war, bzw. die Ankündigung der bevorstehenden Vollstreckung desselben. Gerade diese Mitteilungen werfen die zeitlose, weil immer einmal wieder aktuelle Frage nach den ethischen Grenzen der Wissenschaft auf. Aber es ergeben sich auch des Nachdenkens werte Fragen nach den unterschiedlichen Grenzen von Würde, Anstand und Scham dem Menschen gegenüber eines von seiner wissenschaftlichen Fragestellung im wahrsten Sinne des Wortes gefangenen und besessenen Wissenschaftlers im Gegensatz zu den Schwellen, die im allgemeinen in der Gesellschaft gelten.

Abgesehen von diesen beiden breit ausgehandelten Themenkomplexen finden wir im Zentralblatt in den ganzen 12 Jahren erfreulich Weniges, was vom Ungeist dieser Zeit zeugt. So werden z. B. im Referateteil lediglich einmal [35] 1934 8 Referate zu dem in jener Zeit aktuellen Themenkreis „Bevölkerungspolitik" abgehandelt über Artikel aus den Zeitschriften „Volk und Rasse" und „Archiv für Rassenbiologie". Ein überschwengliches Lob auf den „Führer" ertönt eigentlich nur dreimal. So in der bereits anfangs teilweise zitierten Eröffnungsansprache zur XXIII. Tagung der Deutschen Gesellschaft für Gynäkologie 1933 [22]. Die österreichische Variante dieser Ansprache findet sich in dem Bericht [30] über die erste Sitzung der geburtshilflich-gynäkologischen Gesellschaft in Wien (14. 6. 1938) nach dem sogenannten „Anschluß" in der Eröffnungsrede ihres kommissarischen Leiters F. Bernhart. Hier wird auch der Aderlaß durch das Berufsverbot für die jüdischen Frauenärzte und deren Emigration angedeutet, wenn der Redner sagt, daß „. . . durch den Umbruch die Gesellschaft naturnotwendig zusammenschmelzen (mußte), sollte sie eine Gesellschaft deutscher Frauenärzte sein." Auch in einer Arbeit von A. Mayer [12] findet sich ein diese diskriminierender Hinweis auf die emigrierten Kollegen in einer Arbeit über Folgen der Schwangerschaftunterbrechung, wenn er schreibt: „In diesen Tiefstand von Frauentum bekamen einst alle jene zur Unterbrechung so schnell bereiten Ärzte, die sich heute zum Teil unter den Emigranten befinden, natürlich keinen Einblick." Dieser Artikel ist überhaupt ein Musterbeispiel patriarchalisch-nationalistischen Denkens, vertritt rigoros das Führerprinzip im Staat wie in der Familie („Diese Eigenschaften machen den Familienvater zum Führer im Kleinen . . .") und endet mit einem Zitat aus dem Völkischen Beobachter: „Nur das Volk hat eine sichere Zukunft, bei dem unmittelbar neben der Nationalflagge die Leine mit den Kinderwindeln flattert." Es tut weh, diese Worte gerade aus der Feder des Mannes zu lesen, der unvergeßliche und unbestrittene Verdienste bei der Entwicklung der psycho-somatischen Gynäkologie in Deutschland hatte.

Beim Durchmustern der entsprechenden Jahrgänge fällt auf, daß W. Stoeckel, der sich im Zentralblatt bis auf die schon mehrmals erwähnte Eröffnungsansprache [22] nie politisch zu Wort meldete, 1942 die Autobiographie eines Arztes [23] „Arzt im Kampf" von Kurt Blome ausgesprochen wohlwollend bespricht. K. Blome war zu der Zeit Stellvertreter des Reichsgesundheitsführers und stellvertretender Leiter der Reichsärztekammer, der im Nürnberger Ärzteprozess zu den Angeklagten gehörte, aber im Sinne der Anklage von Verbrechen gegen die Menschlichkeit freigesprochen wurde [14]. Handelte es sich hier um ein „Pflichtübung" Stoeckels? Oder wollte er Blome als einem Verbündeten den Rücken stärken, der laut Mitscherlich [14] sich gegen die Euthanasie ausgesprochen hatte und ein Gegner des Reichsärzteführers Conti war, auf den auch Stoeckel keinesfalls gut zu sprechen war [24].

Das sind die wichtigsten Zeugnisse aus der Herrschaft des Faschismus im Zentralblatt für Gynäkologie. Es sind nicht viele und doch spiegeln sie etwas von dem Ungeist dieser Zeit wider, der sich auch in diesem Fachgebiet ausbreitete. Leider gab das Zentralblatt nach dem Zusammenbruch der Nationalsozialistischen Diktatur der Bewältigung dieser Verirrungen noch weniger Raum. Weder in den Eröffnungsworten beim Wiedererscheinen des Zentralblattes 1947 [26], noch bei den Tagungsberichten über die ersten Sitzungen 1946 der deutschen gynäkologisch-geburtshilflichen Gesellschaften nach dem Kriege in Göttingen [32], Jena [33] und Düsseldorf [34] wird über die Zwangssterilisationen ein Wort verloren! Erst auf der Tagung der Gynäkologen der sowjetischen Besatzungszone in Berlin vom 15.–18. 10. 1947 [25] finden diese Taten in zwei Sätzen Erwähnung. Aber kein deutscher Frauenarzt, sondern ein Major Murawjow von der sowjetischen Militäradministration gedenkt der 56000 zwangssterilisierten Frauen, von denen nach seinen Worten 2800 gestorben sind. Auch die Kongreßteilnehmer erhoben sich einmal zum Gedenken der Toten von ihren Plätzen. Aber dabei ging es um die gefallenen und verstorbenen Kollegen – nicht um die medizinischen Opfer der Hitlerdiktatur.

Literatur

1. Curth, H (1939) Bericht über 1000 eugenische Sterilisierungen. Zent. bl. Gynäkol. 63, 2033–2035
2. Daniel, W (1941) Bericht über 660 eugenische Sterilisationen. Zent. bl. Gynäkol. 65, 1502–1507
3. Eichenberg, H.-E (1939) Zweimaliger Sterilisierungsmißerfolg mit Bemerkungen über die Salpingographie bei eugenischer Sterilisierung. Zent. bl. Gynäkol. 63, 2348–2352
4. Esch, P (1936) Über einen Versager nach der Sterilisierungsmethode. Zent. bl. Gynäkol. 60, 2138–2140
5. Fuchs, H (1935) Zur Tubensterilisierung. Zent. bl. Gynäkol. 59, 1876–1879
6. Haselhorst, G (1937) Über ein einfaches Verfahren zur Sterilisierung der Frau. Zent. bl. Gynäkol. 61, 306–307
7. Kleff, G (1935) Operative Erfahrungen bei der Durchführung des Gesetzes zur Verhütung erbkranken Nachwuchses. Zent. bl. Gynäkol. 59, 1700–1705
8. Klinkenberg, H (1936) Bericht über 430 Sterilisierungen. Zent. bl. Gynäkol. 60, 859–867
9. Krabbel, M (1939) Zur Technik der eugenischen Sterilisation. Zent. bl. Gynäkol. 63, 157–158
10. Lork, EC (1936) Ergebnisse und Forderungen bei eugenischen Sterilisierungen. Zent. bl. Gynäkol. 60, 168–172

11. Mayer, A (1934) Grundsätzliches zur Klinik der eugenischen Sterilisierung. Zent. bl. Gynäkol. 58, 1986–1992

12. Mayer, A (1940) Körperliche und seelische Folgen der Schwangerschaftsunterbrechung. Zent. bl. Gynäkol. 64, 354–365

13. v. Mikulicz-Radecky, F (1935) Sammelstatistik über eugenische Sterilisierungen und daraus sich ergebende Richtlinien. Zent. bl. Gynäkol. 59, 1749–1759

14. Mitscherlich, A, Mielke, F (1990) Medizin ohne Menschlichkeit. Volk u. Gesundheit, Berlin

15. Ottow, B (1935) Vorläufiges über praktische Erfahrungen in der Erbgesundheitsgerichtsbarkeit und beim der Unfruchtbarmachung erbkranker Frauen. Zent. bl. Gynäkol. 59, 1749–1759

16. Ottow, B (1936) Über die gesetzliche Sterilisation im Wochenbett. Zent. bl. Gynäkol. 60, 1576–1580

17. Pütz, Th (1939) Zweckmäßiges Sterilisationsverfahren mit gleichzeitiger Interruptio mittels Salpingektomia duplex und lateralem Fundusquerschnitt. Zent. bl. Gynäkol. 63, 2514–2515

18. Puppel, E (1936) Über gesetzliche Sterilisation im Wochenbett. Zent. bl. Gynäkol. 60, 2470–2474

19. Stieve, H (1942) Der Einfluß von Angst und psychischer Erregung auf Bau und Funktion der weiblichen Geschlechtsorgane. Zent. bl. Gynäkol. 66, 1698–1708

20. Stieve, H (1943) Schreckblutungen aus der Gebärmutterschleimhaut. Zent. bl. Gynäkol. 67, 866–877

21. Stieve, H (1944) Paracyclische Ovulationen. Zent. bl. Gynäkol. 68, 257–272

22. Stoeckel, W (1934) Eröffnungs-Ansprache des Vorsitzenden, XXIII Tagung der Deutschen Gesellschaft für Gynäkologie in Berlin 1933, Zent. bl. Gynäkol. 58, 87–93

23. Stoeckel, W (1942) Buchbesprechung. Zent. bl. Gynäkol. 66, 856

24. Stoeckel, W (1979) Erinnerungen eines Frauenarztes. S. Hirzel, Leipzig

25. Stoeckel, W (1947) Tagungsbericht. Zent. bl. Gynäkol. 69, 1253–1512

26. Stoeckel, W, Döderlein, G (1947) An die Leser. Zent. bl. Gynäkol. 69, 1

27. Wießmann, A (1936) Unsere bisherigen Erfahrungen mit der eugenischen Sterilisierung. Zent. bl. Gynäkol. 60, 2176–2179

28. Tagungsbericht. Zent. bl. Gynäkol. 55 (1931), 2782–2783

29. Tagungsbericht. Zent. bl. Gynäkol. 60 (1936), 153–157

30. Tagungsbericht. Zent. bl. Gynäkol. 62 (1938), 2110–2112

31. Tagungsbericht. Zent. bl. Gynäkol. 63 (1939), 2141–2143

32. Tagungsbericht. Zent. bl. Gynäkol. 69 (1947), 84–112

33. Tagungsbericht. Zent. bl. Gynäkol. 69 (1947), 161–208

34. Tagungsbericht. Zent. bl. Gynäkol. 69 (1947), 617–623

35. Referate: Bevölkerungspolitik; Zent. bl. Gynäkol. 58 (1934), 2347–2352

36. Referate: Sterilisierung; Zent. bl. Gynäkol. 59 (1935), 1084–1087

37. Referat: Clauberg, C (1942) Besteht die Aussicht, eine durch postsalpingitische Verklebung der Eileiter hervorgerufene Sterilität durch konservative Maßnahmen zu behandeln? Zent. bl. Gynäkol. 66, 1565

38. Gynäkologen deutsche Sprache (bearb. von Kirchhoff, H. und K. Polacsek). Thieme, Stuttgart 1960

Gynäkologisch-urologische Psychosomatik

Zur Psychosomatik der Miktion

Peter Diederichs

Einleitung

Die folgende Arbeit thematisiert einen tabuisierten und schambesetzten Inhalt, den der Miktion. Ich möchte daher mit den treffsicheren Worten eines Dichters, des Literatur-Nobelpreisträgers Gabriel Garcia Marquez beginnen. Relativ am Anfang seines Romanes „Die Liebe in den Zeiten der Cholera" findet sich folgende Szene:

„Er war der erste Mann gewesen, den Fermina Daza urinieren hörte. Sie hörte ihn in der Hochzeitsnacht, in der Kabine des Schiffs, das sie nach Frankreich trug, während sie seekrank daniederlag, und das Tosen seines Pferdewasserfalls erschien ihr so machtvoll und so herrisch, daß es ihre Angst vor den befürchteten Verletzungen noch steigerte. Diese Erinnerung kam ihr häufig in den Sinn, als die Jahre den Wasserfall nach und nach abschwächten, weil sie sich nicht damit abfinden konnte, daß er jedesmal einen nassen Klosettrand hinterließ. Doktor Urbino versuchte sie mit für jeden, der sie verstehen wollte, leicht einsichtigen Argumenten davon zu überzeugen, daß dieses Mißgeschick sich nicht, wie sie behauptete, wegen seiner Unachtsamkeit täglich wiederholte, sondern aus einem organischen Grund: sein jugendlicher Strahl war so bestimmt und direkt gewesen, daß er in der Schule mit seiner Zielsicherheit beim Flaschenfüllen Turniere gewonnen hatte, doch durch den Altersverschleiß war der Strahl nicht nur schwächer geworden, sondern hatte sich auch gekrümmt, verzweigt und schließlich in ein eigenwilliges Brünnlein verwandelt, und das trotz aller Anstrengungen, ihn zu begradigen. Er sagte: ‚Das Klosett muß jemand erfunden haben, der nichts von Männern verstand.' (Zum häuslichen Frieden trug er mit einer täglichen Geste bei, die eher ein Zeichen von Demütigung als von Demut war: er wischte die Ränder des Klosetts nach jeder Benutzung mit Klopapier ab. Sie wußte das, sagte aber nie etwas solange die Ammoniakdämpfe im Bad nicht so offenkundig wurden, dann erklärte sie, als decke sie ein Verbrechen auf: ‚Hier stinkt es nach Kaninchenstall'.) Am Vorabend des Greisenalters brachte ihn die Körperstörung selbst auf die endgültige Lösung: er pinkelte wie sie im Sitzen, was die Brille sauber und ihn im Zustand der Gnade beließ. (S. 47).

Marquez beschreibt also plastisch den normalen Altersverlauf der männlichen Miktion und deutet die für die Frau implizite phallisch-urethrale Bedrohung an. Gleichzeitig symbolisiert die Szene etwas von dem mehr oder minder liebevoll geführten Geschlechterkampf und zeugt davon, daß im Alter – zumindest auf das Miktionsverhalten bezogen – die Geschlechterdifferenz aufgehoben wird.

Im folgenden wird jedoch die weibliche Miktion im Vordergrund stehen. Mein theoretischer Bezugsrahmen ist die psychoanalytische Entwicklungslehre, d. h., ich werde die Miktion begleitenden, normalen körperlichen und seelischen Prozesse bei Mädchen und Jungen darstellen, um ihre Störbarkeit transparenter zu machen. Dabei soll die Position der klassischen Triebtheorie, der Libidotheorie mit ihrem Konzept der Urethralerotik (I) für das klinische Verständnis psychosomatischer Störungen des

Urogenitaltrakts aufgezeigt werden, um dann auf die parallel zur Triebentwicklung laufenden entwicklungspsychologischen Prozesse aufmerksam zu machen (II). Gerade die Beherrschung der Harn- und Stuhlentleerung als die erste vom Kind aktiv geforderte Triebeinschränkung setzt in der Phase des Kampfes um die Ich-Abgrenzung ein. Die Einschränkung oder Unterdrückung kindlicher phasenspezifischer Triebbedürfnisse, hier des urethralen Partialtriebs, hat auch Folgen für die Ich- und Selbstentwicklung. Wegen der Nähe zum Selbstkonzept soll noch auf die Rolle der Miktion für die Geschlechtsidentitätsentwicklung eingegangen werden, die meiner Meinung nach in der Theorie der psychoanalytischen Psychosomatik vernachlässigt wurde (III). Abschließend können nur kurz einige klinische Aspekte weiblicher Miktionsstörungen erörtert werden (IV).

Weiterhin setzt das klinische Verständnis psychosomatischer Miktionsstörungen das Wissen um die Komplexität des Urogenitaltrakts voraus. Erst die Berücksichtigung seiner drei ineinandergreifenden und voneinander abhängigen Funktionsaspekte als Produktions-, Reproduktions- und Lustorgan macht seine besondere Anfälligkeit für seelische Einflüsse verständlich.

I. Libidotheorie (Urethralerotik)

Indem die Psychoanalyse auf die Bedeutung des peripheren Harnapparates (Blase und Harnröhre) als Lust- und Triebzone hinwies, hat sie schon früh den dritten Funktionsbereich des Urogenitaltraktes als Lustorgan gewürdigt. Die Schleimhaut der Harnröhre besitzt ebenso wie die des Mundes, der Vagina, des Penis und des Afters erogenen Charakter. Der urethrale Partialtrieb oder die Harntriebhaftigkeit wie ihn Christoffel (1944) plastisch benannte, besitzt bereits die drei wesentlichen Charakteristika einer infantilen Sexualäußerung (Freud 1905): Die urethrale Lust entsteht 1. in *Anlehnung* an eine der lebenswichtigen Körperfunktionen, die *Miktion*. Sie kennt noch kein Sexualobjekt, ist also 2. *autoerotisch* und ihr Sexualziel, die Entspannung oder Befriedigung steht 3. unter der Herrschaft einer *erogenen Zone*. Masturbationspraktiken an der Harnröhre sind daher keine Seltenheit. Die urethrale Lust kann durch den warmen Urin auf der eigenen Haut gesteigert werden, was z. B. bei Bettnässer-Kindern eine Rolle spielt. Das Urinieren gehört also zu einer der ersten Lust- und Befriedigungsquellen des Kleinkindes. Das Sich-lustvoll-Verströmen-lassen symbolisiert sich in dem berühmten „Männeken Pis" in Brüssel.

Zusammenfassend möchte ich hervorheben, daß der urethrale Partialtrieb trotz der bedeutenden Arbeit von Sadger (1910) und der Monographie von Christoffel (1944) über die Harntriebhaftigkeit in Theorie und Praxis der Psychoanalyse vernachlässigt wurde. Das liegt zum einen daran, daß Anus und Enddarm in derselben entwicklungspsychologischen Phase führende erogene Zonen sind und zum anderen an der, besonders beim Mann engen Verbindung des Urethralen mit dem Phallischen. Freud hat diesen Sachverhalt in seiner Arbeit zur Gewinnung des Feuers (Bd XVI, S. 8) mit einem Reim von Heine belegt: „Was dem Menschen dient zum Seichen, damit schafft er Seinesgleichen."

II. Triebentwicklung und weitere entwicklungspsychologische Prozesse

Welche anderen entwicklungspsychologischen Prozesse laufen in der Zeit zwischen dem 1. und 3. Lebensjahr ab, also in derjenigen Entwicklungsphase, in der die Schleimhaut der Harnröhre (Urethralerotik) – und des Afters (Analerotik) – führende erogene Zone ist, der Geschlechtsunterschied entdeckt wird und die Sauberkeitserziehung beginnt?

In diesem Alter wird die Sprache entwickelt und damit auch die Symbolisierungsfähigkeit. Es erfolgt eine erste Differenzierung der Selbst- und Objektrepräsentanzen, d. h., das Kind beginnt zwischen sich selbst und den anderen zu unterscheiden. Insbesondere beginnt der Prozeß der Individuation und Loslösung von den Eltern. Die Beherrschung der Harn- und Stuhlausscheidung als die erste vom Kind selbst verlangte Triebeinschränkung setzt also auf dem Höhepunkt des von M. Mahler beschriebenen normalen Entwicklungskonfliktes zwischen Individuation und Separation ein. Kohut (1979) hebt in diesem Zusammenhang hervor, daß die Mutter bei der Sauberkeitserziehung nicht nur einen Triebimpuls einschränkt, sondern sie reagiert eben auch auf das sich bildende Selbst bzw. Körper-Selbst ihres Kindes. Eine Störung des urethralen Partialtriebes muß also einen Defekt in der entsprechenden Körperrepräsentanz zur Folge haben und umgekehrt: Der unempathische Umgang einer Mutter mit der urogenitalen Körperzone ihres Kindes, z. B. bei der Körperpflege und später der Sauberkeitserziehung wird auch negative Auswirkungen auf den Partialtrieb haben.

Das Zusammentreffen von Sphinkterkontrolle und Selbstentwicklung weist auf die Bedeutung der Objektbeziehungen hin. Eine pathologische Entwicklung des Selbst trifft zu allererst das Körper-Selbst, denn die frühe Mutter-Kind-Interaktion ist in erster Linie körperorientiert. Schon Spitz wies darauf hin, daß sich die frühe Kommunikation von Mutter und Kind über Gleichgewicht, Spannung (der Muskulatur und anderer Organe), Körperhaltung, Temperatur, Vibration, Haut- und Körperkontakte, Rhythmus, Tempo usw. vollzieht (Müller-Braunschweig 1986). Körpergefühl und Selbst-Gefühl bzw. körperliche Integrität und narzißtische Stabilität hängen eng zusammen. „Bei einem gestörten Körperbild, einem defekten Körperschema, kann es ein verläßlich besetztes und mit neutralisierter Energie ausgestattetes Selbstgefühl nicht geben" (Grunert 1977, S. 11).

Die Berücksichtigung dieser entwicklungspsychologischen Prozesse macht verständlicher, was bei einem 1- bis 3-jährigen Kind seelisch-körperlich abläuft, wenn es beschämt worden ist, wieder in die Hosen gemacht zu haben. Bei wiederholter Beschämung wird es das Gefühl schmutziger Schlechtigkeit (Lichtenberg 1991) entwickeln, das sich zunächst auf die Miktions- und Defäkationshandlung beschränkt. Das negative Gefühl kann sich dann auf die Empfindungen beim Durchgang des Urins (Kots) durch Blase und Harnröhre (Enddarm) und die Ausscheidungsprodukte selbst erstrecken. Schließlich kann dadurch der gesamte urogenitale Bereich negativ besetzt werden.

Diese Beeinträchtigung des gesamten urogenitalen Körper-Selbst führt zu einer Störung des elementaren Organmodus des Ausstoßens (Elimination) und Zurückhaltens (Retention) (Erikson 1968).

„Die anale Zone (sowie die urethrale, P.D.) eignet sich, mehr als irgend eine andere, für den Ausdruck eigensinniger Beharrlichkeit und sich widersprechender Impulse, weil sie erstens einmal die modellhafte Zone für zwei kontradiktorische Modi ist, die zu alternierenden werden müssen, nämlich Zurückhaltung und Ausscheidung. Außerdem sind die Sphinktere nur Teil des Muskelsystems mit seiner allgemeinen Doppeltendenz von Starrheit und Entspannung, Beugung und Streckung. So wird das ganze Stadium also zu einem „Kampf um Autonomie". Denn während es sich darauf vorbereitet, fester auf seinen eigenen Füßen zu stehen, lernt das kleine Kind auch, seine Welt als „ich" und „du" und „mir" und „mein" abzugrenzen. (Erikson 1968, S. 110).

Das „Zurück- oder Festhalten" kann zu einem zerstörerischen und grausamen Unter-Druck-Setzen (wie bei der Harnverhaltung oder chronischen Obstipation) aber auch zum Grundmuster der Fürsorge führen: „Zu haben und zu halten". Das „Loslassen" wiederum kann sich zu einem lockeren „laß es laufen" oder Freisetzen destruktiver Kräfte entwickeln.

Hiermit bin ich unter Berücksichtigung (körper-) selbst- und objektbeziehungspsychologischer Aspekte zu einer wichtigen psychosomatischen Basis vorgedrungen, die neben dem Konzept der erogenen Zonen (Urethralerotik) eine hinreichende Erklärung für psychosomatische Fixierungsstellen mit entsprechender Symptombildung im Urogenitaltrakt liefert. Durch zu frühe und rigide Sauberkeitserziehung kann es im kleinen Becken und Enddarmbereich zu einer Störung des biologischen Rhythmus von „Loslassen" und „Festhalten" mit der entsprechend zentral nervösen Kopplung kommen. Diese Störung führt auf dem Hintergrund eines defekten Körperschemas zu Verspannungen der Sphinkter- und gesamten Bekkenbodenmuskulatur und beeinträchtigt die normale Kontraktion des Blasenmuskels (Musculus detrusor). Letzteres wird dann als Detrusordyssynergie, Urge-Inkontinenz, instabile Blase usw. beschrieben. Bei Männern mit Prostatopathie kann ein erhöhter Tonus des Anal-Sphinkters nachgewiesen werden (Günthert und Diederichs 1990). Anders gibt in seinem Beitrag in diesem Band einen detaillierten Einblick in die Entstehung der Blasendysfunktion im Kindesalter aus pädiatrischer Sicht.

Offen bleibt die Beantwortung der wissenschaftlich interessanten Frage, warum es zu unterschiedlichen Miktionsstörungen kommen kann, warum z.B. bei manchen Frauen das „Festhalten" oder „Zurückhalten" wie bei der Reizblase, der chronischen Blasenentzündung und vor allem der Harnverhaltung im Vordergrund steht, bei anderen dagegen das ständige Los- und Laufenlassen wie bei der Harninkontinenz.

III. Geschlechtsspezifische Unterschiede im Miktionsverhalten und ihre Bedeutung für die männliche und weibliche Identitätsentwicklung

Wegen der Nähe des Selbstkonzeptes zum Identitätsbegriff soll noch die Rolle der Miktion für die Geschlechtsidentitätsentwicklung herausgearbeitet werden, zumal sie, meiner Beobachtung nach, in der Theorie der Psychoanalyse vernachlässigt wurde. Insgesamt ist in den letzten Jahren die psychosexuelle Entwicklung unter dem Aspekt der Geschlechterdifferenz in den Brennpunkt psychoanalytischen Interesses gerückt (Benjamin 1990, Fast 1991, Friedmann u. Lerner 1991, Mertens 1992, Rohde-Dachser 1991).

Die urethrale Phase gestaltet sich für Jungen und Mädchen unterschiedlich: Das kleine Mädchen uriniert im Sitzen und erlebt im Normalfall das Fließenlassen lustvoll. Der Junge steht und kann noch zusätzlich seinen Urinstrahl in verschiedene Richtungen lenken.

Nach der Geschlechtszuweisung durch die Eltern ist für die Entwicklung der Geschlechtsidentität die Entdeckung des eigenen Genitale wichtig. Junge und Mädchen müssen eine dauerhafte seelische Repräsentanz ihrer Genitalien mit der entsprechenden urethralen Funktion erlangen und diese – als das urogenitale Körper-Selbst – in ihre Gesamtkörperrepräsentanz integrieren. Die Entdeckung des eigenen Genitale und seine Integration in das Körperbild beginnt in der zweiten Hälfte des 1. Lebensjahres (Tyson 1986). Nach den Forschungen von Roiphe u. Galenson (1981) wird Kindern ihr urethraler Bereich zwischen dem 11. und 14. Monat bewußt. Die Selbststimulation und wohlwollende Anteilnahme durch die Eltern begleiten die Entdeckung der Genitalien. Die frühe Interaktion zwischen Mutter und Kind ist insgesamt für das Festlegen der Körpergrenzen und der Ausbildung eines genitalen Bewußtseins von großer Bedeutung. Für die Entwicklung der männlichen Geschlechtsidentität ist z. B. wichtig, daß der Junge während des 2. Lebensjahres zunehmend die Kontrolle und damit Spaß an seinen körperlichen Funktionen, eben auch dem Urinieren, gewinnt. Darum wendet er sich verstärkt dem Vater zu. Das aufrechte Urinieren in Identifikation mit dem Vater kann somit als ein früher Schritt bei der Übernahme einer männlichen Geschlechtsrolle angesehen werden (Tyson 1986). Roiphe und Galenson heben hervor, daß die positive Besetzung des Urogenitaltrakts beim Jungen von der Erreichbarkeit des Vaters beeinflußt wird. Sie beobachteten eine zeitliche Verzögerung der Entwicklung des urethralen Interesses, wenn der Vater weitgehend fehlte.

Die Entdeckung des eigenen Genitale und seine Integration in das Körperbild ist wegen der verdeckten topographischen Lage für das Mädchen vermutlich schwieriger. Darüberhinaus ist es beim Urinieren auf eine geschütztere Örtlichkeit und Intimität als der Junge angewiesen, weil es den ganzen Unterleib entblößen muß. Insgesamt ist die Bedeutung der Miktion für die Entwicklung eines stabilen urogenitalen Körper-Selbst und der weiblichen Identität noch wenig erforscht. Kestenberg (1988) macht darauf aufmerksam, daß sich Mädchen benachteiligt fühlen, nicht wie die Jungen im Stehen urinieren und mit dem Anhalten und wieder Fließenlassen des Urins spielen zu können. Dabei gilt zu bedenken – worauf schon Karen Horney (1926) hingewiesen hat – ob nicht der sogenannte Penisneid der Frau mehr durch die unterschiedliche Art des Urinierens bedingt wird. So berichtet Christoffel (1944) in seinem Buch über die „Harntriebhaftigkeit" von einem Mädchen, dem es durch geschickten Zug auf ihre Harnröhre gelang, in einem weiteren Bogen als die Jungen in ihrem Alter zu urinieren. Auch in Kinderläden werden Urinierwettkämpfe zwischen Jungen und Mädchen beobachtet. C. Bertin erwähnt in ihrer Monographie über Marie Bonaparte von deren Großmutter, der Prinzessin Pierre, daß sie aufrecht stehend wie die Männer urinieren konnte . . . „mitten in einer Menschenmenge, indem sie einfach die Beine spreizte und die Röcke öffnete, etwas was Mimi (Marie Bonaparte, P. D.) auch gerne lernen wollte!" (Bertin 1989, S. 95).

Schnack und Neutzling (1990) bringen den potentiellen „Pinkelneid" der Frauen in ihrem Buch „Kleine Helden in Not. Jungen auf der Suche nach Männlichkeit" etwas flapsig formuliert folgendermaßen auf den Punkt:

„Die einzige Überlegenheit des männlichen Geschlechtsorgans bezieht sich auf einen, vor allem für Kinder durchaus wichtigen Nebenaspekt: Männer verfügen über eine überlegene Pinkeltechnik (vgl. Simone de Beauvoir 1968, S. 267 ff). Sie bestimmen beim Pinkeln die Richtung, können einen Bogen machen und mit ihrem Strahl die Schwerkraft überwinden. Kreuzbrünzen ist für Mädchen oder für Mütter und Töchter nur unter wenig animierenden Bedingungen möglich. Männer können ein Feuer auspinkeln ohne sich den Hintern zu verbrennen. Im Freien müssen sich Mädchen hocken, Jungen können stehen. Daß dieser Unterschied durchaus eine Bedeutung hat, werden all die Männer bestätigen können, die in den 70er Jahren die Hochphase der Frauenbewegung in einer gemischt geschlechtlichen Wohngemeinschaft oder mit einer feministischen Partnerin zusammengelebt haben, als nämlich die Hauptfront des Geschlechterkampfes vorranging in das Badezimmer verlegt war und jeder aufrechte Freund der Frauen beim Barte der Göttin zu schwören hatte, fürderhin ausschließlich im Sitzen zu pinkeln. Daß dieser Streit auch an den Männern nicht spurlos vorübergegangen ist, hat uns ein überzeugter Feminist und Anhänger der weiblichen Art des Pinkelns gezeigt. Wir erwischten ihn dabei, wie er ins Waschbecken pißte" (Schnack und Neutzling 1990, S. 39 ff).

Aus dem bisher Beschriebenen sowie der Beobachtung kleiner Kinder und auch Erwachsener geht hervor, daß die Genitalien mit ihrer urethralen Funktion eine Quelle des Interesses, der Freude, aber auch der Angst, des Ärgers und des Neides sein können. Die positive Integration mit einer entsprechenden stabilen Kerngeschlechtsidentität hängt wesentlich von der liebevollen Widerspiegelung durch die Elternfiguren ab, z. B. bei der Körperpflege und später der Sauberkeitserziehung. Aufgrund der noch fehlenden zentralen Kontrolle können z. B. neugeborene Jungen beim Entfernen der Windeln reflektorisch einen hohen Urinstrahl abgeben. Wie enthusiastisch oder erschreckt kann die Mutter oder der Vater darauf reagieren? Welche Folgen hat die Haltung einer Mutter, die – nachdem der kleine Sohn beim Spielen in der Badewanne eine Erektion bekommen hat – ihm mit strenger Miene bedeutet, daß er wohl urinieren müsse! Weiterhin wichtig für die Entwicklung eines stabilen urogenitalen Körper-Selbst sind neben den schon erwähnten Urinierwettkämpfen die Doktorspiele und voyeuristische Aktivitäten, z. B. das Interesse an den Toiletten- und Badegewohnheiten der Eltern (Tyson 1986).

IV. Zur Klinik weiblicher Miktionsstörungen

Die folgende Tabelle 1 gibt einen Überblick psychosomatisch bedingter Miktionsstörungen der Frau.

Tabelle 1. Psychosomatische Miktionsstörungen der Frau

Harnverhaltung
Harninkontinenz
Enuresis (diurna u. nocturna)
Reizblase
chronische Blasenentzündung (Urethrozystitis)

Bei der *Harnverhaltung* handelt es sich um ein vom Willen nicht steuerbares Zurückbleiben von Urin in der Blase. Einen guten Literaturüberblick zu den psychosomatischen Aspekten der Harnverhaltung bei Frauen liefert Mester (1975). Margolin (1965) diskutiert die im amerikanischen Schrifttum bis 1965 erschienenen Arbeiten.

Für historisch bedeutsam halte ich die Untersuchung von Larson et al. (1963), der erstmals an einer größeren Anzahl von Frauen (N = 37) mit einer nicht organbedingten Harnverhaltung den psychosomatischen Charakter dieses urologischen Krankheitsbildes in den Vordergrund stellte. Obwohl Larson bei den meisten der 37 untersuchten Frauen eine auslösende Konfliktsituation finden konnte, wurde nur bei vier der Betroffenen primär an eine seelische Ursache gedacht. Bei den auslösenden Konfliktsituationen handelt es sich neben gynäkologischen Operationen oder Krankheiten um Ehekonflikte oder Enttäuschungen in der Liebe. Nur 35 % der Frauen mit Harnverhaltung gaben spontan auch andere bestehende psychopathologische Symptome z. B. Nervosität oder Stimmenhören an. Viele der Frauen litten zusätzlich an Lumbago, Kopfschmerzen und gastrointestinalen Beschwerden. Die Krankengeschichte von Frauen mit Harnverhaltung ähnelt übrigens – wie nachfolgend gezeigt wird – der von Frauen mit Harninkontinenz.

Die Persönlichkeitsstruktur von Frauen mit Harnretention ist heterogen. Entsprechend den Angaben in der Fachliteratur überwiegen nach eigenen Erfahrungen strukturell ich-defizitäre Frauen, die gleichzeitig eine Körperselbststörung aufweisen. Von Allen (1972) stammt die treffende Formulierung, daß es sich bei der Harnverhaltung um ein aktiv-aggressives Verweigerungsphänomen, sozusagen eine Trotzreaktion auf eigene Hilflosigkeit oder Sich-ausgeliefert-fühlen handelt. Die dazugehörigen abgewehrten Affekte sind Scham und Wut. Scham ist dabei als die Signalangst vor dem Offenbarwerden der eigenen Kleinheit zu verstehen.

Der ungewollte *Urinabgang (Harninkontinenz)* ist ebenso wie die Harnverhaltung ein frauenspezifisches urologisches Symptom. Es kann die Schwere eines eigenen Krankheitsbildes annehmen und sogar Anlaß für eine Berentung werden.

Nach dem Vorschlag der International Continence Society (ICS) werden vier Formen der Harninkontinenz unterschieden. Bei der zweiten, der Drang-(Urge-)-Inkontinenz (unwillkürlicher Harnabgang, der von imperativem Harndrang, Pollakisurie und gelegentlicher Nykturie begleitet sein kann), wird u. a. auch eine psychosomatische Ätiopathogenese angenommen. Der Blasenverschlußmechanismus ist intakt, der unfreiwillige Urinabgang ist Folge einer unwillkürlichen Detrusorkontraktion. Bis auf wenige Ausnahmen (Bitzer und Richter 1989 und Demyttenaere et al. 1991) fehlen systematische Untersuchungen von psychosomatischer Seite, obwohl in der älteren Literatur (Barinbaum 1932) eindeutige Hinweise auf seelische Einflüsse vorliegen. Lange und Höfling berichten in diesem Band über ihre klinischen Erfahrungen mit der psychogenen Harninkontinenz im Rahmen einer urodynamisch orientierten gynäkologischen Praxis. Anhand der in der Literatur berichteten Fallbeispiele und den eigenen klinischen Erfahrungen halten wir die Drang-Inkontinenz in den meisten Fällen für die Somatisierung einer verleugneten Depression. Im Mittelpunkt der seelischen Störung stehen Behinderungen der prägenitalen Bedürfnisse. Diese Frauen sind schon in der frühen Kindheit (vor dem 5. und 6. Lebensjahr) in ihren Bedürfnissen nach Sicherheit, Geborgenheit, Anerkennung und Berücksichtigung der kindlichen Triebwünsche zu kurz gekommen. Aufgrund ihrer Ich-schwachen Persönlichkeit können sie dann diese Bedürfnisse als Erwachsene nicht adäquat artikulieren, vielmehr drücken sie ihre Unzufriedenheit und Enttäuschung in körperlichen Symptomen aus. Häufig bekommt die Harninkontinenz auch einen sekundären Krankheitsgewinn, weil mit ihr der sexuelle Kontakt vermieden werden kann. Das Vermeiden der Sexualität muß dann vor dem

Hintergrund einer belasteten Partnerschaft oder eines gestörten sexuellen Erlebens bzw. Körpergefühls der Frau gesehen werden.

Die Therapie der Harninkontinenz ist für den behandelnden Arzt eine große Herausforderung. Für die meisten Frauen bedeutet die analytische, d. h. konfliktaufdeckende Psychotherapie eine Überforderung. Erfolgversprechender dagegen ist die symptomatische Therapie. Dabei zeitigen die kleine Psychotherapie, übende Verfahren (Bio-Feedback, autogenes Training, Hypnose) sowie spezifische Medikamente (Anticholinergika) wechselnde Erfolge. Durch das Blasentraining kann der Teufelskreis: Angst vor Inkontinenz – früher Harndrang – häufige Miktion – reduzierte Blasenkapazität – mit dem Ziel durchbrochen werden, die Miktionsintervalle schrittweise auszudehnen.

Auf die Psychosomatik der *Reizblase* und *chronischen Blasenentzündung* bin ich an anderer Stelle eingegangen (Günthert und Diederichs 1990, Diederichs 1991, Veltkamp u. Diederichs in diesem Band). An dieser Stelle soll nur hervorgehoben werden, daß die Reizblasensymptomatik, bei der ständiger Harndrang im Vordergrund der Symptome steht, zu den häufigsten psychosomatisch bedingten urologischen Beschwerdebildern der Frau gehört. Die pathophysiologische Grundlage ist eine Dyssynergie des Blasenschließmuskels und des Blasenmuskels (M. detrusor vesicae). Folgende Varianten der Reizblasensymptomatik sind zu beobachten: Einige Patientinnen klagen über einen dauernden, manchmal unerträglichen Drang zu urinieren, wobei nur kleine Urinmengen ausgeschieden werden. Häufiger dagegen erleben betroffene Frauen einen verstärkten Harndrang nur in bestimmten Auslösesituationen, die klaustro- oder agoraphobischen Charakter besitzen. Aus diesem Grund sind längere Omnibusreisen, Theater-, Konzert- und Kinobesuche nicht möglich. Die meisten der betroffenen Frauen nehmen ihre Reizblasensymptome nur im Wachzustand wahr. In der Regel sind sie kontinent, obwohl einige vorsorglich eine Vorlage tragen.

Natürlich stellen Frauen mit Reizblasensymptomatik – analog zu anderen psychosomatisch bedingten Erkrankungen – keine homogene Gruppe hinsichtlich Charakterstruktur, Psychodynamik und Ätiopathogenese dar. Es deuten sich vielmehr drei Untergruppen an:

1. Bei der einen kann die Reizblasen-Symptomatik als Korrelat einer verdeckten Sexual- bzw. Hingabestörung verstanden werden. Durch eine sorgfältige Sexualanamnese und genaue Beobachtung des zeitlichen Zusammenhangs beim Auftreten urologischer Symptome läßt sich dieser pathogenetische Mechanismus oft rekonstruieren.
2. Bei einer anderen Untergruppe von Frauen mit Reizblasen-Symptomatik besteht dagegen der klinische Eindruck, daß ihre Beschwerden als Äquivalent für phobische Ängste, z. B. im Zusammenhang mit einer expansiven Versuchungssituation zu verstehen sind. Diese Frauen berichten, daß sie ihre Wohnung nur noch in der Richtung verlassen können, in der sie eine Toilette finden. Ihr charakteristischer Ausspruch lautet: „Ich kenne alle Toiletten dieser Stadt."
3. Die dritte Gruppe grenzt sich durch eine ausgeprägte permanente Schmerzsymptomatik von Entzündungscharakter ab, weshalb bei diesen Patientinnen, trotz des typischerweise normalen Urinbefundes, immer wieder eine Blasenentzündung angenommen wird und deshalb antibakterielle Behandlungsversuche keine

Seltenheit sind. Im Gegensatz zur Symptomatik der anderen Reizblasen-Patientinnen können diese Beschwerden zu Schlafstörungen führen. Darüber hinaus können viele der betroffenen Frauen nicht nur den Beginn oder eine Intensivierung ihrer Symptome mit Konfliktsituationen in Zusammenhang bringen, sondern auch die Schmerzlokalisation, meist am Übergang von der Harnröhre zur Scheide, genau beschreiben. Nach unserer Erfahrung (Diederichs 1983) wird hier mit dem urologischen Symptom eine durch narzißtische Kränkung, insbesondere im Beziehungsbereich entstandene Enttäuschungswut abgewehrt.

Molinski (in diesem Band) versucht aufgrund seiner klinischen Erfahrung ein „urethral-erotisches Syndrom" herauszuarbeiten.

Auf die therapeutischen Aspekte weiblicher Miktionsstörungen wird die Arbeit von Bitzer (in diesem Band) eingehen.

Abschließend möchte ich daran erinnern, daß psychosomatische Symptome nicht nur destruktiv sind sondern auch ein Schutz für das gefährdete Körper-Selbst. Das erklärt die Therapieresistenz vieler psychosomatischer Symptome. Indem man sich die Schutzfunktion dieser Symptome für das gefährdete Selbst der psychosomatisch erkrankten Patientinnen bewußt macht, wird sich der Gynäkologe weniger unter Druck setzen lassen, die Symptome sofort zu beseitigen. Dadurch wird er sich weniger zu invasiven, diagnostischen und therapeutischen Maßnahmen verleiten lassen, die auf der unbewußten Ebene die körperliche Integrität dieser Frauen erneut verletzt.

Literatur

Allen TD (1972) Psychogenic urinary retention. Sth Med. J 65: 302–304

Barinbaum M (1932) Zur Inkontinenz der weiblichen Harnblase. Zentralbl Psychother V: 9–12

Benjamin J (1990) Die Fesseln der Liebe. Stroemfeld/Roter Stern, Basel Frankfurt a.M.

Bertin C (1989) Die letzte Bonaparte. Kore, Freiburg/i.Br.

Bitzer J, Richter D (1989) Zur Psychosomatik von Miktionsstörungen. Gynäkologe 22: 77–82

Christoffel H (1944) Trieb und Kultur. Schwabe u. Co., Basel

Demyttenaere K, et al. (1991) Body image and sexuality in urinary incontinence. In: Richter D, Bitzer J (Eds.) Advanced Research in Psychosomatic Obstetrics and Gynaecology. Springer, Berlin Heidelberg New York

Diederichs P (1983) Zur Psychosomatik der Miktionsstörungen: Psychometrische, psychopathologische und psychodynamische Untersuchungen an Patienten mit psychosomatischen Störungen des Urogenitaltrakts. Habilitationsschrift Berlin

Diederichs P (1986) Sexualität und Miktionsstörung. Gynäkologe 19: 37–41

Diederichs P (1991) Recurrent cystitis – New psychosomatic aspects. In: Nijs P, Leysen B, Richter D (Eds.) Advanced Research in Psychosomatic Obstetrics and Gynaecology. Uitgrverij Peeters Leuven

Erikson EH (1968) Jugend und Krise. Klett-Cotta, Stuttgart 1980

Fast I (1991) Von der Einheit zur Differenz. Psychoanalyse der Geschlechtsidentität. Springer, Berlin-Heidelberg

Freud S (1905) Drei Abhandlungen zur Sexualtheorie. GW Bd V Imago London 1942

Friedman RM, Lerner L (Hrsg) (1991) Zur Psychoanalyse des Mannes, Springer, Berlin Heidelberg

Grunert J (Hrsg) (1977) Körperbild und Selbstverständnis. Kindler, München

Günthert EA, Diederichs P (1990) Psychosomatische Aspekte in der Urologie. In: Th v Uexküll (Hrsg) Psychosomatische Medizin. Urban Schwarzenberg, München Wien Baltimore

Horney K (1926) Die Psychologie der Frau. Fischer, Frankfurt a.M. 1984

Kestenberg JS (1988) Der komplexe Charakter weiblicher Identität Psyche 42: 349–364
Kohut H (1979) Die Heilung des Selbst. Suhrkamp, Frankfurt a. M.
Larson JW, et al (1963) Psychogenic urinary retention in women. JAMA 184: 697–700
Lichtenberg JD (1991) Psychoanalyse und Säuglingsforschung. Springer, Berlin Heidelberg
Margolin GJ (1965) A review of literature on psychogenic urinary retention. J Urol 94: 257–268
Marquez GG (1991) Die Liebe in den Zeiten der Cholera. DTV München
Mester H (1975) Die chronifizierte psychogene Harnverhaltung. Z. Psychosom. Med. 21: 314–344
Mertens W (1992) Entwicklung der Psychosexualität und der Geschlechtsidentität, Bd I und II, Kohlhammer, Stuttgart-Berlin-Köln
Müller-Braunschweig H (1986) Psychoanalyse und Körper. In: E. Brähler (Hrsg) Körpererleben. Springer, Berlin Heidelberg
Rohde-Dachser Ch (1991) Expedition in den dunklen Kontinent. Springer, Berlin Heidelberg
Roiphe H, Galenson E (1981) Infantile origins of sexual identity. Int. UNIV Press, New York
Sadger J (1910) Über Urethralerotik. Jahrbuch Psychoanal Psychopatholog. Forsch. II: 409–450
Schnack D, Neutzling R (1990) Kleine Helden in Not. Jungen auf der Suche nach Männlichkeit. Rowohlt Taschenbuch Reinbek
Tyson Ph (1991) Männliche Geschlechtsidentität und ihre Wurzeln in der frühkindlichen Entwicklung. In: Friedman RM, Lerner L (Hrsg) Zur Psychoanalyse des Mannes, Springer, Heidelberg Berlin

Entstehung und Spätfolgen der Blasendysfunktion im Kindesalter

D. Anders, K. Gahlen, H. Hess und V. Klingmüller

Am 23. 12. 1979 erschien in der nephrologischen Ambulanz ein 12jähriges Mädchen mit anbehandelter Harnwegsinfektion zur weiteren Diagnostik. Die Eltern waren in Sorge wegen eines Kreatinin-Wertes von 1,4 mg/dl im Serum und der Auskunft des überweisenden Arztes, es bahne sich ein Nierenversagen an. In den Monaten davor hatte die Leistungsfähigkeit des Mädchens in der Schule drastisch nachgelassen, und sie wirkte allgemein lustlos und müde. Frühere Episoden von nächtlichem Einnässen hatte man nicht sonderlich beachtet, zumal die Symptomatik sich auch wieder legte. Sonst ergab sich aus der Anamnese kein Hinweis auf eine frühere Harnwegserkrankung.

Die Patientin war altersgemäß entwickelt, mit ersten Zeichen der Pubertät und wirkte objektiv völlig unbeeinträchtigt. Für eine neurologische Störung bot sie keinen Anhalt. Die körperliche Untersuchung ergab als einzig auffallenden Befund, daß die Harnblase in Nabelhöhe stand, obwohl die Patientin eben erst die Toilette verlassen und ein Glas „Mittelstrahlurin" im Vorzimmer abgegeben hatte. Der Aufforderung, die Toilette nochmals aufzusuchen und die Blase vollends zu entleeren, folgte sie etwas verwundert, aber bereitwillig. Als sie zurückkam, war der abdominelle Tastbefund praktisch unverändert. Im Ultraschall-Bild wurde die Blasenfüllung auf 400 ml geschätzt, und dahinter zeigte sich eine massive Stauung beider Ureteren und Nierenbecken mit bedenklicher Verschmälerung des Parenchymsaums.

Die Patientin willigte ein, sich bei weiteren Miktionsversuchen beobachten zu lassen: Sie preßte mit aller Kraft, wobei das Geräusch eines scharfen Harnstrahls entstand, bis sie mit hochrotem Kopf absetzen mußte, um für die nächste Bauchpresse Luft zu holen, als handele es sich um harten Stuhlgang oder eine Geburt in der Austreibungsphase. Dies wiederholte sich mehrmals, bis das Mädchen erschöpft wirkte, und die Aktion abgebrochen wurde.

Nun fühlte sich die Blase an wie ein Uterus im fünften Monat. Durch einen einfachen Blasenkatheter, der sich ohne tastbares Hindernis einführen ließ, entleerte sich langsam ein Restharnvolumen von 300 ml.

Am nächsten Tag wurde die Untersuchung mit anderen Mitteln fortgesetzt. Denn wir waren auf eigene Blasenfunktions-Diagnostik bei Kindern eingestellt, verfügten über die Uroflowmetrie und hatten erste Erfahrungen damit gesammelt. Jetzt war (a) klar, wozu wir sie wirklich brauchten, aber auch (b), was amerikanische Urologen mit dem irritierenden Begriff „non-neurogenic neurogenic bladder" meinten (Hinman, Allen): die Imitation der echten neuropathischen Blase durch neurologisch gesunde Kinder. Genau dies war das Krankheitsbild der 12jährigen Patientin, die daraufhin zum Schlüsselfall für unsere weitere Arbeit und ein grundsätzliches Umdenken auf dem Sektor der funktionellen Kinderurologie wurde.

In der Ausscheidungsurografie stellten sich beide Nieren nur ganz flau dar. Bei Harndrang folgte die Uroflowmetrie und ergab ein schwer gestörtes Kurvenbild. Sonografisch zeigte sich wieder das große Restharnvolumen und bei der Miktions-Zystourografie das Vollbild einer Balkenblase mit massivem doppelseitigem Reflux.

Nach zystoskopischem Ausschluß einer – wie auch immer gearteten – organischen Obstruktion wurde in der gleichen Narkose zur akuten Entlastung der Harnwege eine suprapubische Drainage gelegt, die die Patientin merkwürdigerweise als große Erleichterung empfand, da ihr der Auffangbeutel lieber war als das Sitzen auf der Toilette. Die eigentliche Therapie aber, auf die der Psychologe D. Bölter verfiel, war ganz anderer Art. Er schlug vor, die gefüllte Blase als schwangeren Uterus zu betrachten und ihrem Inhalt mit einer Kombination von autogenem Training und Entspannungsübungen nach Read zu einer „schmerzfreien Geburt" zu verhelfen. Die Patientin war kooperativ und ließ sich mit überraschend gutem Erfolg auf dieses Programm ein. Anfangs wurde das Miktionstraining durch suprapubische Füllungen intensiviert; später verwendete die Patientin zuhause eine Audio-Kassette mit dem Übungsprogramm, um sich vor jeder Miktion (Empfehlung: alle drei Stunden) in einen entspannten Zustand zu versetzen. Die Miktion normalisierte sich, und nach 8 Monaten war der vesiko-ureterale Reflux auf einer Seite ganz verschwunden, auf der anderen wesentlich gebessert. Weitere Infektionen traten nicht mehr auf. Heute besteht im Alter von 25 Jahren ein behandlungsbedürftiger labiler Hypertonus bei Serum-Kreatinin-Werten um 1,2 mg/dl.

Mit dieser Fallbeobachtung und dem ungewöhnlichen Therapieverlauf war im Prinzip der Beweis erbracht, daß es in der Kindheit, bzw. auch an der Grenze zum Erwachsenenalter reversible Miktionsstörungen gibt, die die Nierenfunktion gefährden. Daran schlossen sich zwei grundsätzliche Überlegungen an: 1. Handelte es sich hier um die Rarität eines Einzelfalls oder um die „Spitze eines Eisberges", dessen größerer Anteil noch unter Wasser lag? Das letztere war der Fall. Wir stellten die Diagnostik um (s. u.) und wurden fündig. Kinderurologische Problemfälle gab es genug in der Ambulanz. 2. War das Krankheitsbild kausal-pathogenetisch zu verstehen und aus diesem Verständnis ein Grundkonzept abzuleiten, das mehr besagt als „nicht-neurogene neurogene Blase"? Das konnte die Lösung der komplexen Probleme zahlreicher Mädchen mit Harnwegsinfektion und vesiko-ureteralem Reflux sein.

Das Reflux-Problem

Unter den Faktoren, die in der Kindheit zur Entstehung bleibender Nierenschäden beitragen, spielt der vesiko-ureterale Reflux eine besondere Rolle und hat große klinische Bedeutung erlangt. Diese veranschlagen manche Autoren so hoch, daß sie von der Reflux-Nephropathie als einem eigenständigen Krankheitsbild sprechen. Das ist unseres Erachtens nicht gerechtfertigt; sondern es kommt auf zusätzliche Bedingungen und auf das funktionelle Verständnis an.

Zunächst versteht man unter diesem Reflux nur das radiologisch nachweisbare Phänomen, daß Blaseninhalt (diagnostisch: Kontrastmittel) in den Ureter oder bis zum Nierenbecken hochsteigt. Befindet sich infizierter Urin in der Blase, wird die Keimaszension wesentlich beschleunigt. Nach der Miktion dauert es eine oder mehrere Minuten, bis das Reflux-Volumen wieder abfließt. So entsteht Pendelurin, der dazu führt, daß die Blase nie völlig leer ist, und daß eine einmal vorhandene Infektion persistiert. Dieser Umstand bedeutet aber nicht, daß der Reflux auch als Mechanismus für den Eintritt der Infektion in Frage kommt.

Der Reflux wird in fünf Schweregrade eingeteilt. Er kommt (sekundär) als Folge von Anlage-Anomalien der Uretermündung vor (Doppelbildung, Divertikel u. a.). Er kommt wesentlich häufiger „primär", d. h. ohne eine solche Anomalie vor. In diesen Fällen wird ursächlich eine Hypoplasie oder Dysplasie des Ostiums mit Verkürzung der intramuralen Ureterstrecke angenommen. Diagnostik und Therapie sind auf die Morphologie und Position des refluxiven Ostiums bzw. auf seine operative Korrektur gerichtet.

Diese anatomisch begründete, aber mechanistisch wirkende Sicht des Reflux-problems ist historisch zu verstehen, trifft auch auf einen Teil der Patienten zu. Im klinischen Umgang mit anderen traten aber immer wieder merkwürdige Unstimmigkeiten auf. So kam es vor, daß bei doppel-seitigem Reflux zunächst die eine Seite korrigiert wurde, und bei der Nachuntersuchung der Reflux auch auf der anderen Seite behoben war. Umgekehrt konnte nach Korrektur eines einseitigen Refluxes auf der Gegenseite plötzlich ein neuer Reflux entstehen. Manche Operateure bezeichneten diese Verhältnisse als unberechenbar. Im Grunde waren sie aber nur der klinische Beleg dafür, daß das Blasen-Trigonum als funktionelle Einheit zu verstehen und auch insofern ernst zu nehmen ist, als Eingriffe an einer Ecke funktionelle Rückwirkungen auf die andere haben können. In besonderem Maße gilt dies für Rückwirkungen vom Blasenhals auf die Ureterostien, wenn eine anatomische Obstruktion oder ein neurologisch bedingter Sphinkterspasmus zum Reflux führt. Warum sollte dies nicht auch auf andere Formen des hyperaktiven Sphinkters zutreffen?

Klinische Hinweise auf solche Zusammenhänge zwischen Störungen der Blasenfunktion und der Reflux-Genese wurden zunehmend mitgeteilt: Bei regelmäßiger Blasenentleerung entwickelte sich der Reflux zurück (Leiter 1975). Nach gelungener Reflux-Operation blieb eine Reinfektions-Quote von 21 % (Willscher et al. 1976). Umgekehrt führte eine konsequente Reinfektions-Prophylaxe auch ohne Operation zum Verschwinden des Refluxes (Edwards et al. 1977). In diesen Serien ist meist von „Kindern" die Rede, obwohl die Problematik ganz überwiegend Mädchen betrifft (Anders 1984). Daß der Reflux bei diesen viermal häufiger vorkommt als bei Knaben, wird im allgemeinen mit einer embryologisch bedingten Trigonum-Hypoplasie begründet.

Am entschiedensten vertrat Allen (1979) das Konzept der Reflux-Entstehung durch Blasen-Dysfunktion. Dieser Meinung sind auch einige Pädiater, soweit sie sich mit Urodynamik befaßt haben (Taylor et al. 1982). Allen (1980) hebt hervor, daß die Reflux-Diagnose meist im gleichen Alter gestellt wird, in das auch der Häufigkeitsgipfel der Harnwegsinfektion fällt: im 3. und 4. Lebensjahr. Da aber der Reflux nach dem oben Gesagten den Eintritt der Infektion nicht erklären kann, ist eher anzunehmen, daß beide die gleiche Ursache haben: nämlich eine entwicklungsbedingte funktionelle Blasenentleerungsstörung.

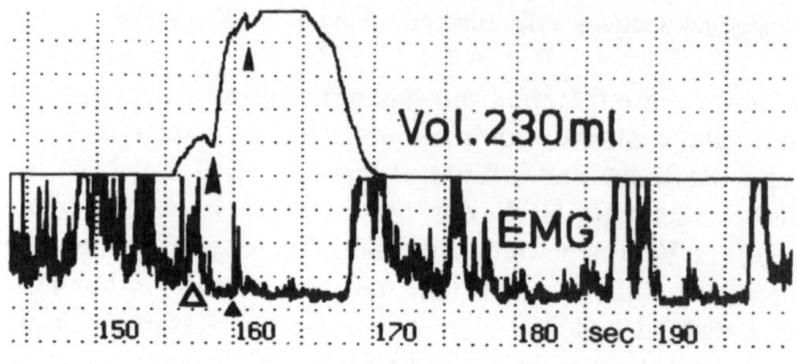

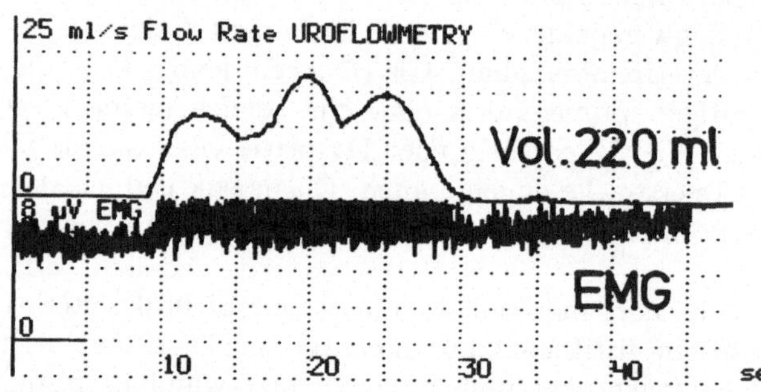

Abb. 1. Synerge und dyssynerge Miktion. Synergie (*oben*) liegt vor, wenn der Harnfluß mit Nachlassen der Sphinkter-Aktivität einsetzt. Dyssynergie (*unten*) besteht dagegen, wenn diese Sphinkter-Relaxation ausbleibt, und die Miktion (mit erhöhtem Druck) gegen den Widerstand der aktivierten Sphinktermuskulatur erfolgt. Dieses widersinnige Kräftespiel ist indirekt an der deformierten Flußkurve zu erkennen

Entwicklung und Fehlentwicklung der Blasenfunktion im Kindesalter

Die frühe Kindheit, d. h. der Zeitraum zwischen Säuglings- und Schulalter, ist für die Entwicklung der Blasenfunktion ein kritisches Stadium. In dieser Zeit gehen die Kinder – je nach den Lebensumständen mehr oder weniger harmonisch – von der reflektorischen (und somit unkomplizierten) infantilen Miktion zu der willentlich gesteuerten reifen Miktion vom Erwachsenen-Typ über. Deren Merkmal ist eine zuverlässige Synergie von Detrusor- und Sphinkter-Muskulatur.

Mißlingt der Übergang zur Koordination dieser beiden Antagonisten, weil Reifungs- und Lernprozesse nicht aufeinander abgestimmt sind oder durch emotionale Störungen überlagert werden, ist oft eine Blasendysfunktion die Folge, die im urologischen Sprachgebrauch als persistierende infantile Blase oder Detrusor-Sphinkter-Dyssynergie bezeichnet wird (Madersbacher 1979). Damit ist gemeint, daß die Miktion gegen den unwillkürlichen Widerstand des (sonst willkürlich innervierten) äußeren Sphinkters erfolgt (Abb. 1). Diese Fehlsteuerung kann unter Umständen verheerende Auswirkungen auf den oberen Harntrakt haben, und zwar nach dem Grundsatz: Je jünger das Kind, desto vulnerabler das Organsystem.

Wird nämlich der gesteigerte Sphinktertonus zur Gewohnheit (habituelle Harnretention, Anders et al. 1984, Günthert und Diederichs 1990; vergleichbar und oft assoziiert mit der Obstipation in diesem Alter; s. Abb. 2), reagiert der Detrusor entweder mit kompensatorischer Hypertrophie und zieht entsprechende Folgeerscheinungen nach sich (Balkenblase, vesiko-ureteraler Reflux, Harnstauungsniere usw.; Allen 1979, 1980), oder er dekompensiert allmählich bis zu höheren Graden einer chronischen Blasendistension (Abb. 3) mit organischen Folgen: Megazystis, intramurale Minderdurchblutung (Mehrotra 1953), Verlust der Sensorik (Motzkin

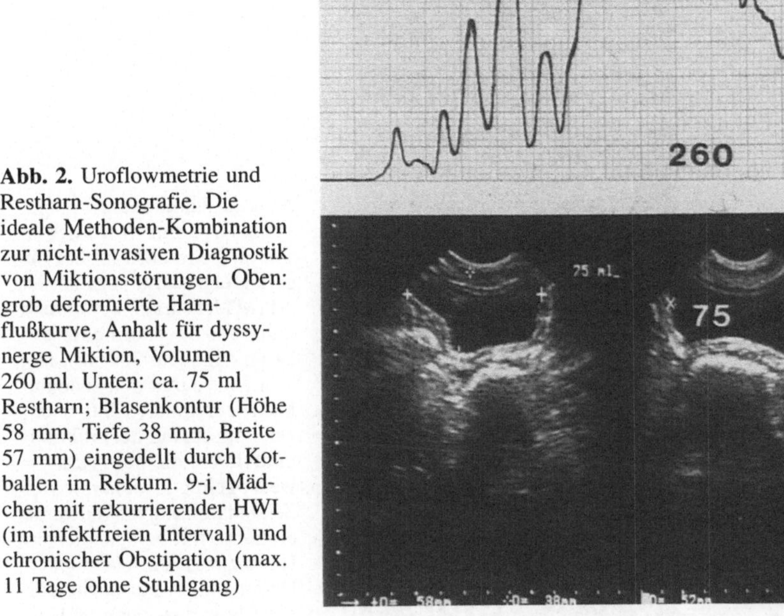

Abb. 2. Uroflowmetrie und Restharn-Sonografie. Die ideale Methoden-Kombination zur nicht-invasiven Diagnostik von Miktionsstörungen. Oben: grob deformierte Harnflußkurve, Anhalt für dyssynerge Miktion, Volumen 260 ml. Unten: ca. 75 ml Restharn; Blasenkontur (Höhe 58 mm, Tiefe 38 mm, Breite 57 mm) eingedellt durch Kotballen im Rektum. 9-j. Mädchen mit rekurrierender HWI (im infektfreien Intervall) und chronischer Obstipation (max. 11 Tage ohne Stuhlgang)

1968), Schädigung der lokalen Abwehr (Perlow et al. 1981, Balish et al. 1982), schließlich entzündliche und fibrotische Umwandlung der Blasenwand als potentiell irreversiblem Dauerzustand.

Relativ neu ist die Erkenntnis, daß beide Blasentypen, im Prinzip als kontrakte bzw. schlaffe Blase bei Rückenmarksläsionen bekannt, auch bei neurologisch gesunden Kindern (Hinman und Baumann 1973), also auf rein funktioneller Basis, in sehr unterschiedlichen Schweregraden vorkommen (Hinman 1986). Bis zu dieser Erkenntnis war eine jahrzehntelange Entwicklung nötig, vor allem auf dem Gebiet der Urodynamik (Maizels 1982). Früher hat man in vielen Fällen Operationsindikationen gesehen (dilatierende Eingriffe an der Urethra, Antirefluxplastik), und der Prozeß des Umdenkens ist noch in vollem Gange.

Da es aber auch nicht genügt, die gestörte Miktion in urodynamischen Meßgrößen zu beschreiben, muß die Ursachenforschung neue Wege gehen und die kausalen Faktoren klären, die Kinder im kritischen Entwicklungsstadium davon abhalten, ihre Blase regelmäßig zu entleeren. Für Unregelmäßigkeiten gibt es äußere und innere (Anders et al. 1984), triviale und komplexe, familiendynamisch und tiefenpsychologisch (Campbell 1970) faßbare Gründe in beliebiger Kombination, die nur erkennt, wer die Subjektivität des Patienten berücksichtigt und auf dessen individuelles Miktionsverhalten eingeht.

Diesem Grundsatz sind wir im Umgang mit den Kindern der pädiatrischen Nierenambulanz gefolgt, wann immer eine Funktionsstörung der unteren Harnwege zu erkennen oder zu vermuten war.

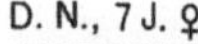

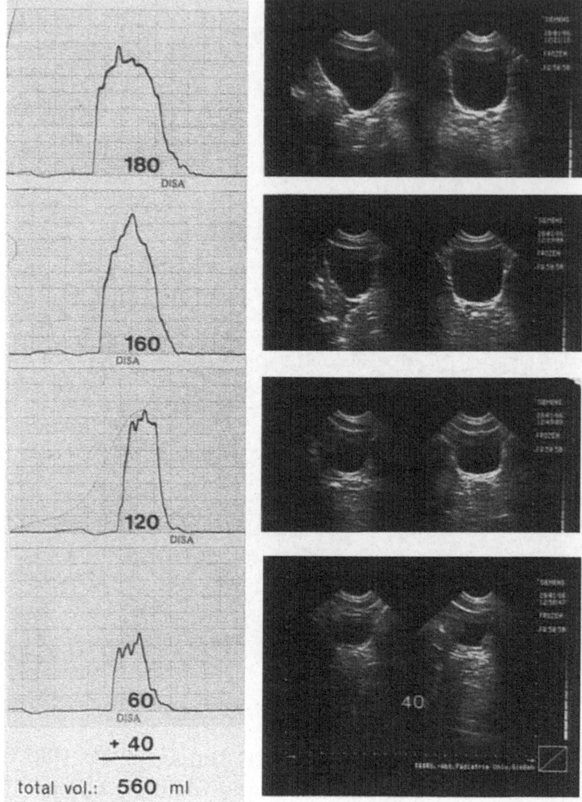

Abb. 3. Funktionelles Megazystis-Syndrom. Nach der ersten Miktion (180 ml bei imperativem Harndrang) hat das 7-j. Mädchen keine Wahrnehmung für die enorme Restharnmenge (ca. 380 ml), läßt sich aber durch den sonografischen Befund (rechts oben) zur Fortsetzung der Miktion motivieren, die nur schrittweise gelingt. *Anamnese:* Sekundäre Enuresis nocturna et diurna mit gelegentlicher HWI. *Diagnose:* Habituelle Harnretention mit hochgradiger Blasendistension und sekundärer Detrusorschwäche. *Blasenkapazität* 560 ml (Altersnorm: ca. 270 ml; Berger et al. 1983)

Diagnostisches Vorgehen

Nicht jedes dieser Kinder benötigt eine invasiv-urologische Diagnostik. Deshalb haben wir einen vereinfachten urodynamischen Ansatz entwickelt (Abb. 2), der sich aus Uroflowmetrie (Griffiths und Scholtmeijer 1984), Restharn-Sonografie (Braun und Hofmann 1985) und einer detaillierten Miktionsanamnese (Abb. 4) zusammensetzt. Der bewußte Verzicht auf invasive Maßnahmen („hands off approach", Maizels 1982) hat gegenüber der kompletten urodynamischen Diagnostik unschätzbare Vorteile:

1. Die auf Meßplätzen unvermeidlichen Artefakte (Ramsden et al. 1977) entfallen ebenso wie neue, rein technologisch geprägte Krankheitsbegriffe, etwa der der „ungehemmten Detrusorkontraktion", die Stamey, ein Altmeister der Urodynamik, mit den Worten kritisierte: „…uninhibited bladder contractions are not an abnormal finding in the totally normal individual. Results obviously relate to having a needle in your anus, a catheter in your bladder, and a balloon in your rectum."
2. Mit dem vereinfachten diagnostischen Ansatz (Abb. 2, 3) können alle in Frage kommenden Patienten ohne spezielle Vorauswahl und auch zur Verlaufsbeob-

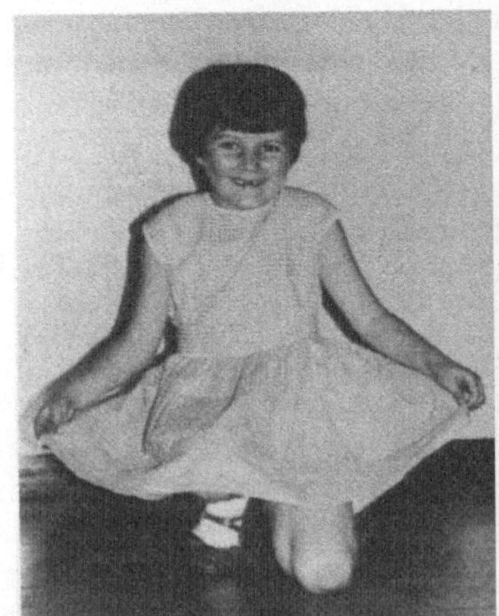
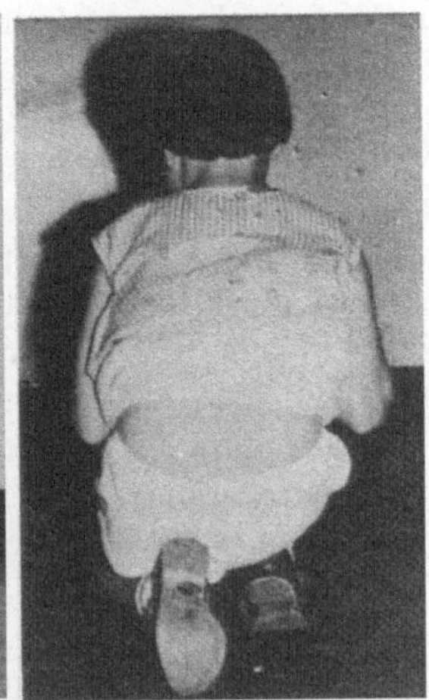
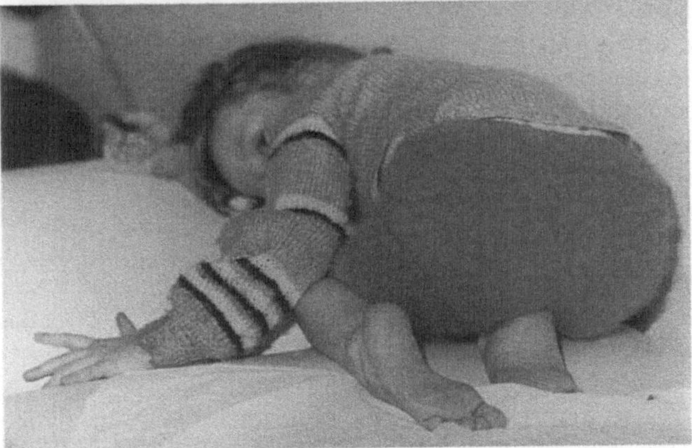
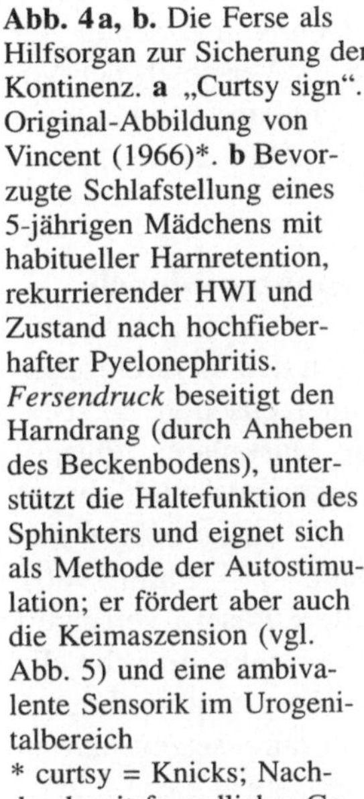

Abb. 4a, b. Die Ferse als Hilfsorgan zur Sicherung der Kontinenz. **a** „Curtsy sign". Original-Abbildung von Vincent (1966)*. **b** Bevorzugte Schlafstellung eines 5-jährigen Mädchens mit habitueller Harnretention, rekurrierender HWI und Zustand nach hochfieberhafter Pyelonephritis. *Fersendruck* beseitigt den Harndrang (durch Anheben des Beckenbodens), unterstützt die Haltefunktion des Sphinkters und eignet sich als Methode der Autostimulation; er fördert aber auch die Keimaszension (vgl. Abb. 5) und eine ambivalente Sensorik im Urogenitalbereich
* curtsy = Knicks; Nachdruck mit freundlicher Genehmigung des Verlages

achtung beliebig oft untersucht werden. Sogar gesunden Kindern kann diese Diagnostik angeboten werden (Kontroll-Serie).
3. Die wichtigsten funktionellen Zusammenhänge können bereits im Vorfeld weiterführender Untersuchungen – d. h. ohne zusätzliche Angst zu erzeugen – geklärt und entsprechende Schritte zu einer kausalen Therapie eingeleitet werden (kognitives Training, Biofeedback-Methoden, Stuhlregulierung, Änderung des Trink- und Miktionsverhaltens).

Das eigentliche Spezifikum unseres Vorgehens besteht aber – wie sich nach Jahren im Vergleich mit anderen Untersuchern immer deutlicher zeigt – in der auf den jeweiligen Patienten abgestimmten Zeitwahl der Untersuchung. Rein organisatorisch ergab sich von vornherein die Frage, nicht nur wo und wie, sondern auch wann ein Kind die Miktion verrichten sollte, so daß das Ergebnis als repräsentativ für sein übliches Miktionsverhalten gelten kann.

Wichtigste Voraussetzung dafür ist jenes Maß an Harndrang, das auch im Alltag als Signal für den Gang zur Toilette dient. Harndrang ist aber eine äußerst subjektive Größe. Sie hängt nur zum Teil vom aktuellen Füllungszustand der Blase ab. Trinkmenge, Füllungsgeschwindigkeit (= Detrusor-Ruhedehnung), Erwartungsangst, Stimmung überhaupt, Zeitdruck, Müdigkeit, Ablenkung, – alle diese Faktoren spielen eine Rolle. Daher ist die entscheidende Frage: Soll sich der Zeitpunkt der Miktion nach den Bedingungen der Klinik mit ihrem Routine-Betrieb richten, oder kann diese sich – umgekehrt – in einer vernünftigen Form auf das Kind einstellen?

Die hier zu klärenden Fragen waren uns so wichtig, daß wir den zweiten Weg einschlugen. Denn wir brauchten die Blasenfunktions-Diagnostik vorrangig für Problempatienten, etwa mit kompliziertem Therapieverlauf nach Reflux-Operation, und bei diesen vorbelasteten Kindern wollten wir die subjektiven Komponenten der Störung möglichst genau erkennen. Es zeigte sich auch bald im Vergleich der Volumina, daß eine ohne spontanen Harndrang gewonnene Flußkurve nicht aussagekräftig ist – fälschlich normal oder (aus Unsicherheit) fälschlich gestört.

Autonomie und Kontrolle der Blasenfunktion – Ein Instanzen-Modell

Zum Verständnis der gestörten Blasenfunktion ist es wichtig, sich den hierarchischen Aufbau ihrer Steuerung klarzumachen: Die kontraktile Grundeigenschaft der Blasenwand besteht in einer myogenen Rhythmik der glatten Muskulatur. Physiologischerweise verfügen die Detrusorfasern über einen Ruhetonus und zeigen rhythmische Kontraktionen, die weder durch Denervierung des Organs noch durch Ganglienblockade ausgeschaltet werden können (Tang und Ruch 1955; Plum 1960). Diese rhythmische Aktivität kann durch Überdehnung der Muskelfasern verringert und durch Entzündung erhöht werden. Entsprechend steigt bzw. sinkt die Schwelle zur Auslösung des Miktionsreflexes. Der Anschluß an das Nervensystem wird durch zahlreiche autonome Ganglien hergestellt, die die Blasenwand durchsetzen und zu cholinergen Neuronen gehören (Dixon et al. 1983).

Insofern ist die Miktion in erster Instanz ein myogener, in zweiter Instanz ein parasympathisch gesteuerter Vorgang, und diesem übergeordnet folgen der Reihe nach die höheren Zentren auf spinaler, pontiner und kortikaler Ebene. Der Miktionsreflex ist nichts anderes als ein Kontrollmechanismus zum Schutz der Blase gegen Überfüllung bzw. Ruptur. Seine Steuerung durch höhere Zentren muß aber erst im Lauf der kindlichen Entwicklung hergestellt werden, und dies wiederum ist ein Prozeß, der sich aus zwei Komponenten zusammensetzt: Reifung und Lernen.

Reifen müssen die für die Steuerung der Blasenfunktion wichtigen Strukturen des ZNS, und das ist ein biologischer, weitgehend genetisch festgelegter Vorgang. Lernprozesse dagegen hängen von mentaler Bereitschaft und gesellschaftlicher Zielsetzung ab. In der Umgebung von Kindern wird oft der Fehler gemacht, diese beiden Komponenten zu verwechseln und in der Kontinenz-Entwicklung einen reinen Lernvorgang zu sehen – ganz analog der volkstümlichen Meinung, ein Kind habe laufen „gelernt". Beides ist falsch. Denn in diesem Lebensabschnitt hat die Natur (Reifung) Vortritt vor der Kultur (Lernen). Anders ausgedrückt: Wenn das Kind etwas *soll*, was es nicht *kann*, gerät es in Konflikt, und der Konflikt nimmt zu, wenn es auch noch *will*, was es nicht *kann*. Hieraus entwickelt sich oft die Blasen-Dysfunktion als neurotisches Symptom.

Der Lernprozeß sollte dem Reifungsprozeß folgen. Je mehr das Kind im Zuge der Reinlichkeitsgewöhnung die Maßstäbe der Erwachsenenwelt übernimmt und

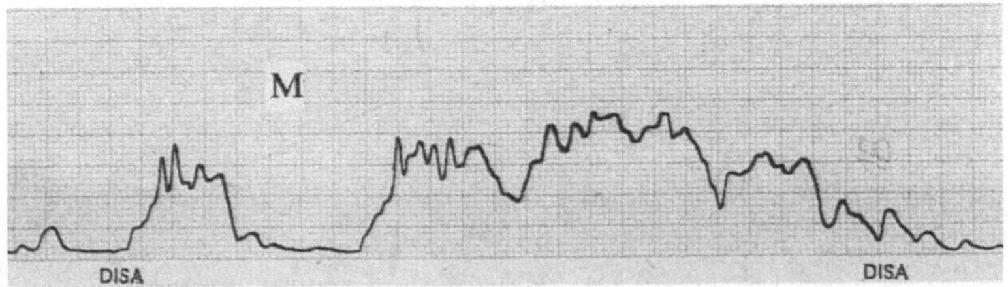

Abb. 5. Autonomie oder Kontrolle? Eine Mutter beobachtet die Uroflowmetrie ihrer Tochter, hört die Pause im Harnfluß und sagt (M): „Aber laß auch alles raus!" Das Kind folgt – aber widerwillig: der Harnfluß ist gedrosselt und schwankt (Anhalt für dyssynerge Miktion)

sich mit dem Rhythmus seiner Blasenentleerung danach richtet, um so weniger liegt die Steuerung der Blasenfunktion noch bei ihm selbst, sondern außerhalb: im Beziehungsgefüge der Umgebung. Dort ist festgelegt, wann und wo die Blasenentleerung stattfinden soll. Als nächst höhere Kontrollinstanz bestimmt im allgemeinen die Mutter die Regeln, die sie aber nicht erfunden, sondern aus der eigenen Erziehung abgeleitet oder von einem anderen Vorbild übernommen hat (vgl. Abb. 5). Ist sie unsicher, fragt sie die eigene Mutter. Benötigt sie aus beruflichen Gründen zu ihrer Entlastung einen Kindergarten, gelten die dortigen Regeln: Kontinenz wird vorausgesetzt. Das ist die Lehrmeinung, und die Kindergärtnerin bestätigt: Um Windeln kann sie sich nicht kümmern. Topf-Training ist überhaupt eine Frage des sozio-kulturellen Stils. In einer DDR-Kinderkrippe galten staatliche Richtlinien, die heute zwar verteufelt werden, aber für manches Kind auch den entlastenden Effekt einer Ritualisierung (Gleichbehandlung in der Gruppe) gehabt haben mögen, während der liberale Westen auch im Miktionsverhalten die frühe Selbstbestimmung vertritt und damit wiederum manches Kind überfordert.

Kurzum: Es ist nicht leicht, im Dschungel der Möglichkeiten den richtigen Weg zur Autonomie zu finden, die jedes Kind zur Steuerung seiner Ausscheidungsfunktionen früher oder später braucht. Die entscheidenden Schritte zur Autonomie-Entwicklung finden im 4. bis 6. Lebensjahr statt: Erweiterung der Sprache zur Dialogfähigkeit (die wie unter Geschäftspartnern bis zu einem Feilschen um das kleine oder große „Geschäft" gehen kann), Geschlechtsidentifikation, Aufgabe des egozentrischen Weltbildes, Beginn der Leistungsmotivation – und es wäre kurzsichtig, die Auswirkung dieser Entwicklungsschritte auf das Miktionsverhalten nicht in Betracht zu ziehen.

Harnretention und Inkontinenz – Ein funktionelles Gegensatzpaar

Im allgemeinen wird erwartet, daß miktionsgestörte Kinder durch Inkontinenz oder häufigen Harndrang auffallen. Geht man bei der Untersuchung eines Patientenkollektivs von dieser Leitsymptomatik aus, findet man ein charakteristisches Überwiegen der Knaben. Weniger auffällig und deshalb auch weniger bekannt ist dagegen die fast geschlechtsspezifische Problematik junger Mädchen: Bei ihnen sind beide Typen der Blasendysfunktion infolge Restharnbildung und Kürze der Urethra mit einem hohen Infektionsrisiko behaftet. Auch neigen Mädchen ohnehin stärker als

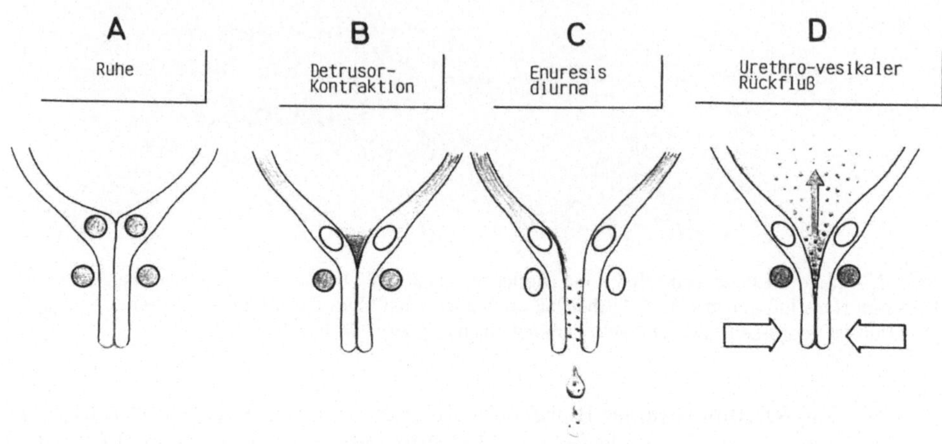

Abb. 6A–D. Modellvorstellung zum Verständnis selbstinduzierter Harnwegsinfektionen und Reinfektionen bei Mädchen mit habitueller Harnretention und Drang-Inkontinenz

Knaben zu retentiven Verhaltensweisen, die in der Hälfte der Fälle Blase und Darm gleichzeitig betreffen (Abb. 2).

Früher postulierte man obskure Lymphbahnen, über die angeblich Pyelonephritis-Erreger aus dem Colon in die Niere gelangten. Derartige Lymphbahnen sind nie gefunden worden. Dennoch ist ein pathogenetischer Zusammenhang zwischen Obstipation und Pyelonephritis nicht zu bestreiten, sondern klinisch gut belegt. Als plausible Erklärung bietet sich an, die (passive) „Obstipation" in diesen Fällen besser als (aktive) Stuhlretention aufzufassen und die habituelle Harnretention als analoge Blasenstörung zu verstehen. Dann ist es gedanklich nur noch ein kleiner Schritt, sich auch die aszendierende Infektion (im Miktionsintervall!) klar zu machen, die bekanntlich von Keimen der Darmflora ausgeht, die die distale Urethra besiedeln (Abb. 6).

Sind also Enuresis bzw. Inkontinenz Leitsymptome der Blasendysfunktion bei Knaben, so sind es Harnretention und rekurrierende Harnwegsinfektion bei Mädchen; daß diese auch unter Kontinenzproblemen leiden, wird oft übersehen oder als Folge der Zystitis fehlgedeutet statt als Hinweis auf ihre Ursache bewertet. Im chronischen Verlauf besteht tatsächlich oft eine undurchsichtige Mischung von Symptomen und Befunden, die eine Trennung von Ursache und Wirkung unmöglich macht, die sich aber – sofern das subjektive Erleben des Patienten in die Überlegung einbezogen wird – als Wechselwirkung auf die einfache Formel bringen läßt: „Wenn die Entleerung der Blase schmerzhaft ist, so hält der Kranke den Harn absichtlich zurück, und wenn er umgekehrt den Urin nicht lassen kann, so besteht schmerzhaftes Drängen" (Noeggerath und Nitschke 1931).

Mütter und Kinder wissen das auch, haben es uns in der Sprechstunde gesagt, und wir haben daraus zunächst die Vorstellung einer zirkulären Kausalität abgeleitet (Abb. 7, Anders 1984), die primär mit der Infektion beginnt: diese hätte Schmerzen, Miktionsvermeidung, Harnretention und logischerweise (vgl. Abb. 6) auch irgendwann die nächste Infektion zur Folge – ein Modell der periodisch rekurrierenden Zystitis, mit dem sich klinisch ganz hervorragend arbeiten läßt. Im Zuge dieser

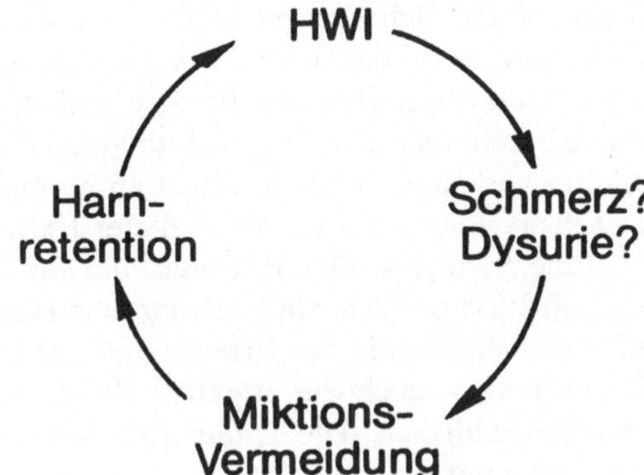

Abb. 7. Zirkuläre Kausalität der rekurrierenden HWI junger Mädchen (Anders 1984)

Arbeit stellte sich aber zunehmend heraus, daß meist die Harnretention das primum movens ist, das der ersten Infektion anamnestisch erkennbar vorausgeht. Daher also der Häufigkeitsgipfel (80% aller kindlichen Harnwegsinfektionen!) im ominösen Alter von 3 bis 6 Jahren (De Luca et al. 1963). Daher auch die Häufung des vesikoureteralen Refluxes bei Mädchen in diesem Alter (Allen 1980), ihre ins Neurotische gehenden Auffälligkeiten (Campbell 1970) und die Möglichkeit eines Übergangs in die chronifizierte psychogene Harnretention der erwachsenen Frau (Lamontagne und Marks 1974, Mester 1975, Montague und Jones 1979). Psychoanalytisch hat diese Miktionsstörungen wahrscheinlich keiner so gründlich durchdacht wie Viktor von Weizsäcker, dessen sehr lesenswerte Korrespondenz mit Freud später als Vorwort erschienen ist (1947). Schade, daß dieser Patient weder urodynamisch noch mit Restharn-Sonografie untersucht werden konnte. Dafür kommt in dieser Schrift ein Gesichtspunkt zum Tragen, der heute bei der Blasendysfunktion männlicher Patienten vernachlässigt wird: die Blockierung der Miktion durch Sphinkter-Aktivierung im genitalen Sinn.

Beim Literaturstudium gewinnt man den Eindruck, daß die Vorstellung bzw. der Begriff der Harnretention früher geläufiger war als heute und sogar mit einer gewissen Selbstverständlichkeit gebraucht wurde. So beschrieb Rost 1918 drei Jungen mit „fast kompletter Harnverhaltung" (ohne Spina bifida occulta), darunter einen Siebenjährigen, der anschließend an den Sturz in ein Schneeloch, wo er zunächst verschollen war, Schwierigkeiten mit der Urinentleerung hatte und bei der Kontrastmittelfüllung (damals mit Kollargol) ein „selten schönes Bild der Blase und der beiden Nierenbecken" bot. Laidley hat 1942 in Australien unter dem Stichwort „Achalasie" praktisch den ganzen Komplex der kindlichen Harnretention abgehandelt und betont, daß die Blasenentleerungsstörung zwar oft vorübergehender Natur, aber wegen bleibender Schäden am oberen Harntrakt dennoch auf Dauer gefährlich sei und deshalb behandelt werden müsse.

Unterbleibt eine solche Behandlung, oder wird die Blasendysfunktion erst gar nicht erkannt, ist ein chronisch-protrahierter Verlauf auch mit ernsten Folgen für das Erwachsenenalter möglich (Smallpeice 1968). Zum Beispiel kann die mit den Östrogen-Effekten der Pubertät einsetzende Spontanremission einer chronischen Zystitis darüber hinwegtäuschen, daß die zugrundeliegende Funktionsstörung eben doch fortbesteht. Gar nicht selten wird die Infektion in späteren Lebensabschnitten

(Partnerschaft, Schwangerschaft), etwa als Pyelonephritis gravidarum, wieder manifest, und es ist bedauerlich, wenn sich die Diagnostik dann auf „Nierenwerte", Resistenzeigenschaften der Erreger und die richtige Wahl des nächsten Antibiotikums beschränkt. Der umgekehrte Weg ist besser (Voß 1990): Wenn es gelingt, das Miktionsverhalten in der Kindheit zu normalisieren, besteht Aussicht, daß auch für das spätere Leben die Gefahr weiterer Harnwegsinfektionen gebannt ist.

Eine Synopsis aller Faktoren, die für die Entstehung und Abwehr der Harnwegsinfektion relevant sind, stammt von Harber et al. (1986). Diese Autoren nennen außer der Biochemie der Erreger und der Immunologie des Wirtes – so trivial es klingen mag – auch die effektive Blasenentleerung als einen der wichtigsten Abwehr-Mechanismen. Die landläufige Vorstellung, je virulenter ein Erregerstamm, desto schwerer sei auch der von ihm verursachte Nierenparenchymschaden, wurde durch die besonders kompetente Arbeitsgruppe in Göteborg (Svanborg-Edén et al. 1987) widerlegt. Vielmehr sind weder die hoch-virulenten Keime (die wegen der unübersehbaren Akut-Symptomatik rasch erkannt und beseitigt werden) noch die apathogenen Keime (eben weil sie apathogen sind), sondern Erreger von mittlerer Virulenz die eigentlichen Übeltäter, weil sie Infektionen verursachen, die schwer genug sind, um Schaden anzurichten, aber nicht so schwer, daß der Wirt sie nicht auch tolerieren könnte und auf diese Weise verschleppt.

Aus unserer Sicht ist zu vermuten, daß hinter diesem Toleranz-Phänomen eine falsch verstandene Beherrschung, eine Aversion gegen den Urogenitalbereich, eine zusätzliche psycho-sexuelle Überlagerung, eine gestörte Wahrnehmung im Sinne der Alexithymie oder ein Vermeidungsverhalten steckt, das sich auch auf die Miktion bezieht und der Harnretention entspricht. Dies würde bedeuten, daß neben der Infektion, zumindest zeitweise, auch Drucksteigerungen auftreten, die die Tendenz zur Narbenbildung verstärken. Beweisbar ist dieser Zusammenhang nicht. Aber die Blasenfunktion ist in dieser klassischen Arbeit die einzige Komponente, die nicht geprüft wurde.

Die Harnblase ist mehr als nur eine Zwischenstation für adhärente Keime auf dem Weg nach oben. Sie ist das Organ, mit dem der Wirt den Eintritt der Infektion und aller ihrer Folgen aktiv herbeiführt – im wesentlichen durch inadäquate Entleerung.

Literatur

Allen TD (1979) Vesicoureteral reflux as a manifestation of dysfunctional voiding. In: Hodson J and Kincaid-Smith P (eds) Reflux Nephropathy, Masson, New York Paris, p 171–180
Allen TD (1980) Commentary on dysfunctional abnormalities of the urinary tract. Urol Clin North Amer 7: 357–359
Anders D (1984) Mädchen mit rekurrierenden Harnwegsinfektionen. Alte Probleme aus neuer Sicht. Therapiewoche 34: 907–919
Anders D, Bölter D, Reither M, Schumacher R (1984) Approach to the dynamics of bladder dysfunction in girls with recurrent urinary tract infections. In: Brodehl J, Ehrich JHH (eds) Paediatric Nephrology, Springer Berlin Heidelberg New York, p 306–312
Balish MJ, Jenson J, Uehling DT (1982) Bladder mucin: a scanning electron microscopy study in experimental cystitis. J Urol 128: 1060–1063
Beck L (1969) Morphologie und Funktion der Muskulatur der weiblichen Harnröhre. Z Geburtshilfe Bd 169. Thieme, Stuttgart

Berger RM, Maizels M, Moran GC, Conway JJ, Firlit CF (1983) Bladder capacity (ounces) equals age (years) plus 2, predicts normal bladder capacity and aids in diagnosis of abnormal voiding patterns. J Urol 129: 347–349

Braun J, Hofmann R (1985) Sonografische Restharnbestimmung – Wertigkeit einer nicht-invasiven Methode. Akt Urol 16: 80–83

Campbell WA (1970) Psychometric testing with the human figure drawing in chronic cystitis. J Urol 104: 930–933

Dixon JS, Gilpin SA, Gilpin CJ, Gosling JA (1983) Intramural ganglia of the human urinary bladder. Brit J Urol 55: 195–198

De Luca FG, Fisher JH, Swenson O (1963) Review of recurrent urinary-tract infections in infancy and early childhood. New Engl J Med 268: 75–77

Edwards D, Norman ICS, Prescod N, Smellie JM (1977) Disappearance of vesicoureteric reflux during long-term prophylaxis of urinary tract infection in children. Brit Med J 2, 285–288

Griffiths DJ, Scholtmeijer RJ (1984) Place of the free flow curve in the urodynamic investigation of children. Brit J Urol 56: 474–477

Günthert EA, Diederichs P (1990) Psychosomatische Aspekte in der Urologie. In Uexküll T v: Psychosomatische Medizin, 4. Aufl. Urban & Schwarzenberg, München Wien Baltimore, S. 1059

Harber MJ, Topley N, Asscher AW (1986) Virulence factors of urinary pathogens. Clin Sci 70: 531–538

Hinman F, Baumann FW (1973) Vesical and ureteral damage from voiding dysfunction in boys without neurologic or obstructive disease. J Urol 109: 727–732

Hinman F (1986) Nonneurogenic neurogenic bladder (the Hinman Syndrome) – 15 years later. J Urol 136: 769–777

Laidley JWS (1942) Achalasia of the urinary tract in children. Med J Australia 29: 475–477

Lamontagne Y, Marks I (1974) Un nouveau traitement de la rétention urinaire psychogénique par la thérapie comportementale. Union Med Canada 103: 1738–1741

Leiter E (1975) The role of scheduled voiding in the management of primary vesicoureteral reflux. J Urol 113: 686–688

Madersbacher H (1979) Detrusor-Sphincter-Dyssynergie. Akt Urol 10: 109–117

Maizels M (1982) Commentary: urodynamic evaluation in normal children. J Urol 127: 831

Mehrotra RML (1953) An experimental study of the vesical circulation during distension and in cystitis. J Path Bact 66: 79–89

Mester H (1975) Die chronifizierte psychogene Harnverhaltung. Z Psychosom Med Psychoanalyse 21: 314–344

Montague DK, Jones LR (1979) Psychogenic urinary retention. Urol 13: 30–35

Motzkin D (1968) The significance of deficient bladder sensation. J Urol 100: 445–450

Nelson WE (1976) Comment. J Ped 89: 747

Noeggerath C, Nitschke A (1931) Urogenitalerkrankungen der Kinder. In: v. Pfaundler M (Hrsg) Handbuch der Kinderheilkunde. Vogel, Berlin

Perlow DL, Gikas PW, Horowitz EM (1981) Effect of vesical overdistention on bladder mucin. Urol 18: 380–383

Plum F (1960) Autonomous urinary bladder activity in normal man. A M A Archs Neurol (Chicago) 2: 497–503

Ramsden PD, Smith JC, Pierce JM, Ardran GM (1977) The unstable bladder – fact or artefact? Brit J Urol 49: 633–639

Rost F (1918) Über Harnverhaltung bei Kindern. Münchner Med Wochschr 65: 14–17

Simon R (1978) Der vesiko-ureterale Reflux im Kindesalter. Inaugural-Dissertation, Gießen

Smallpeice V (1968) Urinary tract infection in childhood and its relevance to disease in adult life. Heinemann, London

Stamey T (1979) Bladder dysfunction (discussion). In: Hodson J, Kincaid-Smith P (eds) Reflux Nephropathy. Masson, New York Paris, p 190

Svanborg-Edén C, de Man P, Jodal U, Linder H, Lomberg H (1987) Host parasite interaction in urinary tract infection. Ped Nephrol 1: 623–631

Tang PC, Ruch TC (1955) Non-neurogenic basis of bladder tonus. Amer J Physiol 181: 249–257

Taylor CM, Corkery JJ, White RHR (1982) Micturition symptoms and unstable bladder activity in girls with primary vesicoureteric reflux. Brit J Urol 54: 494–498

72   D. Anders et al.: Entstehung und Spätfolgen der Blasendysfunktion

van Gool J, Tanagho EA (1977) External sphincter activity and recurrent urinary tract infection in girls. Urol 10: 348–353
Vincent SA (1966) Postural control of urinary incontinence. The curtsy sign. Lancet 2: 631–632
von Uexküll T (1987) Gestaltkreis und Situationskreis. In: Hahn P, Jacob W (Hrsg) Viktor von Weizsäcker zum 100. Geburtstag. Springer, Heidelberg Berlin, S 126–131
von Weizsäcker V (1947) Körpergeschehen und Neurose, 2. Aufl. Klett, Stuttgart
Voss F (1990) Miktionsverhalten und Harntraktinfektion bei Mädchen. Kinderärztl. Praxis 58: 211–218
Willscher MK, Bauer SB, Zammuto PJ, Retik AB (1976) Infection of the urinary tract after antireflux surgery. J Ped 89: 743–746

Zur Therapie psychosomatischer Miktionsstörungen

Johannes Bitzer

1. Psychophysiologische Grundlagen

Miktionsstörungen sind ein häufig in der gynäkologischen Sprechstunde geklagtes Symptom. Eine Erhebung in Frankreich erbrachte, daß 32 % von 2000 untersuchten Frauen über 20 Jahre häufigen Harndrang verspürten, 15 % unter imperativem Harndrang litten und 3 % über unwillkürlichen Urinabgang klagten.

Einem Teil dieser Miktionsstörungen sind eindeutig organische oder mikrobiologische, pathogenetische Faktoren zuzuordnen. Häufig aber handelt es sich um eine komplexe Pathogenese, die aus der komplizierten Grundstruktur des Miktionszyklus resultiert.

Der Miktionszyklus ist ein hierarchisch strukturierter Regelkreis mit kognitiv, bewußten, motorischen Anteilen und affektiv, unbewußten, vegetativen Anteilen. In der Abb. 1 ist die Miktion als Druck/Volumenkurve dargestellt. In einer ersten, vegetativ gesteuerten und durch die Compliance der Blase bedingten Phase wird isotonisch Volumen in das Hohlorgan aufgenommen, ohne daß beim Gesunden dieser Vorgang bewußt wird. Ab einem bestimmten Füllungsvolumen übermitteln sensibel sensorische Fasern über den Tractus spino thalamicus Informationen an das Miktionszentrum über den Füllungszustand der Blase. Diese Information wird als Harndrang wahrgenommen. Je nach Situation wird die vom 2., 3. und 4. Sacralnerv ausgehende parasympathische Steuerung der Detrusorkontraktion durch zentrale Impulse gehemmt, das heißt, der Miktionsreflex wird willentlich unterdrückt. Diese Inhibition ist begleitet von einer gesteigerten Aktivität des den quergestreiften urethralen Sphinkter innervierenden Nervus pudendus.

Bei Fortdauern der zentralen Hemmung verschwindet häufig die Wahrnehmung des Harndranges und kann erst eventuell bei größerem Füllungsvolumen wieder auftreten. Wenn dann eine sozial akzeptierte Situation gegeben ist, kann die bewußt willkürliche Entscheidung zur Miktion getroffen werden. Dann wird die zentrale Hemmung des Detrusorreflexes aufgegeben, und es kommt zur feinabgestimmten Koordination zwischen der Öffnung des Blasenhalses sowie der proximalen Urethra auf der einen und einer kontinuierlichen Detrusorkontraktion auf der anderen Seite.

Dieser äußerst komplexe Vorgang unterliegt verschiedenen Steuerungsebenen. Die niedrigste Ebene ist das sacrale Miktionszentrum, das abhängig ist von übergeordneten Zentren, einmal vom pontinen Miktionszentrum und zum anderen von neokortikalen Strukturen. In der Abb. 2 ist dargestellt, daß Anteile des Neokortex wie der Cyrus frontalis und der Cyrus cingulatus anterior für die bewußte und kognitive

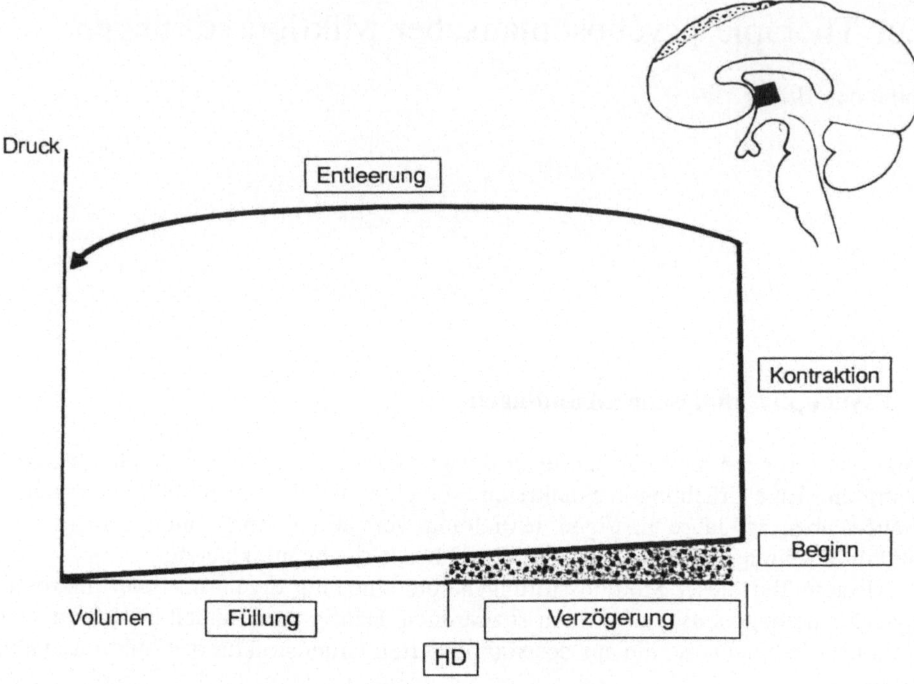

Abb. 1. Druck/Volumen-Kurve der Miktion

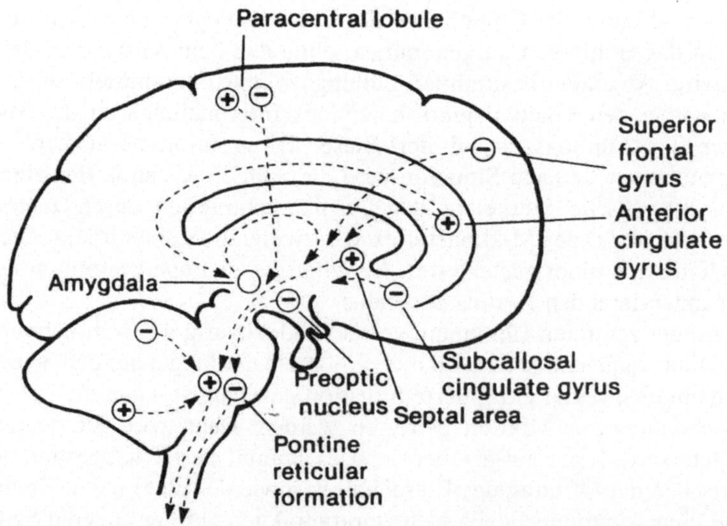

Abb. 2. Simplified representation of cerebral areas involved in micturition. Multiplicity of interactions makes it easy to appreciate why subject should be left to the research physiologist. +, Facilitation; –, inhibition. (From Torrens, M. J., and Feneley, R. C. L. 1982. Rehabilitation and management of the neuropathic bladder. In Illis, L. S., Sedgwick, E. M., and Glanville, H. J., editors. Rehabilitation of the neurological patient. Oxford, Blackwell Scientific Publications.)

Tabelle 1. Synopsis zur Somato-Psychogenese von Miktionsstörungen

	Somatogenese		Psychogenese
Formen der Harninkontinenz	Genuine Stress Inkontinenz	Sensorische Urge Inkontinenz	Motorische Urge Inkontinenz
		Gemischte Harninkontinenz	
Pollakisurie Dysurie Drangsyndrome	Infekte, Tumoren des unteren Harntraktes	Chronisch rez. Zystitis, Interstitielle Zystitis	Urethral Syndrom Reizblase
Entleerungsstörungen	Morphologische Obstruktion	Larvierte funktionelle Entleerungsstörungen	Psychogene Harnretention

Steuerung mit in den Regelkreis eingreifen. Zum anderen wird auch deutlich, daß das limbische System, Thalamus und hypothalamische Zentren in einer engen Wechselwirkung mit den neokortikalen und den pontinen Zentren stehen. Den limbischen hypothalamischen Bereich bezeichnen wir als „emotional brain" und sehen darin den Zusammenhang mit den aus der allgemeinen Erfahrung bekannten modulierenden Einflüssen der Emotionen und Affekte auf die Miktion.

Wir können also auf dem Hintergrund der Neurophysiologie der Miktion vier Hauptinnervationsmuster des Blasenurethrasystems unterscheiden, nämlich:

– Die kognitiv motorisch willkürliche Steuerung der Miktion, die überwiegend über den Cyrus frontalis zum sacralen Zentrum verläuft.
– Die überwiegend unwillkürliche vegetative Steuerung der Miktion, die vom limbisch-hypothalamischen System über periphere vegetative Zentren vermittelt wird.
– Die bewußten und unbewußten emotionalen Einflüsse auf den Miktionszyklus, die via limbisch-hypothalamisches System, pontines Zentrum, sacrales reflektorisches Zentrum verlaufen.
– Die Beeinflussung des Miktionsablaufes durch die Sexualphysiologie, in dem das limbische-hypothalamische System mit seinen Sexualzentren einerseits eng mit den Miktionszentren zentral verbunden ist und andererseits peripher die Genitalorgane und das Blasenurethralsystem einander anatomisch-funktionell sehr „nahe" sind.

Bei jeder einzelnen Miktionsstörung kommt es nun darauf an, diese differentiellen pathogenetischen Faktoren zu klären.

2. Die psychosomatische Einteilung von Miktionsstörungen

Wir können grundsätzlich in jeder Phase des Miktionszyklus stärker peripher organische Miktionsstörungen von mehr zentral nervös regulatorischen Störungen unterscheiden (Tabelle 1).

In der Phase der Retention finden wir die Störungen der Harninkontinenz. Hier kann differenziert werden zwischen der genuinen Streßinkontinenz, einem Krankheitsbild mit überwiegend morphologisch faßbarer Aetiologie und entsprechend operativ therapeutischen Möglichkeiten. Am anderen Ende des Spektrums steht die motorische Urge-Inkontinenz, bei der in mehr als 80% der Fälle zentral nervös regulatorische Dysfunktionen anzutreffen sind. Hier sprechen wir nach Ausschluß organischer Faktoren wie chronisch rezidivierender Cystitiden oder auch neurologischer Erkrankungen dann von der sogenannten idiopathischen Urge-Inkontinenz, bei der psychogene Faktoren (siehe weiter unten) eine pathogenetisch entscheidende Rolle spielen. Wichtig sind die sogenannten gemischten Inkontinenzformen, bei denen wir einerseits ein organisches Substrat finden, andererseits aber auch die Symptomatik und die Pathogenese durch zentral nervös regulatorische Faktoren mitbestimmt sein können.

Auch in der Phase des Unterdrückens des Harndranges kann es zu typischen Störungen kommen, die wir als Pollakisurie-Dysuriedrangsyndrome bezeichnen. Diese Symptome können eindeutig organische oder infektiöse Ursachen haben. Dasselbe Symptombild kann aber auch durch stärker zentral psychogene Faktoren bestimmt sein, wie dies unseres Erachtens beim Urethralsyndrom bzw. der Reizblase der Fall ist. Die chronisch rezidivierende Cystitis und die interstitielle Cystitis scheinen eine Zwischenstellung zwischen sogenannter Somato- und Psychogenese einzunehmen.

Schließlich finden wir im Bereich der Blasenentleerungsstörungen ebenfalls rein organische Krankheitsbilder, zum Beispiel bei der morphologisch faßbaren Obstruktion. Am anderen Ende des Spektrums aber findet sich das Krankheitsbild der sogenannten psychogenen Harnverhaltung. Diese Harnverhaltung tritt nicht selten nach operativen Eingriffen auf, bei denen die erschwerte Verarbeitung der Operation den affektiv emotionalen Hintergrund für die Harnretention bildet. Dazwischen liegen larvierte funktionelle Obstruktionen, die häufig nicht erkannt werden oder vermischt mit anderen Symptomen auftreten.

Ausgehend von dieser pathogenetisch orientierten Einteilung empfehlen wir zusammen mit der üblichen gynäkologisch- urologischen- und urodynamischen Abklärung bei jeder Patientin eine psychosomatische Differentialdiagnostik durchzuführen.

3. Die psychosomatische Differentialdiagnose

An die psychosomatische Differentialdiagnostik müssen zwei Forderungen heute gestellt werden. Zum einen sollte sie sich anlehnen an deskriptive nosologische Einteilungen, wie sie in der International Classification of Diseases oder dem Diagnostischen Statistik Manual dargelegt sind. Zum anderen muß die psychosomatische Differentialdiagnose einen Beitrag zum pathogenetischen Verständnis des Symptoms leisten, das heißt, sich der Frage der psychosomatischen Symptomentstehung widmen.

In der Tabelle 2 sind auf der linken Seite die möglichen Diagnosen aufgeführt, bei denen Miktionsstörungen der Frau Teil einer umfassenderen, psychosozialen Störung sind. Jeder dieser Diagnosen entspricht ein genauer deskriptiver Inhalt, der es ermöglicht, bei bestehender Symptomenvielfalt eine Einteilung vorzunehmen. Es ist ersichtlich, daß Symptome wie häufiger Harndrang, Dranginkontinenz, Blasenentleerungsstörung Teile eines umfangreicheren psychosozialen Beschwerdebildes

Tabelle 2. Psychosomatische Differentialdiagnostik

Deskriptive Einteilung		Aetiopathogenetische Einteilung
D S M III	I C D 10	
Anpassungsstörung mit körperlichen Beschwerden		Streßreaktion
körperlicher Zustand, bei dem psychische Faktoren eine Rolle spielen		konditioniertes Fehlverhalten
Generalisierte Angststörung		Larvierte Sexualstörung
Somatoforme Störung		Konversionssymptom
Konversionsstörung	somatoforme autonome Funktionsstörung	Triebkonflikte Nähe/Distanz Aggressionskonflikte Geltungskonflikte
Somatisierungsstörung		Chronifizierte vegetative Dysfunktion
Undifferenzierte somatoforme Störung		
Sexuelle Funktionsstörungen		Beziehungs/Kommunikationsstörung
Affektive Störungen/ Persönlichkeitsstörungen		Borderline-Persönlichkeitsstörung

sein können, das von einfachen Anpassungsstörungen in Streß-Situationen mit körperlichen Beschwerden über Angststörungen zu Somatoformen und Somatisierungsstörungen reicht, die entsprechend der Dauer, Schwere und Intensität und den begleitenden psychischen Symptomen weiter differenziert werden. Für die künftige Forschung ist es besonders wichtig, diese deskriptive Exaktheit einzuführen, da bei gleichem Symptom, wie zum Beispiel Urgency Frequency Syndrom sehr unterschiedliche Krankheitsbilder vorliegen können.

Neben dieser deskriptiven Ebene dient die aetiopathogenetische Differentialdiagnose der Beantwortung der Frage nach der Entstehung und/oder der Aufrechterhaltung des Symptoms. Hier sollten folgende Fragen gestellt werden:

Ist die vorliegende Miktionsstörung ein erlerntes Fehlverhalten auf eine unspezifische Streß-Situation?

Diese Erfahrung ist uns allen vertraut, daß sehr viele Menschen unter Streß mit vermehrtem Harndrang und häufigem Wasserlassen reagieren. Erlerntes Fehlverhalten bedeutet auch, daß in der Anamnese eruierbar wird, daß besonders bei jungen Mädchen eine rigide Blasenkontrolle eingeübt wird, bei der bei frühem Harndrang bereits entweder eine obligate, rasche Blasenentleerung stattfinden muß, oder aber die retentive Kontrolle überbetont wird.

Ist die Miktionsstörung Teil einer larvierten Sexualstörung?

Miktionsphysiologie und Sexualphysiologie sind anatomisch und funktionell eng miteinander verbunden. Sexuelle Erregung und Spannung, die psychisch nicht zur Lösung und Befriedigung geführt werden kann, persistiert auf der körperlichen Ebene als Vasokongestion und glattmuskuläre Kontraktion im urogenitalen Bereich. Diese Prozesse interferieren dann mit der Physiologie der Miktion.

Ein weiterer Zusammenhang zwischen Sexualität und Miktion kann sein, daß eine Patientin seit Jahren Schmerzen beim Koitus empfindet und sich bei einer genauen Sexualanamnese erhebliche Unterschiede des sexuellen Empfindens zwischen den Partnern zeigen, über die aber nicht gesprochen wird. Das urologische Symptom schützt dann vor zuviel Nähe und Intimität. Die „kranke Blase" ist sozial akzeptabler als die „kranke Sexualität".

Handelt es sich bei der Miktionsstörung um einen auf die körperliche Ebene transformierten Affekt?

Der zugrunde liegende Affekt (Wut, Trauer, Enttäuschung, Ärger) ist so inakzeptabel und so verpönt, daß er vom bewußten Erleben fern gehalten werden muß. Gleichzeitig ist dieser Affekt so stark, daß er nicht vollkommen unterdrückt und verdrängt werden kann und deshalb auf der körperlichen Ebene in verzerrter Form wirksam wird. Diese verzerrte Form stellt dabei einen Kompromiß dar zwischen dem verpönten Affekt (zum Beispiel: Wut, Begierde, Aggression) und der diesem Affekt entgegen gerichteten psychischen Anstrengung (Verbot, Bestrafung, Scham, Schuld).

In diesen Fällen sprechen wir von einem konversionsneurotischen Symptom. Diese Symptome entstehen bei chronifizierten, unlösbar erscheinenden Konflikten: Abhängigkeitskonflikte, Nähe- und Distanzkonflikte, Aggressions- und Geltungskonflikte.

*Handelt es sich bei der Miktionsstörung um eine chronifizierte,
vegetative Dysfunktion?*

Dies ist dann der Fall, wenn auch zahlreiche andere Körpersymptome auf eine solche zugrunde liegende Organneurose im Alexanderschen Sinne hinweisen. Dazu gehören Patientinnen, die neben einer Reizblase auch Kreuzschmerzen, Migräne, Schlafstörungen, Angstzustände und allgemeine Reizbarkeit angeben.

*Ist die Miktionsstörung Teil einer gestörten Kommunikation in Partnerschaft
und Familie?*

Bei einer genauen sozialen Familienanamnese zeigt sich häufig, daß die Drangsymptomatik einem bestimmten, vermeidenden Verhaltens- und Kommunikationsmuster innerhalb der Partnerschaft und Familie entspricht. Der Rückzug auf die Toilette oder aber der Hinweis auf das schwere Nieren-Blasenleiden ist ein nicht verbalisierter Appell an die anderen Familienmitglieder nach mehr Rücksicht, Wärme und Zuwendung.

Gibt es Anzeichen dafür, daß die Miktionsstörung
im Rahmen einer umfassenderen seelischen Erkrankung auftritt?

Nach unserer Erfahrung finden sich Miktionsstörungen nicht selten am Anfang von ausgeprägten psychiatrischen Krankheitsbildern, wie zwangsneurotischen Erkrankungen oder Borderline Persönlichkeitsstörungen. Auslösend kann dabei eine Kränkungssituation im beruflichen oder partnerschaftlichen Bereich sein, die neben der Miktionsstörung zu einer Destabilisierung der Persönlichkeit führt mit psychopathologischen Folgereaktionen einer narzißtischen Kränkung.

4. Das psychosomatische Therapiekonzept

Ausgehend von diesem pathogenetischen und diagnostischen Konzept haben wir in unserer Abteilung ein Therapieprogramm erarbeitet, das aus drei Teilen besteht:

- Die Stärkung der willkürlichen, bewußten Kontrolle der Miktion durch kognitive Techniken
- Die Änderung des fehlgesteuerten Verhaltens durch verhaltenstherapeutische Maßnahmen
- Die Modifizierung der emotional affektiven Einflüsse auf die Miktion durch fokussierte psychotherapeutische Interventionen.

4.1 Kognitive Technik

Kognitive Technik bedeutet hier, daß der Arzt der Patientin dabei hilft, ihre Beschwerden besser verstehen und begrifflich einordnen zu können, so daß damit eine Verminderung von Ängsten erreicht werden kann. Dabei scheinen uns vier Punkte wichtig:

1. Die Beruhigung der Patientin über den benignen Charakter der Erkrankung
2. Die genaue Erklärung der Anatomie und Funktion von Blase und Urethra anhand von Bildern
3. Die Darstellung der zentralen Hemmung des Miktionsreflexes anhand eines Schaubildes, bzw. einer Zeichnung
4. Die genaue Erklärung der bei der Patientin vorliegenden Störungen anhand der Bilder und urodynamischen Kurven im Vergleich zu normalen Befunden.

4.2 Verhaltenstherapie

Zunächst wird die Patientin gebeten, ein Miktionsprotokoll zu erstellen. Dabei soll sie während 24 Stunden genau aufschreiben, wann sie zur Toilette geht und wieviel Urin sie dabei löst. Die 24 Stunden-Aufzeichnung wird gemeinsam mit ihr besprochen, wobei sie auf tageszeitliche Schwankungen aufmerksam gemacht wird. Das Ziel ist eine quasi graphische Darstellung des Miktionsverhaltens. Daran anschließend machen wir mit der Patientin zusammen einen Miktionsplan. In diesem Plan werden die vorbestehenden Intervalle um 15 bis 30 Minuten verlängert, und die Patientin wird gebeten, genau diesem Plan während einer Woche zu folgen, das heißt, eventuell auftretenden Harndrang bewußt zu unterdrücken und damit das Miktionsintervall zu verlängern. Nach einer Woche wird das Ergebnis gemeinsam besprochen. Wichtig ist dabei, daß der Arzt im Sinne eines positiven Verstärkers wirkt und die Erfolge der Patientin betont. Gleichzeitig sollen aufgetretene Schwierigkeiten besprochen werden. Eine Woche später wird das Miktionsintervall erneut um 15 bis 20 Minuten verlängert und ein entsprechender Plan erstellt. So wird in den folgenden Wochen kontinuierlich die Kontrolle über die Blasenfunktion erweitert.

4.3 Konfliktzentrierte Interventionen

Wie zuvor dargestellt, wurde in tiefenpsychologischen Untersuchungen gezeigt, daß bei Patientinnen mit Urge-Inkontinenz eine ganze Palette von symptomauslösenden und symptomverstärkenden, vorwiegend unbewußten Triebkonflikten vorliegt. Der direkte Umgang mit diesen Konflikten ist aufgrund der Abwehrstruktur der Patientin nicht möglich und auch nicht erwünscht. Aufdeckende Interventionen verstärken Angst und Schuldgefühle und bedrohen das häufig ohnehin labile Selbstwertgefühl dieser Patientinnen. Anhand des Miktionsplanes lassen sich – ausgehend vom Symptom – indirekt auf das Verhalten bezogene emotionale Einflüsse aufzeigen, die von der Patientin selbst entdeckt und formuliert werden. Damit können dann von ihr selbst bestimmte Belastungen und Konflikte mit dem Harndrang und Harnverlieren in Verbindung gebracht werden.

Wichtig ist dabei, daß die Arzt-Patientenbeziehung eine emotionale Sicherheit und Unterstützung für die Frau bietet, bei der nicht Schwächen decouvriert werden, sondern der Umgang mit seelischen und körperlichen Schwierigkeiten begleitet wird.

Das mit dem Arzt sprechen, sich mitteilen, sich vertrauensvoll öffnen können wird dann häufig zu einer psychischen Entlastung und einem Rückgang der Drangsymptomatik führen. Praktisch ausgedrückt versuchen wir zunächst in ersten Sitzungen über eine genaue Beschreibung des Verhaltens und des Tagesablaufs Einblick in die aktuellen Einflüsse auf die Miktionssymptomatik zu gewinnen. Dann werden Hintergründe von bestimmten Affekten gemeinsam erarbeitet, und erst wenn durch die intensive Beschäftigung mit den körperlichen Symptomen eine Vertrauensbasis geschaffen wurde, werden von den Patientinnen häufig selbst Probleme und Konflikte angesprochen, auf die der behandelnde Arzt eingehen sollte. Zusätzlich geht es oft darum, bestimmte Erwartungen durch die Familie abzubauen, indem andere Familienmitglieder zu Gesprächen eingeladen werden. Hilfreich kann auch der gleichzeitige Beginn eines autogenen Trainings sein.

Wir arbeiten mit diesem Konzept nun seit rund zwei Jahren und können bei etwa 65 % der Patientinnen mit chronischen Miktionsstörungen eine Heilung, bzw. deutliche Besserung der Symptomatik erzielen.

Pränatale Diagnostik und prädiktive Medizin – Segen oder Fluch?

Die aktuellen Möglichkeiten der pränatalen Diagnostik und Therapie

Wolfgang Holzgreve, Sevgi Tercanli, Dorothee Gänshirt-Ahlert und Peter Miny

Kaum ein Gebiet der Medizin zeigte in den letzten Jahren so rapide Fortschritte wie die pränatale Diagnostik und Therapie. Sehr schnell wurden neue Labortechniken häufig in der Klinik übernommen, so daß es wichtig erscheint, solche Entwicklungen kritisch zu analysieren und die möglichen Folgen abzuschätzen. Im folgenden sollen die wichtigsten Techniken der Pränatalen Medizin kurz zusammengefaßt werden.

Amniozentese im zweiten Trimenon

Der erste klinische Einsatz der Fruchtwasserentnahme wird häufig in Zusammenhang gebracht mit der Arbeit von Bevis [1] Anfang der fünfziger Jahre, der die Methode zur Überwachung von Schwangerschaften mit Rhesus-Inkompatibilität einführte. Amniozentesen im zweiten Trimenon wurden sehr wesentlich durch die Entwicklungen in der Zytogenetik gefördert. Stelle und Breg [2] berichteten als erste 1966 über eine Karyotypisierung nach Amniozentese, und 1968 erschienen dann u. a. von Velenti et al. [3] und Nadler [4] Erstberichte über die Diagnose eines Down Syndroms. Nadler publizierte im selben Jahr auch erstmalig eine erfolgreiche pränatale Diagnose eines Stoffwechselleidens, nämlich der Galactosämie. Die erste größere Serie von etwa 150 Amniozentesen im zweiten Trimenon wurde in den USA 1970 von Nadler und Gerbie [5] berichtet, während in Deutschland Anfang der siebziger Jahre die ersten Amniozentesen von Knörr und Jonatha [6] publiziert wurden.

Die rasante Entwicklung der pränatalen Diagnostik in den 20 Jahren nach 1970 war dann neben der ständigen Verbesserung der Ultraschallgeräte entscheidend auf die permanente Erweiterung des Indikationskatalogs für eine Amniozentese zurückzuführen. Insbesondere der pränatale Ausschluß von Chromosomenstörungen ist als zuverlässige Routinemethode seit langem etabliert, wobei die Rechtssprechung wiederholt den Anspruch der Schwangeren mit erhöhtem Risiko für Chromosomenstörungen beim Kind auf eine pränatale Diagnostik ausdrücklich bestätigt hat.

Bei der Amniozentese bestehen, wie bei jedem Eingriff in graviditate, Risiken für die Schwangere und ihr ungeborenes Kind. Insgesamt sind mütterliche Komplikationen extrem selten. Die englische „Collaborative Amniocentesis Study" [7] warf 1978 den Verdacht auf, daß nach Amniozentese vermehrt orthopädische Probleme wie z. B. pes equinovarus oder angeborene Hüftluxation bei Kindern vorlägen. Dieser Verdacht konnte aber weder durch die US-amerikanische Kollaborativstudie noch durch die kanadische Kollaborativstudie [8] bestätigt werden, und auch eine britische Fall-Kontrollstudie [9] an 1342 Kindern konnte diesen Verdacht nicht erhärten. Da ältere Frauen vermutlich insgesamt mit etwas erhöhten Komplikationsraten im Schwangerschafts- und Geburtenverlauf belastet sind, können nur Studien mit adäquaten, d. h. auch altersgleichen Kontrollgruppen Aufschluß über die wahren Komplikationsraten geben [10]. Inzwischen gibt es vier bedeutende Kollaborativstudien, wobei die zuletzt erschienene dänische Studie aus dem Jahre 1986 [11] randomisiert und damit für die Risikobeurteilung besonders relevant ist.

Die US-Kollaborativstudie [14] wertete die Ergebnisse bei 1040 Frauen und 992 Kontrollen aus. Unmittelbare leichte Komplikationen wie ‚spotting‘ oder Fruchtwasserabgang nach Fruchtwasserpunktion traten bei 2,4 % auf. Spontanaborte waren mit 3,5 % im Amniozentesekollektiv allerdings nur geringfügig häufiger als im Kontrollkollektiv mit 3,2 %. In der Studie konnte eine klare Korrelation zwischen der Anzahl der Nadelinsertionen und der Komplikationsrate ermittelt werden. Die perinatalen und neonatalen Parameter beider Gruppen unterschieden sich nicht signifikant.

Auch in der kanadischen Kollaborativstudie fand sich mit 3,2 % eine ähnliche Abortrate wie in der US-amerikanischen Studie. In dieser Untersuchung zeigte sich, daß das Risiko deutlich anstieg, wenn eine Nadel mit einem Durchmesser von mehr als 19 Gauge benutzt wurde.

In der dänischen randomisierten Studie [11] wurden 4606 Frauen zwischen 25 und 34 Jahren ohne erhöhtes Risiko für genetische Störungen beim Kind untersucht. Auch Frauen mit mehreren vorausgegangenen Spontanaborten, Diabetes mellitus, Mehrlingsschwangerschaft, Uterusanomalien oder IUP in situ wurden ausgeschlossen. Alle Amniozentesen wurden von erfahrenen Untersuchern mit einer 20 Gauge Nadel unter Ultraschallsicht vorgenommen. Informationen über die Schwangerschaftsausgänge waren bis auf drei Fälle bei allen anderen vorhanden. Die Spontanabortrate nach der 16. Schwangerschaftswoche war bei den Amniozentesepatientinnen 1,7 % im Vergleich zu 0,7 % bei den Kontrollen (p < 0,01).

Sog. Frühamniozentese

Die meisten Amniozentesen zur pränatalen Diagnostik sind in der Vergangenheit nach der 15. Schwangerschaftswoche durchgeführt worden. Nach Etablierung der Chorionzottendiagnostik im ersten Schwangerschaftstrimenon ist eine Vorverlegung des Amniozentesezeitpunktes von mehreren Gruppen vorgeschlagen worden. Die Technik der sogenannten Frühamniozentese ist nahezu identisch mit derjenigen im zweiten Trimenon, wobei allerdings das Risiko für ein „Vorschieben" („Tenting") der Amniomembran wegen der noch sehr weichen Verhältnisse im ersten Trimenon deutlich erhöht ist. Obwohl sich die frühe Amniozentese offensichtlich wachsender Beliebtheit erfreut, gibt es bisher nur wenige detaillierte Berichte über umfangreichere Serien. Stripparo und Mitarb. [12] haben eine erfreulich detaillierte Analyse aus zwei italienischen Zentren vorgelegt, wobei 13 Amniozentesen in der 11., 42 in der 12., 158 während der 13. und 182 während der 14. Schwangerschaftswoche durchgeführt wurden. Wichtig ist die Aufschlüsselung, daß bei Eingriffen in der 11. SSW die Abortrate 23,1 %, in der 12. SSW 12,2 %, in der 13. 3,9 % und in der 14. SSW 0,6 % betrug. In einer Übersicht über 15 Serien bis 1991 wiesen Byrne und Mitarb. [13] auf die geringe Zahl bislang untersuchter Fälle vor der 12. Schwangerschaftswoche hin. In diesen Serien lag die durchschnittliche Rate nicht erfolgreicher Amnionzellkulturen bei 2%. Die höchste Rate nicht erfolgreicher Kulturversuche (über 20%) wurde in einer Serie mit relativ vielen Eingriffen vor der 10. Schwangerschaftswoche berichtet [14]. Wegen der kleinen Fruchtwasservolumina zu diesem frühen Schwangerschaftszeitpunkt ist zur Steigerung der Zellzahl im Kulturansatz auch eine Amnifiltration vorgeschlagen worden [15, 16].

Zusammenfassend scheint uns im Moment die sog. Frühamniozentese keine Alternative für Schwangerschaften jenseits der 12. SSW zu sein, wobei nicht nur deutlich weniger als die über 100 000 Chorionzottenentnahmen dokumentiert sind, sondern vor allem kontrollierte Studien bislang völlig fehlen. Wenn das Ergebnis einer pränatalen Diagnostik vor der 12. SSW vorliegen soll, erscheint bislang nur die Chorionzottenentnahme als geeignete Methode. Andererseits haben die Bemühungen um die Entwicklung einer Alternative zur Chorionzottenentnahme immerhin gezeigt, daß Amniozentesen auch zwischen der 12. und 16. SSW erfolgreich durchführbar sind.

Chorionzottenaspirationen im ersten Schwangerschaftstrimenon

Obwohl sich die pränatale Diagnostik im zweiten Trimenon seit inzwischen mehr als 15 Jahren zu einer sicheren und verläßlichen Routinemethode entwickelt hat [17], konnte in sorgfältigen psychologischen Studien, insbesondere durch die Arbeitsgruppen von Blumberg et al. [18], gezeigt werden, daß ein aus embryopathischer Indikation durchgeführter Schwangerschaftsabbruch nach Amniozentese meist sehr schwerwiegende psychologische Folgen mit oft langdauernden Depressionszuständen bei den betroffenen Frauen nach sich zieht. Abgesehen von dem fortgeschrittenen Gestationsalter, in dem sich die Patientin bei einem eventuellen Abbruch im zweiten Schwangerschaftstrimenon befindet und in dem sie häufig schon Kindsbewegungen verspürt hat, ist ein weiteres wichtiges Argument für die Vorverlagerung der pränatalen Diagnostik das erhöhte Risiko eines späteren Schwangerschaftsabbruches, das z. B. in der 21. Woche etwa zwanzigmal so hoch ist wie das einer Saugcurettage in der 8. Schwangerschaftswoche [19]. Es ist daher leicht nachvollziehbar, daß die ersten Versuche einer vorgeburtlichen Diagnostik im ersten Trimenon bereits zu einem Zeitpunkt unternommen wurden, als sich gerade auch die Amniozentese entwickelte. In den westlichen Ländern erhielt die Chorionzottenbiopsie Anfang der 80er Jahre dadurch einen Aufschwung, daß es nun möglich wurde, mit Hilfe von DNA-Analysen aus undifferenzierten Chorionzotten die Diagnose einer Einzelgen-Erkrankung, z. B. einer Thalassämie, zu stellen, ohne das Genprodukt messen zu müssen. Der anglo-amerikanische Begriff „Chorion (ic) villi sampling" für die Chorionzottenentnahme setzte sich allgemein durch, so daß die Abkürzung CVS nun auch in Deutschland gebräuchlich geworden ist. Ward et al. [20] entwickelten daraufhin zusammen mit der Firma Portex in England einen 16 cm langen und 1,5 mm dicken Plastikkatheter, mit dem es in 67% der Fälle gelang, eine ausreichende Gewebsmenge zu aspirieren. Mit diesem Katheter arbeitete auch die Arbeitsgruppe von Brambati [21] in Mailand, die bei Ihrem Vergleich von 4 Chorionentnahme-Methoden die von Ward et al. beschriebene Technik als die erfolgreichste beweisen konnte.

Seit dieser Zeit wird der Portex-Katheter international am häufigsten verwendet. Wegen der nach Entfernung des Mandrins nicht immer optimalen Sichtbarkeit des Katheters begannen wir 1984 [22], einen Polyäthylenkatheter mit verbesserter Echogenität zu entwickeln. Es handelt sich bei unserem inzwischen von der Fa. Angiomed (Karlsruhe) hergestellten Instrument um einen Edelstahlobturator sowie einen biegsamen, transparenten Kunststoffkatheter mit „Memory"-Funktion, bei dem durch einen in die Wandung eingelassenen echogenen Faden eine bessere sonographische Darstellung auch nach Entfernung des Mandrins gewährleistet ist. International wurden bis zu Beginn des Jahres 1986 etwa 96% aller bis dahin durchgeführten Chorionzotten-Entnahmen auf transcervikalem Wege mit Kathetern durchgeführt [23]. Die transabdominale Technik wurde in Dänemark von der Gruppe um Hahnemann erarbeitet [24], und wurde in letzter Zeit in vielen Programmen weltweit übernommen. Nach den Zahlen des internationalen Chorionzottendiagnostik-Registers [25] wurden von den ersten bis Januar 1990 berichteten 67 288 Fällen 82,2% auf transcervicalem und 17,8% auf transabdominalem Wege durchgeführt. Eine randomisierte Vergleichsstudie zwischen transcervicaler und transabdominaler Chorionzottenentnahme durch Brambati und Mitarbeiter [26] zeigte keinen signifikanten Unterschied im Hinblick auf die Sicherheit und Effizienz beider Methoden.

Nach mehreren inzwischen publizierten Serien mit über 1000 Fällen aus einzelnen Zentren [27, 28, 29, 30, 31], über 73 000 im internationalen Register erfaßten Eingriffen und zwei sorgfältig kontrollierten – davon einer sogar randomisierten – Studien mit Amniozentese-Vergleichskollektiven und jeweils mehreren tausend Fällen lassen sich heute relativ verläßliche Aussagen zu den eingriffsbedingten Risiken machen. Am sog. „Canadian Collaborative CVS Amniocentesis Trial" [32] nahmen in 11 Zentren 2787 Frauen im Alter von mehr als 35 Jahren teil, deren Schwangerschaften zum Zeitpunkt der Aufnahme in die Studie jünger als 13 Wochen waren. Nach Registrierung traten im CVS-Kollektiv bei 1169 Frauen 89 (7,6%), im Amniozentese-Kollektiv bei 1174 Frauen 82 Fehl- und Totgeburten auf (7,0%). Der Unterschied von 0,6% ist statistisch nicht signifikant (95%iges Vertrauensintervall: −1,5 bis +2.7%). Auch in der von den National Institutes of Health in 7 Zentren durchgeführten kontrollierten Studie an insgesamt 2959 Frauen [33] fand sich kein statistisch signifikanter Unterschied im Fehlgeburtsrisiko zwischen CVS- und Amniozentesekollektiv. Es ist zu betonen, daß in diesen Studien alle Eingriffe transcervical durchgeführt wurden.

Nach 539 Chorionzottenaspirationen fanden Firth et al. [34, 35] 5 Kinder mit u. a. schweren Extremitätenfehlbildungen, bei denen der Eingriff am 56. bis 66. Tag nach der letzten Regel stattgefunden hatte. Nach tierexperimentellen Befunden sowie Beobachtungen beim Menschen [36, 37] wurden lokale Zirkulationsstörungen als Ursache derartiger Fehlbildungen diskutiert. Im Anschluß an die Erstveröffentlichung haben eine Reihe von Untersuchern follow-up-Befunde von Kindern nach CVS publiziert [38, 39, 40, 41, 42, 43]. Insbesondere die drei großen Kollaborativstudien ergaben keinen Anhalt für eine erhöhte Häufigkeit von Extremitätenfehlbildungen nach Chorionzottenaspiration.

Plazentapunktion im zweiten und dritten Trimenon (Late CVS)

Nach Etablierung der Chorionzottenbiopsie im ersten Schwangerschaftstrimenon und ersten Erfahrungen mit Plazentapunktionen im zweiten und dritten Trimenon [44, 45, 46] wurde diese Methode zur schnellen Karyotypisierung von Nicolaides im Jahre 1986 vorgeschlagen [47]. In der Zwischenzeit ist von vielen Arbeitsgruppen [48, 49, 50, 51, 52, 53, 54] einschließlich unserer eigenen [55] gezeigt worden, daß sowohl zytogenetische als auch molekulargenetische Untersuchungen schnell und zuverlässig aus Plazentagewebe später in der Schwangerschaft möglich sind. Gegenüber anderen Methoden der schnellen Karyotypisierung, wie z. B. der Cordocentese, bietet die Plazentapunktion vor allem bei Oligo- bzw. Ahydramnie oder auch Polyhydramnie technische Vorteile.

Plazentapunktionen sind im Chorionprogramm Münster vor allem bei sonographischen Auffälligkeiten des Feten und/oder der Plazenta bzw. bei Anomalien der Fruchtwassermenge durchgeführt worden. Die Aneuploidierate in dieser Gruppe von Schwangerschaften ist mit über 20 % extrem hoch. Plazentapunktionen wegen sonographischer Auffälligkeiten wurden zwischen der 12. und 41. Schwangerschaftswoche mit einer Häufung von Eingriffen zwischen der 22. und 23. sowie der 31. und 32. Schwangerschaftswoche durchgeführt. In dringenden Fällen ist durch die direkte Chromosomenpräparation eine zytogenetische Bestätigung von numerischen Chromosomenanomalien und groben Strukturdefekten am Tage des Eingriffs möglich. Eine derart schnelle zytogenetische Diagnostik ist nicht nur kurz vor Ende des zweiten Trimenons (spätestmöglicher Termin für einen Schwangerschaftsabbruch aus medizinischen Gründen), sondern auch später in der Schwangerschaft indiziert, wenn bei kompliziertem Schwangerschaftsverlauf das perinatale Management diskutiert wird. Ein Nachweis der in dieser Gruppe von Schwangerschaften häufig schweren Aneuploidien erleichtert den Verzicht auf schwangerschaftserhaltende Maßnahmen (Wehenhemmung) oder eine Geburt durch Kaiserschnitt.

Im Zusammenhang mit der zunehmenden Popularität des Serum-Screenings (sog. Triple-Test) wächst leider auch die Zahl der Frauen, bei denen diese Untersuchung zu einer späten Überweisung zur zytogenetischen Abklärung erfolgt. Eine rasche Karyotypisierung bei pränatal diagnostizierter Aneuploidie bieten wir Frauen in der Wartezeit zwischen sozialer Beratung und Schwangerschaftsabbruch an, um die Denkmöglichkeit einer Probenverwechslung auszuschließen.

Wie im ersten Trimenon, sprechen die bisherigen Befunde für ein niedriges Risiko der Plazentabiopsie im zweiten und dritten Schwangerschaftstrimenon im Vergleich zu anderen invasiven Techniken wie z. B. Amniozentese oder Cordocentese. Die Methode wird daher auch zunehmend zur zytogenetischen Diagnostik bei Schwangeren mit niedrigem a priori Risiko verwendet.

Cordocentese

Die wesentlich von Daffos [75] beeinflußte Entwicklung einer Technik zur direkten, ultraschallgeführten fetalen Blutentnahme mit einer dünnen Nadel (0,7–0,9 mm) erlaubt eine beachtliche Erweiterung der Indikationen zur pränatalen Diagnostik ei-

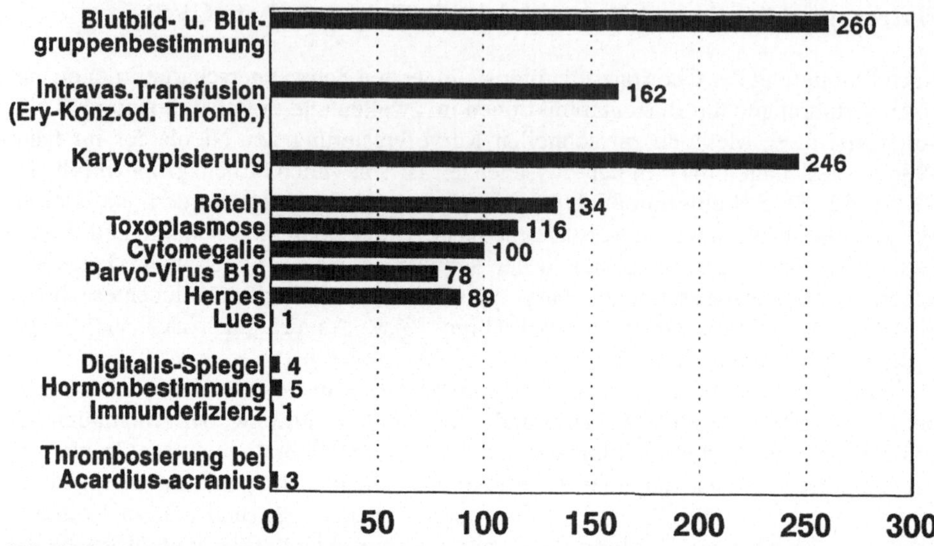

Abb. 1. Cordocentesen: Indikation (UFK Münster, 1. 1. 1987–31. 8. 1993, n = 1199)

nerseits der genetisch bedingten Krankheiten, andererseits aber auch der im Verlauf der intrauterinen Entwicklung erworbenen Erkrankungen des Fetus, z.B. Infektionskrankheiten. Hierdurch öffnet sich im Endeffekt die Tür zu einer wirklichen pränatalen Medizin.

Eine Cordoncentese ist ambulant durchführbar, außerdem erfordert sie keine Prämedikation oder Lokalanästhesie und kann im Verlauf der Schwangerschaft mehrmals wiederholt werden. Es gibt weniger Kontraindikationen im Vergleich zur Fetoskopie, da die Cordocentese jederzeit während der 2 letzten Schwangerschaftsdrittel und unabhängig von der Plazentalage und der Fruchtwasserfarbe durchgeführt wird.

Die Indikationen unserer ersten 850 Cordocentesen sind in der Abbildung zusammengefaßt. Das Eingriffsrisiko bei Cordocentese unter Ultraschallsicht im Hinblick auf die Induktion einer Fehlgeburt kann heute mit etwa 1 % angegeben werden, sofern der Eingriff von Erfahrenen durchgeführt wird. In entsprechenden Zentren ist die Methode daher im Vergleich zur Amniozentese allenfalls geringfügig mit einem höheren Risiko belastet.

Fetale Therapie

Ziel jeder fetalen Therapie ist, durch eine Behandlung in utero einen normalerweise bis zur irreversiblen Schädigung außerhalb des Mutterleibes fortschreitenden fetalen Krankheitsprozeß so weit aufzuhalten oder zu beheben, daß die Entbindung eines gesunden bzw. noch nicht bleibend geschädigten Kindes ohne Risiko eines schweren kindlichen Atemnotsyndroms möglich ist.

Bei Schwangerschaften nach der 32. SSW ist wegen des geringeren Risikos eine Therapie außerhalb des Mutterleibes der intra-uterinen Behandlung vorzuziehen.

Neue fetale Therapien sollten allerdings nur in solchen Zentren angeboten werden, in denen ein Team erfahrener Pränataldiagnostiker, Perinatologen, Hebammen, Neonatologen, Genetiker und Kinderchirurgen und Psychologen/Psychosomatiker zur Verfügung steht.

Bei durch Ultraschall nachgewiesener Tachycardie des Feten kann häufig eine Verlangsamung des kindlichen Herzschlages durch Applikation von antiarrhythmischen Medikamenten wie Digitalis an die Mutter oder direkt über die Nabelschnur an das Kind erreicht werden. Die Verhinderung der Vermännlichung weiblicher Feten durch Gabe von Dexamethason an die Mutter bei pränatal nachgewiesener 21-Hydroxylase-Defizienz ist in letzter Zeit möglich geworden, da nun die vorgeburtliche Diagnose dieser Form des adreno-genitalen Syndroms durch Chorionbiopsie und nachfolgender DNA-, bzw. HLA-Untersuchungen bereits in der 8. SSW möglich ist.

Bei der intrauterinen Behandlung der Blutgruppen-Unverträglichkeit geht es darum, durch rechtzeitige Gabe von Blut an das anämische Kind zu verhindern, daß dieses an den Folgen eines Hydrops universalis bereits intrauterin verstirbt, bevor eine Überlebensfähigkeit außerhalb des Mutterleibes gegeben ist.

Instrumentelle Interventionen in utero erscheinen bei solchen Leiden diskutabel, bei denen ein pränatal progredienter Krankheitsprozeß besteht, der vor Erreichen der kindlichen Überlebensfähigkeit zur irreversiblen Zerstörung vitaler kindlicher Organe führen würde. Entsprechende Eingriffe sind beim obstruktiven Hydrozephalus, bei fetalen Harnwegsobstruktionen, Zwerchfellhernien und beim Hydrothorax versucht worden [56].

Die moderne Ultraschalltechnologie hat eine sichere Erkennung und Beobachtung der Progredienz eines obstruktiven Hydrozephalus ermöglicht. Seit den ersten Berichten über wiederholte intrauterine Entlastungspunktionen und insbesondere der pränatalen Anlage eines ventrikuloamniotischen Shunts wurden dem Internationalen Register für fetale Behandlung in Winnipeg 41 Fälle einer intrauterinen Hydrozephalustherapie gemeldet. Neununddreißig davon waren ventrikuloamniotische Shunt-Anlagen, von denen 7 ante- bzw. postnatal verstarben, davon 4 in Zusammenhang mit dem Eingriff (9,8 %) und 3 aufgrund von Primär- oder Begleitfehlbildungen. Nur bei 12 der 34 überlebenden Kindern erbrachten die Nachfolgeuntersuchungen eine normale Entwicklung, 4 Kinder waren leicht, immerhin 18 schwer retardiert. Im Vergleich zur konsequenten postnatalen Shuntanlage scheint die intrauterine Hydrozephalustherapie somit keine Vorteile zu haben.

Bei der durch den Nachweis einer sog. „Schlüsselloch"-Blase und Oligohydramnie leicht in utero sonographisch diagnostizierbaren hinteren Urethralklappensequenz müssen, wie bei der pränatal erkannten Hydrozephalie, zunächst sehr sorgfältig Begleitfehlbildungen ausgeschlossen werden, bevor eine fetale Direktbehandlung versucht werden sollte. Wenn bei einer Schwangerschaft vor der 32. Woche keine zytogenetischen Anomalien bzw. Begleitfehlbildungen vorliegen, entscheidet zunächst die sonographisch bestimmte Fruchtwassermenge über das weitere Vorgehen. Bei fortschreitender Oligohydramnie nach der 32. Woche sollte unbedingt die sofortige Entbindung mit Korrektur der Harnwegsobstruktion nach der Geburt durchgeführt werden; hat sich die Oligohydramnie vor der 32. Woche manifestiert, kann hingegen ein temporärer Blasenkatheter gelegt werden. In den – allerdings nicht sehr häufigen – Fällen, in denen eine progrediente obstruktive Uropathie beim Feten vor Eintritt einer irreversiblen Nierenschädigung in utero sonographisch erfaßt wird und der Fetus noch nicht die Lebensfähigkeit erreicht hat, kann ein pränatal gelegter vesikoamnialer Shunt die erforderliche Zeitspanne überbrücken helfen und die Oligohydramnie bzw. daraus folgende Lungenhypoplasie sowie die permanente Nierenfunktionsstörung verhindern.

Die Mortalität beim fetalen Hydrothorax ist höher als 50%, da der intrathorakale Druck eine Lungenhypoplasie und gelegentlich einen generalisierten, nicht-immunologischen Hydrops verursacht. Rodeck et al. [57] berichteten als erste über die intrauterine Anlage von pleuroamnialen Shunts bei 8 Feten mit Hydrothorax und beginnendem generalisiertem Hydrops, wodurch ein Verschwinden der Polyhydramnie bei 6 Feten und eine Hydropsrückbildung bei 3 von 5 Feten erreicht werden konnte. Von den 6 überlebenden Feten hatten 5 keinerlei Atemstörungen, während diejenigen Kinder starben, bei denen keine intrauterine Lungendekompression erzielt wurde. Da ein Chylothorax, der beim Neugeborenen leicht durch Nachweis von Chylomikronen in der Flüssigkeit nach Nahrungszufuhr festgestellt werden kann, eine gute Prognose hat, ist offensichtlich in einigen Fällen eine intrauterine pleuroamniale Shuntanlage zur Behandlung einer Lungenhypoplasie indiziert worden.

Inzwischen besteht berechtigte Hoffnung, daß durch die rechtzeitige Einbringung von Stammzellen in den fetalen Kreislauf bereits zu einem Zeitpunkt, zu dem das Knochenmark physiologischerweise aus der Leber besiedelt wird, nach pränataler Diagnose von Enzymdefekten wie der ADA-Defizienz, diese durch Bildung einer stabilen Zellpopulation permanent korrigierbar werden könnten, da ein ähnlicher Ansatz im Tierexperiment bereits erfolgreich war [58].

Pränatale Diagnostik aus fetalen Zellen im mütterlichen Blut

Im Jahr 1893 wurde erstmals über das Auftreten von fetalen Zellen in der mütterlichen Zirkulation berichtet [59]. In den 70er Jahren standen für einen Nachweis kindlicher Zellen im mütterlichen Blut ausschließlich zytogenetische Methoden zur Verfügung, die jedoch damals und für diese Fragestellung nur eine sehr begrenzte Sensitivität und Spezifität hatten. So wurden z.B. ungebänderte Metaphasechromosomen oder die sog. Y-Body-Fluoreszenz in Interphasekernen untersucht, um im Blut schwangerer Frauen, die einen Jungen austrugen, einen männlichen Karyotyp nachzuweisen. Der außerordentliche Aufwand dieser Untersuchungen, bei denen zum Teil Tausende von Zellen untersucht wurden, stand jedoch in keinem Verhältnis zu den leider sehr enttäuschenden Ergebnissen. Zytogenetische Methoden haben sich als zu wenig empfindlich erwiesen, um kindliche Zellen in der mütterlichen Zirkulation eindeutig nachzuweisen. Vielmehr muß man vermuten, daß die Zellen, die in diesen Untersuchungen als kindlich beschrieben wurden, in Wahrheit falsch positive Ergebnisse einer zu wenig spezifischen Methode darstellten. Dies erklärt auch, warum die Angaben über die Anzahl kindlicher Zellen in der mütterlichen Zirkulation – 1/400 bis 1/2000 mütterlichen Zellen – eine gewaltige Überschätzung des tatsächlichen feto/maternalen Zellverhältnisses im Schwangerenblut waren. So konnten wir mit einer wesentlich empfindlicheren molekulargenetischen Technik, der sog. Southern Blot Hybridisierung, mit Y-spezifischen DNA Sonden nachweisen, daß das feto/maternale Zellverhältnis unter 1 in 5000 bzw. 1 in 10000 mütterlichen Zellen liegt [60]. Es hat zahlreiche Versuche gegeben, durch PCR die DNA männlicher Feten aus mütterlichem Blut nachzuweisen, indem man Y-chromosomale DNA Sequenzen mit Y-spezifischen DNA Primern amplifizierte [61, 62, 63, 64, 65]. In einem Teil der untersuchten Schwangerschaften ist es mit dieser Methode auch erstmals gelungen, DNA-Sequenzen nachzuweisen, die eindeutig von männlichen Feten stammten. Durch diese Untersuchungen konnte also erstmals gezeigt werden, daß tatsächlich auch im Laufe einer normalen Schwangerschaft kindliche Zellen in die mütterliche Zirkulation übertreten können. Nach jahrzehntelangen intensiven Bemühungen erkannte man, daß eine nichtinvasive Pränataldiagnostik aus mütterlichem Blut nur dann erreichbar ist, wenn es gelingen würde, ein hocheffizientes Anreicherungsverfahren zu entwickeln.

Inzwischen wurde eine Mehrstufen-Technik entwickelt, die das angestrebte Ziel erreicht. Hierzu werden die kindlichen Zellen mit einem spezifischen Antikörper markiert, um danach durch einen Zellsorter von den mütterlichen Zellen getrennt zu werden. Es sind prinzipiell zwei verschiedene Zellsorter-Systeme bekannt. Bei der Verwendung eines sog. Flow Sorters (FACS) werden die kindlichen Zellen zusätzlich zur Antikörpermarkierung mit fluoreszierenden Farbstoffen markiert. Das FACS-Gerät kann fluoreszierende von nicht fluoreszierenden Zellen unterscheiden und beide voneinander trennen. Zur Anreicherung fetaler Zellen wurde der Flow Sorter von mehreren Arbeitsgruppen eingesetzt [66, 67, 68, 69, 70, 71]. Mit dieser Technik haben sich aber im Hinblick auf Reproduzierbarkeit, Sensitivität und Spezifität Probleme ergeben. Obwohl ein Flow Sorter im Prinzip zur Anreicherung seltener Zellen sehr geeignet ist, hat er für diese spezielle Fragestellung entscheidende Nachteile. Zum einen ist ein FACS-Gerät sehr teuer und extrem personalaufwendig, was einen Einsatz in der Routine-Pränataldiagnostik von vorneherein ausschließt. die spezielle Methodik der Anreicherung durch einen Flow Sorter, die eine Markierung mit Fluoreszenzfarbstoffen voraussetzt, erschwert eine anschließende Diagnostik durch die sog. Fluoreszenz In Situ Hybridisierung. Auch sind die Zellen nach Separation durch einen Flow Sorter nicht gut genug erhalten, um eine reproduzierbare Diagnostik zu erlauben.

Eine Alternative zum Fluoreszenz aktivierten Zellsorter ist die Anreicherung durch magnetische Zellseparationssysteme, bei denen die Zellen mit Antikörpern und Eisenkügelchen markiert werden, um danach durch ein von außen angelegtes Magnetfeld die markierten von den unmarkierten Zellen zu trennen.

Grundsätzlich erscheinen drei verschiedene fetale Zelltypen zur Anreicherung aus mütterlichem Blut für die Pränataldiagnostik geeignet, und zwar Trophoblastzellen, Lymphocyten und nukleierte Erythrocyten. Trophoblastzellen können wie bereits erwähnt nach Abreißen von den Chorionzotten in die mütterliche Zirkulation gelangen. Allerdings würde man eine solche Einschwemmung kindlicher Zellen angesichts der Veränderung der Placentamorphologie im Laufe der Schwangerschaft vermehrt gegen Ende der Schwangerschaft erwarten. Eine Alternative zu den konventionellen invasiven Techniken der Pränataldiagnostik macht jedoch nur Sinn, wenn sie in der Frühschwangerschaft einsetzbar ist. Darüberhinaus sind Trophoblastzellen sehr schwer durch Antikörper zu markieren, da sie eine Mucopolysaccharidschicht auf ihrer Zelloberfläche tragen. Ein großer Teil der Trophoblastzellen ist mehrkernig; aus diesen Zellen ist eine Diagnostik durch Fluoreszenz In Situ Hybridisierung unmöglich. Aus diesen Gründen waren die Bemühungen, Trophoblastzellen zum Zwecke der Pränataldiagnostik aus mütterlichem Blut anzureichern, bisher erfolglos.

Das Auftreten fetaler Blutzellen in der mütterlichen Zirkulation wird entscheidend durch die Ontogenese der fetalen Blutbildung beeinflußt. Die fetale Blutbildung findet im Laufe der Schwangerschaft in drei Phasen innerhalb dreier verschiedener Organe statt. In der 2. Schwangerschaftswoche beginnt die fetale Blutbildung im Dottersack, in der 6. Woche verlagert sie sich in die fetale Leber. Die hepatische Blutbildung erreicht ihren Höhepunkt in der 12. Schwangerschaftswoche. Erst in der 16. Schwangerschaftswoche beginnt die fetale Blutbildung im Knochenmark, die bis zum Ende der Schwangerschaft kontinuierlich zunimmt. Hier werden erstmals Zellen der weißen Reihe gebildet, während die Phasen der Dottersack- und hepatischen Blutbildung ausschließlich erythropoetisch sind [72]. Ein großer Teil der zirkulierenden fetalen Erythrocyten ist – im Gegensatz zum Erwachsenenblut – kernhaltig. So konnten wir in differentiellen Zellzählungen von Nabelschnurblut zeigen, daß in der ersten Hälfte der Schwangerschaft der überwiegende Anteil kernhaltiger Zellen im fetalen Blut nukleierte Erythrocyten sind [73]. Aus diesen Gründen ist die Anreicherung fetaler Lymphocyten zum Zwecke einer frühen nichtinvasiven Pränataldiagnostik ungeeignet. Zwar kann man fetale Lymphocyten relativ spezifisch mit HLA-Antikörpern markieren, entsprechende Anreicherungsversuche waren jedoch nicht reproduzierbar. Darüberhinaus müssen bei einer Antikörpermarkierung gegen HLA-Antikörper die elterlichen Marker vorher bestimmt werden, und diese müssen informativ sein. Dies ist aber für eine Routinepränataldiagnostik unpraktikabel.

Es scheint daher für eine frühe Pränataldiagnostik am sinnvollsten, nukleierte Erythrocyten aus der mütterlichen Zirkulation anzureichern, zumal diese Zellen im normalen Erwachsenenblut selten oder gar nicht vorkommen. Nukleierte Erythrocyten besitzen außerdem einen sog. Transferrinrezeptor auf ihrer Zelloberfläche, ein Glycoprotein und Rezeptor für ein Eisentransportprotein [72].

Der Transferrinrezeptor läßt sich relativ spezifisch durch einen monoklonalen Antikörper (anti-CD71) markieren. Durch Flowsorten anti-CD71 markierter Zellen ist es zwei Arbeitsgruppen gelungen, fetale nukleierte Erythrocyten aus mütterlichem Blut anzureichern. Diese beiden Gruppen haben darüberhinaus auch erstmals einzelne Fälle von kindlicher Trisomie mit Hilfe von Fluoreszenz In Situ Hybridisierung untersucht.

Wir haben inzwischen 16 Schwangerschaften mit kindlicher Trisomie untersucht. Sechs Schwangere hatten einen Fetus mit Trisomie 18. Der Prozentsatz dreifachmarkierter Zellen lag in allen Fällen zwischen 9 und 15 %. Im Vergleich dazu lag bei Kontrolluntersuchungen an normalen Schwangeren der Prozentsatz dreifachmarkierter Zellen zwischen 0 und 5 %. Die Anzahl dreifachmarkierter Zellen war bei Trisomien signifikant höher als bei Kontrollen und die Prozentsätze beider Gruppen überlappten nicht. Die FISH Ergebnisse von 10 Schwangerschaften mit kindlicher Trisomie 21 waren sehr ähnlich wie die Ergebnisse nach FISH der Fälle mit Trisomie 18. Der Prozentsatz dreifachmarkierter Kerne lag hier zwischen 10 und 17 % im Gegensatz zu 0–7 % bei Kontrollen.

Wir hatten die Gelegenheit, 3 Schwangerschaften mit einer Trisomie 18, nachdem die Schwangerschaft unterbrochen worden war, nachzuuntersuchen. Es stellte sich hierbei heraus, daß 7–10 Monate nach Beendigung der Schwangerschaft keine nukleierten Erythrocyten aus dem Schwangerenblut mehr angereichert werden konnten und nach FISH keine Trisomie mehr nachweisbar war, d. h. der Prozentsatz dreifachmarkierter Kerne lag wieder im Bereich der Kontrollen. Dieses Ergebnis ist sehr ermutigend, denn es bedeutet, daß die fetalen Zellen im mütterlichen Blut wohl nicht lange genug erhalten bleiben, um eine Diagnostik in einer nachfolgenden Schwangerschaft zu stören.

Zusammenfassend ist die hier vorgestellte relativ einfache und kostengünstige Methode sehr effizient zur Anreicherung nukleierter Erythrocyten in der Früh-schwangerschaft. Diese ist unabhängig von vorausgegangenen invasiven Eingriffen. Mit Hilfe von anschließender Fluoreszenz In Situ Hybridisierung können kindliche Trisomien nachgewiesen werden.

Wir sind zur Zeit dabei, diese Methode an einer großen Serie von Schwanger-schaften zu testen. Um eine vorzeitige Übernahme der Technik vor ausreichender Testung in die Routine-Praxis bzw. einen Mißbrauch der Methode (z. B. zur Ge-schlechtsauswahl) zu verhindern, werden die Untersuchungen unter Patentschutz durchgeführt. Selbst wenn es sich dabei herausstellen sollte, daß es eine Überlappung in der Gruppe der Trisomien und Kontrollen nach FISH gibt, würde das Verfahren immerhin noch einen sehr wertvollen Screeningtest für die wichtigsten kindlichen Trisomien bieten, der dann einem größeren Kreis von Schwangeren angeboten wer-den könnte, weil er nicht invasiv und daher ohne Risiko für Mutter und Kind ist.

Literatur

1. Bevis DCA (1952) The antenatal prediction of haemolytic disease of the newborn. Lancet i: 395
2. Steele MW, Breg WR (1966) Chromosome analysis of human amniotic fluid cells. Lancet i: 383
3. Valenti C (1963) Chromosomal study of trophoblastic tissue. A technique. Am J Obstet Gynecol 92: 211
4. Nadler HL (1968) Antenatal detection of hereditary disorders. Pediatrics 42: 912
5. Nadler HL, Gerbie AB (1970) Role of amniocentesis in the intrauterine detection of genetic disorders. N Engl J Med 282: 596
6. Jonatha W, Tettenborn U, Knörr K (1978) Amniozentese In: Perinatale Medizin, Vol VII. Hg: Schmidt E, Dudenhausen JW, Saling. Thieme Verlag, Stuttgart
7. Working Party on Amniocentesis (1978) An assessment of hazards of amniocentesis. Br J Obstet Gynaecol 85, Suppl. 2: 1
8. Simpson NE, Dallaire L, Miller JR et al. (1976) Prenatal diagnosis of genetic disease in Canada: report of a collaborative study. Can Med Assoc J 115: 739
9. Wald NJ, Terzian E, Vickers PA et al. (1983) Congenital talipes and hip malformation in relation to amniocentesis: A case-control study. Lancet ii: 246
10. Elias S (1980) Prenatal diagnosis of genetic disorders. In: Givens JR (Hrg): Endocrinology of pregnancy. Chicago: Year Book. S. 327
11. Tabor A, Madsen M, Obel EB et al. (1986) Randomised controlled trial of genetic amniocentesis in 4,606 low-risk women. Lancet i: 1287
12. Stripparo L, Buscaglia M, Longatti L (1990) Genetic amniocentesis: 505 cases performed before the sixteenth week of gestation. Prenat Diagn 10: 359
13. Byrne D, Marks K, Azar G, Nicolaides KH (1991) Randomized study of early amniocentesis versus chorionic villus sampling: a technical and cytogenetic comparison of 650 patients. Ultrasound Obstet Gynecol 1: 235
14. Rooney DE, MacLachlan N, Smith J et al. (1989) Early amniocentesis: a cytological evaluation. Br Med J 299: 25
15. Sundberg K, Smidt-Jensen S, Philip J (1991) Amniocentesis with increased cell yield, obtained by filtration and reinjection of the amniotic fluid. Ultrasound Obstet Gynecol 1: 91

16. Byrne DL, Marks K, Braude PR, Nicolaides KH (1991) Amnifiltration in the first trimester: feasibility, technical aspects and cytological outcome. Ultrasound Obstet Gynecol 1: 320
17. Holzgreve W, Miny P, Beller FK, Pawlowitzki IH (1985) Aktueller Stand der pränatalen Diagnostik. Diagnostik 18: 25
18. Blumberg BD, Golbus MS, Hanson KH (1975) The psychological sequelae of abortion performed for a genetic indication. Am J Obstet Gynecol 122: 799
19. Fletcher JC (1986) Ethical issues in clinical trials of first trimester prenatal diagnosis. In: Brambati B, Simoni G (Hrg): Chorionic villus sampling. Basel. S. 2
20. Ward RHT, Modell B, Petrou M et al. (1983) Method of sampling chorionic villi in first trimester of pregnancy under guidance of realtime ultrasound. Br Med J 286: 1542
21. Brambati B, Oldrini A, Aladerun SA (1983) Methods of chorionic villi sampling in first trimester fetal diagnosis. In: Albertini A, Rosignani PG (Hrg): Progress in perinatal medicine. Amsterdam: Excerpta Medica. S. 275
22. Holzgreve W, Miny P (1985) Improved echogenicity of the catheter for chorionic villi sampling. In: Fraccaro M, Simoni G, Brambati B (Hrg): First trimester fetal diagnosis. Springer, Berlin. S. 64
23. Editorial (1986) The potential of chorionic villus sampling. Lancet i: 76
24. Smidt-Jensen S, Hahnemann N (1984): Transabdominal fine needle biopsy from chorionic villi in the first trimester. Prenat Diagn 4: 163
25. Jackson L (1990) CVS Latest News, 18. 1. 1990
26. Brambati B, Terzian E, Tognoni G (1991) Randomized clinical trial of transabdominal versus transcervical chorionic villus sampling methods. Prenat Diagn 11: 285
27. Hogge WA, Schonberg SA, Golbus MS (1986) Chorionic villus sampling: Experience of the first 1000 cases. Am J Obstet Gynecol 154: 1249
28. Jackson LG, Wapner RA, Barr MA (1986) Safety of chorionic villus sampling. Lancet i: 674
29. Sachs E, Jahoda MGJ, Kleijer WJ et al. (1988) Impact of first-trimester chromosome, DNA, and metabolic studies on pregnancies at high genetic risk: experience with 1000 cases. Am J Med Genet 29: 293
30. Miny P, Basaran S, Pawlowitzki IH et al. (1989) Validity of cytogenetic analyses from trophoblast tissue throughout gestation. Am J Med Genet 33: 136
31. Simoni G, Gimelli G, Cuoco C et al. (1986) First trimester fetal karyotyping: one thousand diagnoses. Hum Genet 72: 203
32. Canadian Collaborative CVS Amniocentesis Clinical Trial Group (1989) Multicentre randomised clinical trial of chorion villus sampling and amniocentesis. First report. Lancet i: 1
33. Rhoads GG, Jackson LG, Schlesselmann SE et al. (1989) The safety and efficacy of chorionic villus sampling for early prenatal diagnosis of cytogenetic abnormalities. N Engl J Med 320: 609
34. Firth HV, Boyd PA, Chamberlain P et al. (1991) Severe limb abnormalities after chorion villus sampling at 56–66 days' gestation. Lancet i: 762
35. Firth HV, Boyd PA, Chamberlain P et al. (1991) Limb abnormalities and chorion villus sampling. Lancet ii: 51
36. Hoyme HF, Jones KL, van Allen MI et al. (1982) Vascular pathogenesis of transverse limb reduction defects. J Pediatr 101: 839
37. Scott R (1991) Limb abnormalities after chorionic villus sampling. Lancet i: 1038
38. Hsieh FJ, Chen D, Tseng LH et al. (1991) Letter to the editor: Limb reduction defects and chorion villus sampling. Lancet i: 1092
39. Mastroiacovo P, Cavalcanti DP (1991) Letter to the editor: Limb reduction defects and chorion villus sampling. Lancet i: 1091
40. Monni G, Ibba RM, Lei R et al. (1991) Letter to the editor: Limb reduction defects and chorion villus sampling. Lancet i: 1091
41. Mahoney MJ (1991) Limb abnormalities and chorionic villus sampling. Lancet i: 1422
42. Jackson LG, Wapner RJ, Brambati B (1991) Limb abnormalities and chorionic villus sampling. Lancet i: 1423
43. Miny P, Holzgreve W, Horst J, Lenz W (1991) Limb abnormalities and chorionic villus sampling. Lancet i: 1423
44. Alvarez H (1966) Diagnosis of hydatidiform mole by transabdomial placental biopsy. Am J Obstet Gynecol 95: 538

45. Aladjem S (1969) Fetal assessment through biopsy of the human placenta. In: Pecile A, Finzi C (Hrg): The Foeto-Placental Unit. Amsterdam. S. 28
46. Szabo J, Herczeg J, Thurzo L, Szemere G (1984) Karyotyping from uncultured human throphoblast in the first trimester of pregnancy. Obstet Gynecol 64: 807
47. Nicolaides KH, Soothill PW, Rodeck CH, Warren RC (1986) Why confine chorionic villus (placental) biopsy to the first trimester? Lancet i: 543
48. Holzgreve W, Miny P, Basaran S et al. (1987) Safety of placental biopsy in the second and third trimester. N Engl J Med 317: 1159
49. Hogdall CK, Doran TA, Shime J et al. (1988) Transabdominal chorionic villus sampling in the second trimester. Am J Obstet Gynecol 158: 345
50. Basaran S, Miny P, Pawlowitzki IH et al. (1988) Rapid karyotyping for prenatal diagnosis in the second and third trimester of pregnancy. Prenat Diagn 8: 315
51. Jahoda MGJ, Pijpers L, Reuss A, Sachs ES (1988) Transabdominale Chorionzentese für die schnelle pränatale Diagnostik im zweiten Trimenon: Erfahrungen bei 147 Schwangeren. Z Geburtsh Perinat 192: 101
52. Monni G, Ibba RM, Olla G et al. (1988) Prenatal diagnosis of β-thalassaemia by second-trimester chorionic villus sampling. Prenat Diagn 8: 447
53. Chieri PR, Aldini AJR (1989) Feasibility of placental biopsy in the second trimester for fetal diagnosis. Am J Obstet Gynecol 160: 581
54. Miny P, Basaran S, Pawlowitzki IH et al. (1989) Validity of cytogenetic analyses from trophoblast tissue throughout gestation. Am J Med Genet 33: 136
55. Holzgreve W, Miny P, Gerlach B et al. (1990) Benefits of placental biopsies for rapid karyotyping in the second and third trimesters (late chorionic villus sampling) in high-risk pregnancies. Am J Obstet Gynecol 162: 1188
56. Harrison M, Golbus M, Filly R (1991) The unborn patient. Prenatal diagnosis and treatment. Saunders, Philadelphia
57. Rodeck C, Fisk N, Fraser D et al. (1988) Longterm in utero drainage of fetal hydrothorax. N Engl J Med 306: 1135
58. Chromblehome TM, Langer JC, Harrison MR, Zanjani ED (1991) Transplantation of fetal cells. Am J Obstet Gynecol 164: 218
59. Schmorl G: Pathologisch-anatomische Untersuchungen über Puerperal-Eklampsie. Leipzig 1893, Vogel
60. Gänshirt-Ahlert D, Pohlschmidt M, Gal A et al. (1990) Ratio of fetal to maternal DNA is less than 1 in 5000 at different gestational ages in maternal blood. Clin Genet 38: 38
61. Schwinger E, Hilliers M, Vosberg HP (1989) No identification of Y-chromosomal DNA in blood from pregnant women bearing a male fetus. Am J Hum Genet 45: A268
62. Lo YMD, Wainscoat JS, Gillmer MDG et al. (1989) Prenatal sex determination by DNA amplification from maternal peripheral blood. Lancet ii: 1363
63. Lo YMD, Patel P, Sampietro M et al. (1990) Detection of single copy fetal DNA sequence from maternal blood. Lancet i: 1463
64. Camaschella C, Alfarano A, Gottardi E et al. (1990) Prenatal diagnosis of fetal hemoglobin Lepore-Boston disease on maternal peripheral blood. Blood 75: 2102
65. Weier HU, Gray RJW (1990) Detection of fetal cells by in vitro DNA amplification. European Society of Analytical Cellular Pathology, International Congress Series 1: 105
66. Herzenberg LA, Bianchi Y, Schröder HM, Iverson GM (1979) Fetal cells in the blood of pregnant women: detection and enrichment by fluorescence-activated cell sorting. Proc Natl Acad Sci 76: 1453
67. Bianchi DW, Flint AF, Pizzimenti MF et al. (1990) Isolation of fetal DNA from nucleated erythrocytes in maternal blood. Proc Natl Acad Sci 87: 3279
68. Bruch JF, Metezeau P, Garcia-Fonknechten N et al. (1991) Trophoblast like cells sorted from peripheral maternal blood using flow cytometry: a multiparametric study involving transmission electron microscopy and fetal DNA amplification. Prenat Diagn 11: 787
69. Yeoh SC, Sargent IL, Redman CWG (1989) Detecting fetal cells in maternal circulation. Lancet ii: 869
70. Price JO, Elias S, Wachtel SS et al. (1991) Prenatal diagnosis with fetal cells isolated from maternal blood by multiparameter flow cytometry. Am J Obstet Gynecol 165: 1731

71. Cacheux V, Milesi-Fluet C, Tachdjian G et al. (1992) Detection of 47,XYY trophoblast fetal cells in maternal blood by fluorescence in situ hybridization after using immunomagnetic lymphocyte depletion and flow cytometry sorting. Fetal Diagn Ther 7: 190
72. Knoll W, Pingel E, Dance N et al. (1972) Acta Haematol 2: 369
73. Holzgreve W, Garritsen HSP, Gänshirt-Ahlert D (1992) Fetal cells in maternal circulation. J Reprod Med 37: 410
74. Horton MA (1983) Expression of transferrin receptors during erythroid maturation. Exp Cell Res 144: 361
75. Daffos F, Forestier F (1987) Pränatale Diagnostik der kongenitalen Röteln und Toxoplasmose durch fetale Blutentnahme unter Ultraschallsicht. In: Holzgreve W (Hrg): Pränatale Medizin. Springer, Berlin. S. 19

Prädiktive Medizin: Ist Wissen besser als Nichtwissen?

Elisabeth Beck-Gernsheim

Einleitung

Innerhalb weniger Jahrzehnte haben sich Entwicklungen in Medizin und Naturwissenschaften vollzogen, die eine enorme Ausweitung des Wissens um die biologischen und genetischen Grundlagen des Menschen gebracht haben. Ein solches Wissen kann, wie vielfach ausgeführt, im Umgang mit Gesundheit, Krankheit, Behinderung neue Handlungschancen eröffnen. Aber ebenso gilt: Ein solches Wissen ist Chance und Gefahr zugleich. Was wir im Bereich der Medikamente seit langem wissen, daß jede Wirkung ihre Nebenwirkungen hat, dies gilt ebenso für die viel weiterreichenden Eingriffe, die mit der Gentechnologie möglich werden. Aber während jedes Medikament vor seiner Zulassung viele Kontrollen durchläuft, um Verträglichkeit und physische Nebenwirkungen zu prüfen, ist das Wissen darüber, was die Gentechnologie an ungeplanten Nebenwirkungen bringt – an Implikationen im sozialen, psychischen und politischen Bereich – erst in einem frühen Anfangsstadium begriffen.

Im folgenden will ich deshalb bewußt diese andere, die Kehrseite ins Blickfeld rücken, indem ich einige der psychosozialen Belastungen und Entscheidungskonflikte thematisiere, die im Gefolge gendiagnostischer Verfahren auf die Patienten bzw. Klienten zukommen. Hierzu ist wichtig, zunächst an einen der bedeutsamsten Punkte zu erinnern, an dem sich die molekulargenetische Diagnostik von herkömmlichen Arten der Diagnostik unterscheidet. Dies ist ihre prädiktive Dimension (Institut für System- und Technologieanalysen 1992, S. 43 f). Während die herkömmliche Diagnostik eine pathologische Veränderung erst feststellt, wenn diese (und sei es in einem sehr frühen Stadium) bereits eingetreten ist, zeichnet sich die genetische Diagnostik durch die Möglichkeit aus, eine Krankheit schon lange vor ihrem Ausbruch vorherzusagen (bekanntes Beispiel: Chorea Huntington).

Natürlich liegt genau in dieser prognostischen Dimension ein wesentlicher Grund für die Attraktivität dieser Technik. Denn frühzeitiges Erkennen schafft Handlungsmöglichkeiten, die nach dem Ausbruch einer Krankheit möglicherweise nicht mehr gegeben sind. Auf der anderen Seite schafft sie aber auch Probleme: Zukünftige Kranke sind ja aktuell Gesunde. Mit der Ausdifferenzierung genetischer Diagnose- und Prognoseverfahren wird derart eine neue Personengruppe geschaffen, die man „gesunde Kranke" nennen könnte: Menschen, die sich völlig gesund fühlen, aber nun plötzlich mit der Nachricht konfrontiert sind, daß sie die Anlage zu einer schweren Krankheit in sich tragen – daß es also nur eine Frage der Zeit ist, bis die

Krankheit offen ausbricht; und daß diese Krankheit (aufgrund der Kluft zwischen Diagnose- und Therapiemöglichkeiten, die die gegenwärtige Genforschung kennzeichnet) wahrscheinlich nicht heilbar sein wird.

Im Umgang mit diesen neuen Formen der diagnostischen Information haben Ärzte und Patienten bisher relativ wenig Erfahrung. Deshalb kann es im folgenden nicht darum gehen, fertige Ergebnisse zusammenzufassen, sondern eher darum, den „Möglichkeitsrahmen" zu entwerfen. Dies freilich geschieht nicht zufällig, in Form beliebiger Spekulation. Vielmehr wird versucht, Parallelen zu anderen Feldern der Medizinischen Psychologie und der Soziologie herzustellen, dort vorliegende Befunde aufzugreifen und auf die Prädiktive Medizin anzuwenden. Daraus werden sich vier Thesen ergeben, die exemplarisch auf nicht-intendierte Nebenfolgen der Gendiagnostik verweisen. Vorweg auf Stichworte zusammengefaßt: Identitätsbedrohung; soziale Stigmatisierung; rationalistisches Handlungsparadigma; technisch beschränktes Wissen.

1. Identitätsbedrohung

Nicht jede Mitteilung einer genetischen Disposition hat weitreichende psychosoziale Folgen. Wer in jungen Jahren erfährt, daß er im Alter vielleicht eine leichte Neigung zu Gicht hat, wird damit wohl leben können. Anders dagegen ist die Situation, wenn es sich um eine schwere körperliche und/oder geistige Erkrankung handelt, die praktisch unausweichlich auf den Betroffenen zukommt; d. h. wenn der Ausbruch der Krankheit sicher zu erwarten ist und eine entsprechende Therapie nicht zur Verfügung steht (Beispiel wieder: Chorea Huntington). Eine solche Diagnose rührt ans Innerste der Person, verändert nachhaltig ihren Lebensentwurf.

Unter diesen Bedingungen dürfte die bloße Diagnose der Krankheitsanlage eine persönliche Krise auslösen, in mancherlei Hinsicht ähnlich der, wie sie bei der unmittelbaren Konfrontation mit einer schweren Krankheit auftritt – z. B. dann, wenn den Eltern mitgeteilt wird, daß ihr soeben geborenes Kind eine schwere Mißbildung aufweist. Hier, so wird in vorliegenden empirischen Untersuchungen berichtet (z. B. Nippert 1988; Uhlemann 1990; Friedrich u. a. 1992), ist ein Gemengelage der Gefühle zu beobachten, das zunächst einmal mit Schock, Verzweiflung, Entsetzen beginnt. Vielfach kommen dann bohrende Fragen, Schuld- und Versagensgefühle: Warum passiert das mir? Was habe ich bloß getan? Womit habe ich das verdient? Und durchgängig brechen Gefühle der Verletzung und narzißtischen Kränkung hervor: Die Nachricht, mit einer schweren Krankheit „behaftet" zu sein, wird nicht als Äußeres erlebt, als neutrale Tatsachenmitteilung, sondern wird oft direkt auf die eigene Person bezogen, als Minderwertigkeit und Makel erlebt. In manchmal milder, manchmal krasserer Form zeigt sich das Erscheinungsbild einer „beschädigten Identität" (Goffman 1967). Soweit bisher Erfahrungen aus der Gendiagnostik vorliegen, weisen sie in ähnliche Richtung:

„Das Genom gilt weithin – sowohl unter Wissenschaftlern wie unter Laien – als die ‚Substanz' des Individuums. Der Fehler im Genom ist dann ein Fehler in der Person selbst. Die Krankheit ist nicht einfach von außen zugeflogen, sondern ein Teil der Persönlichkeit... Es gibt Berichte über massive Schwierigkeiten im Umgang mit solcher Information. Bereits die Bezeichnung einer Krankheit als ‚genetisch' kann weitreichende, bisweilen zerstörerische Implikationen haben. Die Betroffenen fühlen sich in ihrer Persönlichkeit verunsichert" (Institut für System- und Technologie-analysen 1992, S. 45).

Nun gibt es aber auch andere Fälle, wo der Befund der Gendiagnostik nicht eine bestimmte Krankheitsanlage aufzeigt, sondern genau umgekehrt diese Krankheits-anlage ausschließt. Dies gilt insbesondere für Menschen, in deren Familie schwere Erkrankungen aufgetreten sind und die deshalb für sich selbst ein ähnliches Schicksal befürchten. Ihnen kann mit Hilfe der Gendiagnostik nicht selten mitgeteilt werden, daß ihre Angst unbegründet ist. Offensichtlich, so werden Vertreter einer naturwissenschaftlich orientierten Medizin argumentieren, bringt die Gendiagnostik also nicht nur psychosoziale Belastungen, sondern vielfach auch Entlastungen. Dies ist in bestimmtem Sinn sicherlich richtig – und vielleicht doch nur ein Teil der Wahrheit. Ignoriert wird hier nämlich, daß für den, der mit einer bestimmten Krankheitserwartung aufwächst, auch die Krankheitserwartung zum Teil der Iden-tität werden kann. Er richtet sich gewissermaßen in ihr ein, sie wird (wenn auch unter Schmerzen) integriert in die Person und den Lebensentwurf. Kommt nun mit einem Mal die Nachricht, die Krankheitserwartung sei unbegründet, so mag die Wirkung vielschichtiger sein, als das bloß naturwissenschaftlich orientierte Paradigma an-nehmen läßt. Auf der einen Seite mag ein solcher Befund zweifellos Erleichterung bringen, von Ängsten und Alpträumen befreien. Aber auf der anderen Seite wird nun die über Jahre erworbene „Identitätsbalance" umgeworfen. Man ist ein anderer, als man dachte, man ist „normal". Selbstbild und Lebensentwurf, bisher tiefreichend von der Krankheitserwartung geprägt, passen nicht mehr. Ein Betroffener, selbst qua Familiengeschichte mit der Möglichkeit von Chorea Huntington konfrontiert, stellt fest:

Es wird das Ergebnis einer Gentest-Teilnahme „radikale Auswirkungen auf die psychische und psychosoziale Konstitution der ratsuchenden Person haben... In Wirklichkeit ändert sich nicht ein abstraktes statistisches Datum, sondern die eigene Person erfährt eine Veränderung, betrachtet sich selbst anders und wird von anderen einer veränderten Betrachtung unterzogen... Bei Risikopersonen ... wird die kom-plizierte psychische Balance, mit welcher der Seiltanz zwischen Hoffnung und Angst zu bewältigen versucht wird, erschüttert, weil ein Testergebnis nun wieder die bis-herigen Grundlagen des eigenen Lebensentwurfes – nämlich sich selbst als Träger zweier potentieller Schicksale zu begreifen – umwirft und eine eindeutige Zuwei-sung ... ermöglicht bzw. erzwingt" (Kranen 1989, S. 69 und S. 71).

2. Soziale Stigmatisierung

Wo aber tatsächlich eine schwerwiegende Krankheitsanlage mitgeteilt wird, wird sich nicht nur die Selbstwahrnehmung, sondern vielfach auch die Fremdwahr-nehmung verändern. Der genetische „Defekt" kann – so er bekannt wird – im so-zialen Umfeld zum Etikett werden, ja zum Stigma, wird damit (s. Goffmans (1967) klassische Arbeit) zum Auslöser für typische Reaktions- und Interaktionsformen: von Unbehagen und Peinlichkeit bis zu diffusen Vorurteilen und Ängsten, von Vermeidung und Ablehnung bis zu subtilen oder direkten Formen der Ausgrenzung und Diskriminierung. Wo dies geschieht, wird das betroffene Individuum versuchen, sich über diverse Spielarten des Stigma-Management zu schützen, z. B. über Tarnung und Abwehr oder über Informationssteuerung und -kontrolle: wem mitteilen, wem nicht, wann und wieviel, in welcher Dosierung und zu welchem Zeitpunkt?

Man nehme als Beispiel die Situation werdender Eltern, die durch die Pränataldiagnostik erfahren, daß das im Mutterleib heranwachsende Kind eine schwere Krankheit aufweisen wird. Wenn sie die Schwangerschaft dennoch fortsetzen wollen, dann müssen sie überlegen, ob und wie sie diese Nachricht der Umwelt (z. B. den werdenden Großeltern und sonstigen Familienmitgliedern) mitteilen wollen. Sofern es sich um eine Krankheit handelt, die erst in späteren Jahren zum Ausbruch kommt, werden die Eltern dann auch entscheiden müssen, ob sie dem heranwachsenden Kind seine Veranlagung frühzeitig mitteilen wollen, oder ob sie dies besser verschweigen. Und gerade im Idealfall besonnenen Abwägens wird offensichtlich, daß jede Entscheidung ihre eigenen Dilemmata und Konflikte enthält: Welcher Weg ist belastender, und für wen? Was sind die jeweiligen Chancen, was die Kosten? Wer kann wieviel Wahrheit ertragen? Stigma oder Spiralen des Schweigens, Schock oder Familiengeheimnis, was sollen wir tun?

Schon diese knappe Skizze läßt ahnen: Besonders explosiv wirkt die genetische Information da, wo die Krankheitsanlage bereits sehr früh erkennbar wird, der tatsächliche Krankheitsausbruch aber weit später erfolgt. Bis dahin können diese Menschen ein völlig normales Leben führen. Oder genauer: sie *könnten* dies – sofern sie nichts über ihre genetische Veranlagung erfahren. Wo dies aber geschieht, wird die Chance zu einem normalen Leben empfindlich gestört oder gar zerstört. Berufswahl, Partnerschaft, Elternschaft – alle Lebensentscheidungen stehen dann unter der Hypothek des erwarteten Schicksalsschlags. Für diese Menschen ist es zunächst einmal nicht die Krankheit, sondern die gendiagnostisch bereitgestellte *Information* über eine mögliche Krankheit, das damit einhergehende „Etikett," was die Normalität der Lebensgestaltung nachhaltig außer Kraft setzen kann.

3. Rationalistisches Handlungsparadigma

„Durch Vermittlung von genetischen Fakten wird eine entscheidende Veränderung erfahren: Das Stadium des Nichtwissens ist endgültig vorbei, und Wissen fordert ein verantwortliches Handeln heraus" (Schroeder-Kurth 1989, S. 202). So steht es in einem Artikel über genetische Beratung zu lesen. Hier wird eine wichtige Voraussetzung sichtbar: Die Gendiagnostik setzt den Menschen voraus, der rational abzuwägen versteht, der umgehen kann mit hochkomplizierten medizinischen Aussagen und den ethischen Problemen, in die sie hineinführen.

Unsicher ist aber, ob die Fragen, die sich hier auftun, überhaupt einer rationalen Bearbeitung zugänglich sind (gibt es rationale Kriterien des Schwangerschaftsabbruchs, bei welchem genetischen Befund, welchem Schweregrad, ab welchem Wahrscheinlichkeitsgrad?). Unsicher ist erst recht, wie die Normalbürger – die medizinischen Laien, die im öffentlichen Expertenstreit um die Gentechnologie sich jetzt schon überfordert und hilflos fühlen – mit der auf sie einströmenden Information umgehen sollen; und dies umso mehr, wenn sie keine qualifizierte Ausbildung haben, vielleicht gar Ausländer sind und die deutsche Sprache nur teilweise beherrschen (kurz zu einer Gruppe gehören, die im Zeitalter weltweiter Wanderungsbewegungen spürbar am Anwachsen ist).

„Genetische Beratung geht davon aus, daß der Ratsuchende eine bessere Orientierung, eine geeignete Einstellung und Verhaltensweise in seiner spezifischen Situation finden kann" (ebd.). Wie oft wird diese bessere Orientierung tatsächlich erreicht? Wie oft werden stattdessen neue Konfliktlagen erzeugt, die den Lebensentwurf der Betroffenen aus dem Gleichgewicht bringen? Anders gefragt: Ist die Voraussetzung richtig, die zum Handlungsparadigma der Gendiagnostik gehört – ist Wissen immer besser als Nichtwissen?

Nicht mehr alle Humangenetiker sind bereit, hier ein selbstverständliches Ja zur Antwort zu geben. Vorsicht und Skepsis klingen an, wenn z. B. Fuhrmann schreibt: „Wir haben vor 20 und 30 Jahren die genetische Beratung unter der vielleicht etwas naiven Annahme entwickelt, daß mehr Wissen und besseres Wissen immer gut sei und daß wir nur möglichst genaue Diagnosen machen, möglichst genaue Prognosen errechnen und unseren Ratsuchenden verständlich machen müßten, um ihnen zu einer für sie richtigen Entscheidung zu verhelfen. Wir wissen heute viel besser, daß dies keineswegs immer der Fall ist" (1989, S. 14).

Noch schärfer wird das Dilemma formuliert bei Schmidtke (1990), in einem Artikel mit dem bezeichnenden Titel „Die Einsamkeit angesichts der Wahrheit". Schmidtke beginnt mit dem Hinweis auf die Lasten, die im Wissen angelegt sind. Demnach kommt dem Wissenschaftler leicht das Gefühl dafür abhanden, welche Bedeutung die Freiheit des Nichtwissens hat. Schließlich ist es ja seine Aufgabe, Wissen zu schaffen. Aber grundsätzlich anders ist die Situation der Klienten: Für sie kann sich, so Schmidtke, dies Wissen „schnell als Last erweisen. Denn anders als mit Gegenständen, die man verschenken oder wegschmeißen kann, hat man mit einmal erworbenem, unangenehmem Wissen seine Not – man kann es bestenfalls verdrängen". Schmidtke nennt die vielen Fragen, die mit der Sicherheit der Voraussage kommen: „Ist es immer sinnvoll, persönliche Risiken zu kennen? Lassen sich derartige Kenntnisse in eine bewußtere Lebensführung umsetzen? Ist man wissend glücklicher als vermutend oder hoffend? Wir müssen davon ausgehen, daß wir in den nächsten Jahren immer mehr über unsere individuelle Zukunft erfahren können. Wie aber läßt sich mit den in solchem Wissen enthaltenen Chancen und Ängsten leben?"

4. Technisch beschränktes Wissen

Zu den Zielen genetischer Beratung gehört es, „informiertere Fortpflanzungsentscheidungen" des Individuums möglich zu machen (Pander u. a. 1992, B-2787). Doch auch hier wieder stellt sich die Frage, ob dieses Ziel tatsächlich erreicht werden kann oder genauer, bei wem dies Ziel erreicht wird, bei welchen Klientengruppen bzw. Fallbildern, und wo dagegen es eher verfehlt wird.

Beginnen wir mit der unproblematischen Konstellation. Sie ist dann gegeben, wenn einem Paar mit Kinderwunsch mitgeteilt werden kann, daß vor dem Hintergrund der jeweiligen Familiengeschichten kein Anlaß besteht, mit einem erhöhten genetischen Risiko für den Fall einer Schwangerschaft zu rechnen. Ähnlich ist die Situation, wenn einer schwangeren Frau mitgeteilt werden kann, aufgrund des Befunds der Pränataldiagnostik könne eine befürchtete Anomalie (z. B. Down-

Syndrom) ausgeschlossen werden. Solche Fälle sind deshalb unproblematisch, weil eine genetische Aussage gemacht werden kann, die mit den Wünschen und Hoffnungen der Klienten übereinstimmt. So können bestehende Ängste ausgeräumt werden, und die Freude aufs Kind kann sich freier entfalten.

Anders dagegen ist die Situation da, wo die Gendiagnostik nur eine Wahrscheinlichkeitsaussage erlaubt (etwa der Art: es besteht ein Erkrankungsrisiko von 25 Prozent für jedes Kind). Bekanntlich können statistische Wahrscheinlichkeitsangaben nie etwas aussagen über den konkreten Fall, die jetzt und hier bestehende oder geplante Schwangerschaft. Aber ebenso gilt, „ein bißchen schwanger gibt es nicht". Von daher paßt die Qualität des gendiagnostischen Befunds nicht zusammen mit der Logik der Entscheidungssituation, die nur zwei Alternativen zuläßt: ja oder nein, Schwangerschaft oder keine. Hier fühlen sich die Klienten oft allein gelassen mit ihren Ängsten, mit ihren Gefühlen. Und dies ist kein Zufall, auch kein individuelles Versagen der Berater, vielmehr systematisch bedingt. Denn das Wissen, das die Gendiagnostik bereitstellt, ist ein technisch beschränktes Wissen, keines, das die existentiellen Fragen und Konflikte auffangen kann, die bei den Klienten angerührt werden.

Wohl noch schwerere psychische Belastungen sind zu erwarten, wenn einer schwangeren Frau ein Befund mitgeteilt werden muß, der ihre Hoffnungen direkt zerstört, d.h. wenn tatsächlich eine genetische Anomalie festgestellt wird. Hier erst recht wird die Patientin vor existentielle Fragen gestellt, in ganz wörtlichem Sinn. Es geht um Leben oder Tod des Kindes, das in ihr heranwächst, nein, genauer: um *ihre Entscheidung* über Leben oder Tod, d.h. um eine aktive Handlung, gegebenenfalls um die bewußte Zustimmung, den Tod des Kindes herbeizuführen. Hier erst recht öffnet sich ein existentielles Dilemma: auf der einen Seite die Angst vor Leid und Behinderung, vor den Auswirkungen auf das eigene Leben; auf der anderen Seite die Schuldgefühle, die Angst vor dem Töten, die Trauer um ein Kind, das (wie gerade bei der Altersindikation häufig) vielleicht schon seit langem sehnlichst erhofft wurde. Hier erst recht hat die Gendiagnostik mit ihrem technisch beschränkten Wissen keine Antwort zu bieten für die emotionalen Konflikte der Klienten, für ihren Schmerz, ihre Verzweiflung, ihre Ratlosigkeit.

Hier liegt wohl tatsächlich ein unlösbares Dilemma. Es begleitet den Alltag der humangenetischen Beratung, bricht immer wieder auf, in manchmal direkten, manchmal versteckteren Formen. Und kein Zweifel, es ist unbequem, ja auch lästig, es kostet Zeit, Kraft und Geduld, es konfrontiert den Arzt oder die Ärztin mit der Begrenztheit ärztlichen Könnens, ja vielleicht auch mit eigenen emotionalen Konflikten: Er oder sie wird zum „hilflosen Helfer" (Schmidbauer 1977). Es ist nicht leicht, eine solche Situation zuzulassen, auch vor sich selbst einzugestehen. Die Versuchung liegt nahe, sie wegzudefinieren und abzuschieben. In einem Artikel über humangenetische Beratung heißt es z.B.: „Die von vielen Ratsuchenden in der Humangenetischen Beratung gestellte Frage ‚Was würden Sie mir raten?' deutet auf ein verbreitetes Mißverständnis hin" (Zerres 1993, S. 17). Aber vielleicht könnte man umgekehrt ebenso sagen (durchaus im Wissen um all die guten Gründe, die zum Leitbild der nondirektiven Beratung geführt haben): Ein solcher Satz deutet auf ein technologisches Mißverständnis auf seiten derer, die genetische Beratung durchführen. Er ignoriert nämlich die leib-seelische Ganzheit der Patientin, er bleibt blind gegenüber der enormen Psychodynamik, die ein gendiagnostischer Befund auslösen kann. Wie kann man erwarten, daß Ratsuchende (sic!) nicht um einen Rat bitten? Wie kann man annehmen, daß Klienten, die in emotionale Abgründe stürzen, sich etwa Wahrscheinlichkeitsaussagen anhören, dieselben geordnet zur Kenntnis nehmen – und dann ihre Verzweiflung, ihre Wut, ihre Ausweglosigkeit einpacken und sich damit nach Hause begeben? Daß sie pflegeleicht reagieren, die Hilflosigkeit des Helfers antizipieren?

Das Ziel der Humangenetik ist es, den Klienten/Klientinnen zu mehr Autonomie zu verhelfen. Aber in den hier geschilderten, den tragischen Fällen sieht die Situation anders aus, wenn man sie aus der Perspektive der Patienten betrachtet: Sie fühlen sich einer Situation ausgeliefert, die – welche Entscheidung auch immer sie fällen – eine angst- und schuldbeladene ist. Sie finden sich plötzlich in einer „Double bind"-Situation mit allen Verstrickungen.

Das Dilemma, das hier aufbricht, ist im naturwissenschaftlich verengten Selbstverständnis der modernen hochtechnisierten Medizin angelegt. Auf eine Formel gebracht: „Logik der Forschung" und „Logik der Gefühle" stehen sich gegenüber. Da ist auf der einen Seite der Forscher, auch Arzt, selbst distanziert vom Geschehen, dessen Leitprinzip die „informierte Fortpflanzungsentscheidung" ist. Da sind auf der anderen Seite die Ratsuchenden, mit ihrem Wunsch, der da lautet: Ein gesundes Kind soll es sein. Dazwischen ist eine Kluft – in den glücklichen Fällen überbrückbar, in den anderen nicht. Manche derer, die in der Humangenetik tätig sind – sei's als Forscher, sei's als Berater – sind sich dieser Kluft sehr wohl bewußt. Man nehme etwa das Buch von Reif und Baitsch (1986) über Genetische Beratung. Sein Untertitel lautet „Hilfestellung für eine selbstverantwortliche Entscheidung?" Und das Fragezeichen signalisiert, daß die Autoren wohl wissen um die Grenzen und Dilemmata ihres Tuns.

Schluß

Schon an diesen hier nur stichwortartig umrissenen Problemfeldern deutet sich an, wo die bislang noch wenig erforschten Kehrseiten der Prädiktiven Medizin liegen. Zur These zusammengefaßt: Die psychosozialen Probleme und Kosten, die das Wissen um die genetische Veranlagung bringt, werden vom vorherrschenden naturwissenschaftlichen Paradigma der Medizin nicht erfaßt, und sie werden vor allem auch unterschätzt in der explosiven Bedeutung und Brisanz, die ein solches Wissen für den einzelnen (und eventuell unfreiwillig auch für andere Familienmitglieder) bringen kann. Denn das Wissen um die genetische Veranlagung betrifft fundamental das Selbstbild, greift ein in die Lebenszusammenhänge, Lebensplanungen, Alltagsabläufe der Menschen, unterwirft sie medizinischen Betreuungsvorhaben, Präventionskonzepten, Kontrollen.

Nun kann keiner behaupten, die hier angedeuteten Belastungen seien den in der Humangenetik tätigen Forschern und Ärzten bislang völlig verborgen geblieben. Nimmt man die Diskussionen innerhalb der deutschen Humangenetik, so mehren sich vielmehr die Anzeichen, wonach manche das Tempo der in Gang gesetzten Entwicklungen mit Unbehagen und Skepsis betrachten, sich vor neuen Fragen sehen, alte Annahmen so nicht mehr fortschreiben wollen. Thematisiert werden ethische Fragen und Konflikte, die den Wert des Lebens und die Würde des Menschen berühren. Gesucht wird nach Anwendungsregeln und den Maßstäben, auf die sie sich gründen. Als prominenter Vertreter dieser Richtung schreibt z. B. Baitsch: „Wir sehen uns drängender denn je konfrontiert mit der Frage, ... was unsere Fächer heute tun, was sie morgen tun werden ... Forschung mit und am Menschen berührt die Würde des Menschen, da Grundlagenforschung alsbald zur Anwendung führt ... Ich wünsche mir und meinem Fach, daß die unabdingbare Achtung vor der personalen Würde des Mitmenschen das Kernstück dieses neuen Paradigmas [in der Humangenetik] sein wird" (1990, S. 182).

Meine Hoffnung ist, daß die Dilemmata, in denen die Humangenetik heute steht, die sowohl ihr Selbstverständnis wie ihr alltägliches Handeln betreffen, systematisch und breit erforscht werden, auch in Form einer interdisziplinären Zusammenarbeit. Nur so kann man versuchen, Lösungsmöglichkeiten zu finden – und dies möglichst bald. Denn wenn wir die genetische Landkarte immer detaillierter aufschlüsseln, immer mehr „Defekte", „Anomalien", „Risikofaktoren" entdecken, wenn gleichzeitig die damit verknüpften sozialen und ethischen Probleme aber unbegriffen bleiben – und das genau ist, bislang zumindest, weitgehend der Fall (Lippmann 1991) –, dann wird unser Umgang mit Gesundheit, Krankheit, Behinderung nicht rationaler, und erst recht nicht humaner. Im Gegenteil: Die „biologische Entdeckungseuphorie" (Zander 1992, S. 79), einseitig betrieben, führt dann in eine „moralische Odyssee" (Blatt 1990, S. 9).

Literatur

Baitsch H (1990) Naturwissenschaften und Politik am Beispiel des Faches Anthropologie während des Dritten Reiches. In: Ulmensien. Schriftenreihe der Universität Ulm. Band 4. Universitätsverlag Ulm: Ulm, 173–185

Blatt R (1991) Bekomme ich ein gesundes Kind? Chancen und Risiken der vorgeburtlichen Diagnostik. Reinbek: Rowohlt

Friedrich H et al. (1992) Mißbildung und Familiendynamik. Göttingen: Vandenhoeck & Ruprecht

Fuhrmann W (1989) Genetische Beratung aus der Sicht eines Humangenetikers. In: Schroeder-Kurth T (Hrsg.): Medizinische Genetik in der Bundesrepublik Deutschland. Frankfurt: Schweitzer, 10–16

Goffman E (1967) Stigma. Über Techniken der Bewältigung beschädigter Identität. Frankfurt: Suhrkamp

Institut für System- und Technologieanalysen (1992) Perspektiven der Anwendung und Regelungsmöglichkeiten der Genomanalyse in den Bereichen Humangenetik, Versicherungen, Straf- und Zivilprozeß. Bericht im Auftrag des Büro für Technikfolgenabschätzung des Deutschen Bundestages. Bad Oeynhausen: hektographiertes Manuskript

Kranen K (1989) Das Recht auf Wissen versus das Recht auf Nichtwissen. In: Schroeder-Kurth T (Hrsg.): Medizinische Genetik in der Bundesrepublik Deutschland. Frankfurt: Schweitzer, 66–103

Lippmann A (1991) Research Studies in Applied Human Genetics: A Quantitative Analysis and Critical Review of Recent Literature. American Journal of Medical Genetics, Band 41/Oktober, 105–111

Nippert I (1988) Die Geburt eines behinderten Kindes. Belastung und Bewältigung aus der Sicht betroffener Mütter und ihrer Familien. Stuttgart: Enke

Pander HJ, Artlich A, Schwinger E (1992) Heterozygoten-Testung bei Mukoviszidose. Eugenik, Prävention oder Instrument der humangenetischen Beratung? Deutsches Ärzteblatt 89, Heft 51/52, 21. Dezember 1992, B-2786–B2790

Reif M, Baitsch H (1986) Genetische Beratung. Hilfestellung für eine selbstverantwortliche Entscheidung? Springer: Berlin

Schmidbauer W (1977) Die hilflosen Helfer. Reinbek: Rowohlt

Schmidtke J (1990) Die Einsamkeit angesichts der Wahrheit. Süddeutsche Zeitung, 9.8.
Schroeder-Kurth T (1989) Indikationen für die genetische Familienberatung. Ethik in der Medizin, Heft 1
Taylor S, Aspinwall L (1990) Psychological Aspects of Chronic Illness. In: Costa P, VandenBos G (Hrsg.): Psychological Aspects of Serious Illness: Chronic Conditions, Fatal Diseases, and Clinical Care. Washington: American Psychological Association, 3–60
Uhlemann Th (1990) Stigma und Normalität. Kinder und Jugendliche mit Lippen-Kiefer-Gaumen-spalte. Göttingen: Vandenhoeck & Ruprecht
Zander H (1992) Humangenetik in anthropologischer Perspektive. In: Merkur, 46. Jahrgang, 79–83
Zerres K (1993) Humangenetische Beratung: Klientel, Aufgaben, Grenzen, Probleme. In: Pro familia magazin, Heft 1, 17–20

Zur Schuldfrage in der psychosomatischen Betreuung bei pränataler Diagnostik

Marianne Ringler

Pränatale Diagnostik ist untrennbar verbunden mit Schwangerschaftsabbruch bei nicht-lebensfähigen und/oder kongenitalen Mißbildungen. Die legistische Straffreiheit in diesen Fällen begrüße und befürworte ich. Persönliche Entscheidungsfreiheit wird sie nur dann sein und bleiben, solange wir in einem demokratischen System leben, Behinderten und kranken Menschen unsere solidarische Hilfe zur Verfügung stellen, sowie die ethische Verantwortung auf uns nehmen, uns mit den physischen und psychischen Folgen eines Schwangerschaftsabbruchs auseinanderzusetzen und Hilfe anbieten, ohne deswegen die individuelle Entscheidungsfreiheit beschränken zu müssen. Die wesentlichste physische Folge ist, daß wir bereit sind, ein menschliches Leben willentlich aufgrund körperlicher „Mängel" zu beenden, also einen Mord gestatten. Daraus folgt auf gesellschaftlicher, individueller und familiärer Ebene die Notwendigkeit, diese Schuld zu tragen, ohne beschwichtigen oder trösten, die Realität verleugnen und den Affekt verdrängen zu müssen. Die Arbeit an der Schuld ist daher bewußt und unbewußt ein zentrales Thema jeder genetischen Beratung und psychosomatischen Betreuung. Weder kann es angehen die Schuld allein den Eltern zu überlassen (i. S. „Sie entscheiden sich, und wir machen, was Sie wollen"), noch kann die Schuld allein von der Klinik als Repräsentant der Gesellschaft übernommen werden (i. S. „Sie beherrschen die Technologie, und ich unterwerfe mich").

Schuld ist in mehrfacher Hinsicht eine konstante Begleiterin jeglicher pränatal diagnostischen Tätigkeit. Sie verhindert seitens der geburtshilflich Tätigen oft die notwendige Information der Patientin (hinsichtlich Durchführung und Konsequenzen), als auch psychologische Betreuung zur Aufarbeitung des Erlebten, weil die ethischen Konflikte zu überwältigend erlebt werden (Ringler und Langer 1989, Ringler und Langer 1991, Ringler 1992).

Die pränatale Diagnostik provoziert spezifische Konflikte, wie ich in anderen Arbeiten eingehend dargestellt habe (Ringler und Langer 1988, 1991, Ringler 1991). Hier seien die folgenden kurz benannt: es handelt sich um jene Konflikte, die (1) auftauchen durch das „schwanger sein auf Abruf", (2) eine Beendigung der Schwangerschaft bei sogenannter „positiver" Diagnose oder (3) den Verlust des Kindes durch eine Fehlgeburt als Folge des diagnostischen Eingriffs, und (4) soweit therapeutische Möglichkeiten zur Verfügung stehen, das Wissen um die Schwangerschaft mit einem kranken Kind und ungewissem Ausgang. Mit letzterem Problem werden wir zukünftig verstärkt konfrontiert werden.

Frau J. rief mich an und teilte mir in einem Zustand höchster Erregung mit, daß sie vor drei Monaten einen Spätabort in der 21. SSW erlitten habe. Sie brachte ihn mit der Amniozentese in Verbindung. Sie müsse mich sofort sprechen, da sie seither zunehmend weniger schlafen und sich schlechter auf ihre Arbeit konzentrieren könne. Sie beschäftige sich fast ausschließlich mit dem erlittenen Verlust. Amniozentese und Spätabort, der sich über längere Zeit hinzog, seien extrem traumatisch gewesen und sie habe sich äußerst schlecht behandelt gefühlt. Sie zeigte alle psychischen und somatischen Begleiterscheinungen, die in der Literatur als mögliche Folge von Spontanaborten beschrieben sind (Kennell u. a. 1970, Peppers und Knapp 1980, Wolff u. a. 1970, Leon 1986, Kirkley-Best und van de Verre 1987), im Ausmaß und Verlauf einer sich chronifizierenden agitierten Depression.

Eine häufige Annahme geht dahin, daß die Früherkennung, wie sie durch die CVS möglich geworden ist, ein geringeres Trauma darstellt. Eine solche Annahme postuliert indirekt, daß das Trauma geringer sei, wenn das Kind kleiner sei, bzw. die Schwangerschaft kürzer gedauert hat. Die Argumentation bezieht sich dabei (z. B. bei Reif u. a. 1991) darauf, daß die Beziehung zum Kind noch nicht so weit fortgeschritten sei, und andere Adaptationen, die in der Schwangerschaft erfolgen, gerade erst im Anlaufen seien. Dies impliziert, daß andere schwangerschaftsspezifische Adaptationen von geringerem Wert seien als die Beziehung zum Kind, und ignoriert, daß diese wesentlicher Teil derselben sind. Völlig außer Acht gelassen wird, daß die Betroffenen in jedem Fall (ob früh oder spät) sich von ihrem aktuellen Wunsch nach diesem speziellen Kind verabschieden müssen. Kürzere Schwangerschaftsdauer wird mit geringerer Schuld gleichgesetzt. Vernachläßigt wird, daß die mangelnde körperliche Funktionstüchtigkeit, die für alle Eltern mit einer Mißbildungsdiagnose verbunden ist, zu jedem Schwangerschaftszeitpunkt in gleichem Maße und in gleicher Weise eine Kränkung des Körper-Ichs und der Identität darstellt. Im übrigen fanden Beutel u. a. (1992), daß bei der Mehrzahl der Frauen der Fetus in der 10. SSW in Phantasien, Träumen und konkreten Vorbereitungen psychisch repräsentiert ist. Diese Frauen reagierten auf einen Spontanabort (dem keine pränatale Diagnostik vorhergegangen war) mit schmerzlichen Gefühlen von „aktiver Trauer" und „Verzweiflung" (was normale Reaktionen auf einen Verlust sind). Besondere Belastungen in der Schwangerschaft und mangelnde soziale Unterstützung prognostizieren „schuldhafte Verarbeitung".

An Frau J.s Beispiel finden sie eine knappe Beschreibung einer Betroffenen. Was aber passiert in diesen Fällen in der Klinik? Gibt es ein Pendant zu Frau J.s Reaktion?

In prognostisch unklaren Fällen und bei ambivalentem Kinderwunsch erlebte ich wiederholt Frauen und ihre Partner, die auf der Station eine Dynamik der Spaltung in gute und böse Helfer entfachten, die bald alle entzweit hatte. Die Betroffenen blieben alleine übrig. Dies läßt sich dadurch verstehen, daß in den letztgenannten Fällen die Zwiespältigkeit dem Kind gegenüber besonders hoch ist, wobei die positiven Anteile sich nicht zu verwirklichen vermochten, hingegen die ablehnenden Todeswünsche sich in Form der Erkrankung scheinbar durchgesetzt haben (cave: dies bedeutet keineswegs, daß die vorhandenen Todeswünsche imstande wären, eine Mißbildung herbeizuführen; es geht hier ausschließlich um subjektive Zuordnungen). Es handelt sich um einen Sieg der Magie der Gedanken, wo zwischen Phantasie und Handlung nicht mehr unterschieden werden kann, erschwert dadurch, daß die Todeswünsche zur Realität geworden sind. Die Schuld muß externalisiert werden, d. h. die Helfer jener mangelnden Fürsorge beschuldigt werden, die man sich selbst vorwirft (weil man das Kind abgelehnt hat), um so die eigenen Schuldgefühle abzuwehren. Damit darf real schlechte Betreuung nicht entschuldigt werden und Vorwürfe von Patientinnen müssen auf diesem Hintergrund einer strengen Prüfung unterzogen werden. Allerdings befördert eine solchermaßen externalisierte Schulddynamik auch den tatsächlichen Rückzug aus der notwendigen Betreuungsarbeit, die im wesentlichen eine Hilfe zur Trauerarbeit darstellt. Besonders traurig ist, daß dadurch gerade jene Patientinnen nicht oder schlecht betreut werden, die einer guten Betreuung besonders bedürfen.

Auch Frau J.s Reaktion kann auf diesem Hintergrund verstanden werden. Die in der Realität mangelhafte Betreuung verstärkte ihre Dynamik und verhinderte damit zusätzlich die weitere Aufarbeitung. Nach vielen Jahren, in denen sie ihre mittlerweile erwachsenen Söhne unter schwierigsten Bedingungen allein großgezogen hatte, hatte sie nun einen neuen Partner gefunden, mit dem sie nochmals glückliche Mutter sein wollte. Ein nachfühlbarer Wunsch. Dieser Partner aber teilte ihren Wunsch nur wenig und so hatte sich in der Schwangerschaft eine Interaktion entwickelt, wo sie den Partner bedrohte, daß sie das Kind verlieren werde, wenn er sich nicht zu ihr und dem Kind bekennen würde. Es war für sie äußerst peinvoll, sich dieses Faktum in Erinnerung zu rufen und mir einzugestehen. Den Ausweg aus ihren drängenden Schuldgefühlen fand sie darin, die Schuld für den Verlust des Kindes der Amniozentese und den Vorgängen bei deren Durchführung zuzuschreiben, die sie in Gedanken immer wieder heranholte, verbunden mit einer einsetzenden Idealisierung des wenig unterstützend erlebten Partners. Weiters wünschte sie möglichst rasch wieder schwanger zu werden, ohne die Paarbeziehung einer anstehenden Prüfung auf ihre Tragfähigkeit zu unterziehen. Eine Amniozentese in einer möglichen Folgeschwangerschaft lehnte sie ab, obwohl sie aufgrund ihres Alters tatsächlich ein hohes Risiko aufwies und in ihrer augenblicklichen Situation wohl kaum die psychische Kraft aufbringen würde, ein behindertes Kind zu akzeptieren. Ein solches stand allen ihren bewußten und unbewußten Motiven für diese Schwangerschaft entgegen.

Obwohl Frau J. auch in meiner Erfahrung ein Extrembeispiel darstellt, steht sie damit weniger allein, als Sie vielleicht denken. Neueste und erste Untersuchungen über das Befinden von Frauen und ihren Partnern, wenn auf die pränatale Diagnostik eine Fehlgeburt folgt (Conway 1992, Erlick-Robinson u. a. 1991), erbrachten, daß diese Frauen signifikant depressiv waren und den Abort als die belastendste Erfahrung ihres Lebens bezeichneten. Vor allem Frauen nach einer Chorionvillibiopsie (CVS) fühlten sich schuldig, das zusätzliche Risiko auf sich genommen zu haben. Zwar wollte der überwiegende Teil in einer Folgeschwangerschaft wiederum pränatale Diagnostik gebrauchen, bei jenen, die nach CVS abortiert hatten, war dieser Anteil wesentlich geringer. Von ihnen würde nur etwas mehr als ein Drittel erneut CVS wählen und 27% lehnten pränatal diagnostische Maßnahmen nun völlig ab (Erlick-Robinson u. a. 1991).

Die Entscheidung für oder gegen das Benützen der pränatalen Diagnostik hängt, wie viele Arbeiten durchgehend zeigen (Endres 1989, Drife und Donnai 1991), nicht von der absoluten Höhe der Risiken für die Geburt eines kranken Kindes oder eine Fehlgeburt ab, worauf sich medizinisch-genetische Indikationsstellung gerne gründen würde. Die Entscheidung für oder gegen pränatale Diagnostik ist, wie auch im Beispiel Frau J.s deutlich wird, kein rationaler Prozeß.

Scholz u. a. (1989) berichten, daß Frauen Partner und Frauenärzte als gewichtige Einflußträger der Entscheidung zur pränatalen Diagnostik nennen, wobei Risikoabwägungen vor Überlegungen hinsichtlich der Konsequenzen stünden. Verbunden mit der gefundenen geringen Bereitschaft im Beratungsgespräch über einen möglichen Schwangerschaftsabbruch zu sprechen (86 %, in Zahlen: 433 von 504 Beratenen), bleibt die Frage offen, ob man so bereitwillig wie die Autoren annehmen darf, daß die Frauen mit ihrer Entscheidung zur Amniozentese keine Probleme hätten. Denn eigentlich scheint es mir so, daß die Frauen, um sich und die Schwangerschaft vor ihrem mörderischen Angriff innerlich zu schützen, die Verantwortung an Partner und Frauenärzte „delegieren". Ich betone dies, nicht weil ich diese Angst- und Schuldabwehr für unrechtmäßig erachte, sondern weil ich überzeugt bin, daß es notwendig ist, sich sehr genau zu überlegen, welche Delegationen man annimmt. Scholz u. a. (1989) folgern m. E. sehr richtig, daß „im subjektiven Erleben dieser Schwangeren die pränatale Diagnostik eher der Bestätigung dient, daß das eigene Kind gesund ist und weniger dem Nachweis kindlicher Erkrankung" (S. 283). Dies wiederum schützt die Schwangere in ihrer momentanen Beziehungsfähigkeit, die bei der Schwangerschaft auf Abruf auf eine harte Probe gestellt wird, allerdings um den Preis der Verkennung der Realität und des umso gewichtigeren Schocks, wenn sich die schlimmsten und für das Denken nicht erlaubten Befürchtungen bewahrheitet haben, im Falle einer „positiven" Diagnose oder einer Fehlgeburt. Es sind meines Erachtens diese Frauen, die unsere besondere Aufmerksamkeit verdienen, weil sie real in Schwierigkeiten geraten. Die Nicht-Betroffenen mit der „negativen" Diagnose, können sich nämlich in ihrem Vorgehen innerlich bestätigt fühlen und ihnen wird diese Abwehr tatsächlich nützen. Da sie statistisch die weit überwiegende Mehrheit stellen, bestätigen sie scheinbar die Richtigkeit dieser Abwehr. Unser Problem ist aber, daß wir im Vorhinein nicht wissen, wer in welche Gruppe gehören wird. Die bereitwillige Akzeptanz und das Mitagieren dieser Abwehr hat unter diesem Gesichtspunkt einer neuerlichen Prüfung unterzogen zu werden.

Das Ping-Pong im Dienste der Schuldabwehr wird auch an einer Untersuchung Sjögrens (1992) deutlich. Sie fand in ihrer Untersuchung werdender Väter, deren Frauen sich für pränatale Diagnostik entschieden hatten, daß diese bemerkenswert uninformiert waren und sich zuwenig in den Entscheidungsprozeß eingebunden fühlten (siehe oben !!), wobei sie betonten, daß ihre Frauen die endgültige Entscheidung zu treffen hätten. Die Hälfte der Männer hatte über einen möglichen Schwangerschaftsabbruch nicht nachgedacht. Auch fühlten sich nur die Hälfte von ihnen einigermaßen an das Kind gebunden. Sie zitiert einen Ausspruch eines Partners: „Wir fühlen uns nicht im Voraus glücklich". Dies ist eine typische Schwierigkeit des „Schwanger-Seins auf Abruf", unter der auch die Frauen sehr leiden. Eine meiner Patientinnen drückte dies nach einem fehlgeschlagenen Versuch, eine Kultur zu erzielen, so aus: „Ich halte es nicht mehr aus, mich wieder und wieder von meinem Kind verabschieden zu müssen. Ich mache da nicht mehr mit. Ich nehme nun jedes Kind, das kommt."

Frauen, denen es schwerfällt, sich für pränatale Diagnostik zu entscheiden, werden in einem hohen Ausmaß von den wahrgenommenen Nachteilen und Risiken sich selbst und dem Kind gegenüber geleitet. Insbesonders der Schwangerschaftsabbruch im Falle einer „positiven" Diagnose ist ausschlaggebend.

Sowohl meine Recherchen in der Praxis, als auch neueste Untersuchungen weisen darauf hin, daß es bei vorliegender Mißbildungsdiagnose sehr schwer ist, sich dem inneren Druck zu einem Schwangerschaftsabbruch zu entziehen (obwohl ich auch ein gegenteiliges Beispiel kenne), auch wenn wir dies nur ungern wahrhaben wollen. Atkins und Hey (1991) führen diesen Nachweis am Beispiel der gesunkenen Prävalenzraten 1985–1989 von Feten mit unkomplizierten Bauchwanddefekten. Diese haben grundsätzlich eine gute Überlebensrate mit einem geringen Risiko von Langzeitbehinderung. Ich selbst kenne dieses Problem als Folge der Ultraschall-diagnostik, zumeist eines Zufallbefundes, und von Abweichungen des Geschlechts-chromosoms. In den letzten beiden Jahren erschienen einige Untersuchungen, die sich mit den Folgen von Erkrankungen wie Mukoviszidose und Huntingtons Chorea auseinandersetzen (Evers-Kiebooms 1990, Brock u. a. 1991, Wolff 1991).

Betroffene Paare stehen meiner Erfahrung nach unter einem kaum nachvoll-ziehbaren Druck. Dieser greift in Windeseile auf alle beteiligten Personen über. Aufgrund der prognostischen Unsicherheiten ist es außerordentlich schwierig, diese Eltern zu gewinnen, sich und ihre Kräfte in den Dienst des Ungeborenen zu stellen. Die Ablehnung überwiegt bei weitem. Keine Antwort ist ausreichend. Eigene Überzeugungskraft einzusetzen, ist ebenfalls schwierig, denn zu leicht keimt der Verdacht bei den Beratern auf, sich auf Kosten anderer ein gutes Gewissen zu verschaffen, verbunden mit der Frage, wie man selbst in einer solchen Situation entscheiden würde. Diesen Eltern beginnt jede Hoffnung wegzuschwimmen. Es gibt keinen angemessenen Trost für die Eltern. Von nun an ist die Schwangere allein mit ihrem Bauch, ihr fehlen das Lächeln und die warmen Berührungen der Babyhaut, die allemal auch über große Ängste hinwegzutrösten vermögen und die Mutter in ihren mütterlichen Fähigkeiten zu bestärken vermögen. Der Entschluß, sich von diesem Kind zu trennen, ist rasch gefaßt. Wie können wir dies verstehen?

Zur äußeren Realität: Unsere Gesellschaft bietet Eltern behinderter Kinder wenig positive Anreize. Wir alle erleben die Ausgrenzung Behinderter und schwer Kranker auch ohne jene Exzesse, die Ulrich Stock (1992) in seinem Artikel „Knüppel gegen Krüppel" in der „Zeit" vom 27. November 1992, S. 81 beschrieben hat. Unter an-derem berichtete er, daß ein Gericht Urlaubern einen Schadensersatzanspruch zu-sprach, weil es ihnen nicht zumutbar gewesen sei, bei jeder Mahlzeit unausweichlich Behinderte anblicken zu müssen, und sie dadurch bei jeder Mahlzeit an die Mög-lichkeiten menschlichen Leides erinnert worden seien.

Die Angst vielleicht selbst betroffen werden zu können, ist ein mächtiger Motor. Wahrgenommene Behinderung bedeutet aber immer auch das Wahrnehmen eigener Beschränkungen, also ungeliebter Selbst-Anteile.

Zur inneren Realität: Es ist bedeutsam, uns in Erinnerung zu rufen, daß im Gegensatz zu anderen Schwangerschaftsabbrüchen in der pränatalen Diagnostik nicht jegliche Beziehungsmöglichkeit verneint wird, sondern nur jene zum unvollkommenen Pro-dukt, das dem Kind und den Eltern ein „wrongful life" beschweren würde. Beller (1992) führt aus, daß es sich um eine soziale Indikation handelt. Warum ist dies so schwer zu ertragen? Ist es bloß mangelnde Leidensfähigkeit? Jede Schwangere, auch eine der Schwangerschaft gegenüber hochambivalente, wünscht gleichermaßen das Beste für sich selbst, ihren Partner und das werdende Kind und die weitere Familie. Dieser Wunsch beinhaltet paradoxerweise auch den Tod für ein möglicherweise krankes Kind. Alle Eltern wünschen sich ein „perfektes" Kind, also jenes, das imstande ist, eigene Idealvorstellungen zu erfüllen. Eine Vorstellung dieser Wünsche vermittelt ein Brief des Riesenvaters Gagantua an seinen Sohn Pantagruel (Rabelais): „In Dir und durch Dich bleibe ich in dieser Welt, lebendig, sehend, sprechend ... Ich habe Dir geholfen, als ob ich keinen anderen Schatz auf dieser Welt hätte, als Dich dereinst in meinem Leben vollkommen und vollendet zu sehen in Tugend und Ehre (..), und Dich nach meinem Tod zu hinterlassen als einen Spiegel, der meine Person – die Person Deines Vaters – repräsentiert." Dieser Vater spricht ausschließlich davon, daß alle guten und ehrbaren Eigenschaften im Kinde wiederkehren sollen. Für unerwünschte Eigenschaften ist hier kein Platz. Aber es können auch Eigenschaften sein, die Eltern bei sich selbst nicht finden, an denen sie aber mittels ihrer Kinder endlich teilhaben wollen. Eine Geburtsanzeige illustriert das eben Gesagte auf dem Niveau österreichischer bürgerlicher Durchschnittseltern. „Wir erlauben uns, unseren Sohn, Nachfolger, Lieblingsneffen, Freizeitgestalter und zukünftigen Weidmann, Opernballdebütanten, Steuerzahler etc. Max(i) vorzustellen" (siehe auch Ringler 1991).

Wir alle wissen, daß sich Kinder im Regelfall anders entwickeln, als sich die Eltern erträumt haben. Sie haben aber in der langen Phase des Zusammenlebens Platz, die Träume zu verändern und die Realität akzeptieren zu lernen. Über alle Enttäuschungen und Ängste hinweg helfen dabei schöne und angenehme Erfahrungen, die wir mit unseren Kindern machen. Diese Möglichkeiten fehlen bei fetaler Mißbildungsdiagnostik.

Abschließend will ich auf die Konsequenzen für die Betreuungsarbeit eingehen. Sie wurde von uns schematisch bereits eingehend dargestellt (Ringler und Langer 1991). Dazu will ich nochmals auf Frau J. zurückgreifen. Entscheidende Fragen lauten, ob es einen Betreuungsansatz gibt, der Frau J.s dramatischen Verstimmungszustand und seinen progredienten Verlauf hätte verhindern können, weiters ob dieser vorhersehbar sei, sie also von anderen Patientinnen unterschieden werden könne, und ob dadurch die wiederholten Vorwürfe und Konfrontationen zwischen Frau J. und dem geburtshilflichen Personal ausgeblieben wären. Ich glaube alle Fragen bejahen zu dürfen, wenn ich mir meine Erfahrungen mit unserem „Wiener Modell" (Ringler und Langer 1991) in Erinnerung rufe und den Verlauf der insgesamt 8 Beratungsgespräche mit Frau J. Dieses hat es ihr zwar ermöglicht, einen Teil der Trauerarbeit nachzuholen, auch darum zu trauern, daß sie Sophie nie sehen und berühren, noch sie bei ihrer geliebten Großmutter begraben konnte. Was ihr blieb, war aber eine Menge Wut und vor allem Mißtrauen in die Geburtshelfer mit einer Hinwendung zu therapeutischen Handlungen, von denen unklar ist, ob sie zukünftig damit zufriedener sein wird (Ablehnung der Amniozentese in einer Folgeschwangerschaft), sowie das Gefühl, diese Erfahrung nicht allein meistern zu können.

Sinnvolle psychosomatische Betreuung hat sich immer an somatischen Erfordernissen (zuallermeist gibt es keinen Grund zur Eile) und Vorgangsweisen zu orientieren. Folgende strukturellen und kognitiven Voraussetzungen müssen gegeben sein, damit innerseeliches Erleben und Konflikte konstruktiv handhabbar werden:

– Informieren über die fetale Erkrankung und ihre Folgen, alle fetalen und mütterlichen Behandlungsmöglichkeiten, den somatischen Vorgang therapeutischer Maßnahmen bzw. des Schwangerschaftsabbruches auf individueller und institutioneller Ebene.

- Koordination sämtlichen Expertenwissens, insbesondere hinsichtlich der Prognose; es besteht immer die Gefahr von Auslassungen zur „Schonung" der Eltern.
- Einbeziehung der engsten Beziehungsperson(en).
- Realität vom Fetus als Kind vermitteln. Dies beinhaltet, das tote Kind „besehen und begreifen" zu können, wodurch Phantasien und Erwartungen einer Realitätsprüfung unterzogen werden können.
- Im Fall therapeutischer Möglichkeiten ist es von zentraler Bedeutung, sich zu überlegen, wie die Beziehungsfähigkeit der Eltern zum Kind aufrechterhalten oder wiederhergestellt werden kann.
- Im Fall des Schwangerschaftsabbruchs bzw. einer Fehlgeburt: Verabschiedung vom Kind Strukturieren (Namensgebung, Begräbnis).
- Einleiten der Trauerarbeit und auf Wunsch auch Weiterführung in Nachsorgegesprächen (Ringler und Langer 1991). Dabei sollten auch die Reaktionen von eventuell vorhandenen Geschwistern berücksichtigt werden, deren Betroffenheit meist weit unterschätzt wird.

Die besondere Stärke eines psychosomatischen Ansatzes liegt in einer nichtmoralisierenden ethischen Haltung der Betreuer, die durch Reflexion ihrer persönlichen Standorte und die Auseinandersetzung mit der eigenen Betroffenheit ermöglicht wird. Erst auf dieser Grundlage kann die Schuldfrage thematisiert werden. Dabei handelt es sich einerseits um die Frage, am Kind schuldig zu werden und es seiner Lebensmöglichkeiten zu berauben, sowie um die Frage, dem Kind während des Schwangerschaftsabbruchs Leiden hinzuzufügen, eine Frage, die meiner Erfahrung nach im Abbruchprozeß immer auftaucht, wenn die Betreuer es zuzulassen vermögen. Sie bereitet den Frauen zusätzliche Qual. Eine weitere Hilfe benötigen die betroffenen Eltern bei der Klärung der Schuldfrage im Sinne der Ursache der Erkrankung, eine Frage, die leicht in destruktiver Weise auch in guten Paarbeziehungen in die Paardynamik eingreift (Ringler 1991). Dies alles sind Voraussetzungen, alle Erinnerungen/Beziehungselemente an das Kind wiederaufleben zu lassen, die als Folge einer Mißbildungsdiagnose abrupt zum Stillstand kommen, und Trauerarbeit zu leisten. Ich hoffe, es ist hier überflüssig, darauf hinzuweisen, daß dafür eine kontinuierliche und verläßliche betreuende Bezugsperson notwendig ist, die das Paar durch den gesamten Abbruchprozeß und die Nachbetreuung begleitet.

Wollen wir die Möglichkeiten der pränatalen Diagnostik in humaner Weise benützen, so hat es unser zentrales Anliegen zu sein, betroffenen Personen (einschließlich den „Helfern") zu helfen, Schuld integrieren zu lernen.

Literatur

Atkins AFJ, Hey EN (1991) The Northern Regional Fetal Abnormality Survey. In: Drife JO, Donnai D (Eds) Antenatal Diagnosis of Fetal Abnormalities. Springer, London, pp 13–29
Beller FK (1992) Grundsätzliche Überlegungen zum Schwangerschaftsabbruch. Speculum 10 (1): 16–21
Beutel M, Deckhardt R, Schaudig K, Franke S, Zauner R (1992) Trauer, Depressivität und Angst nach einem Spontanabort – eine Studie über systematische Erfassung und Einflußfaktoren. Psychother Psychosom med. Psychol 42: 158–166

Brock DJH, Mennie ME, Mcintosh I, Jones C, Shrimpton AE (1991) Heterozygote Screening for Cystic Fibrosis. In: Drife JO, Donnai D (Eds) Antenatal Diagnosis of Fetal Abnormalities. Springer, London, pp 59–66

Conway K (1992) Couples and fetal loss. J Psychosom Obstet Gynaecol 13: 187–195

Drife JO, Donnai D (1991) Antenatal Diagnosis of Fetal Abnormalities. Springer, London

Endres M (1989) Welche Faktoren beeinflussen die Inanspruchnahme pränataler Diagnostik. Pers. Manuskript eines Vortrages der 1. Tagung der Gesellschaft für Humangenetik, München 4.–8. 4. 1989, München

Erlick Robinson G, Carr ML, Olmsted MP, Wright C (1991) Psychological reactions to pregnancy loss after prenatal diagnostic testing: preliminary results. J Psychosom Obstet Gynaecol 12: 181–192

Evers-Kiebooms G (1990) Predictive testing for Huntington's disease in Belgium. J Psychosom Obstet Gynaecol 11 (1): 61–72

Kennell JH, Slyter H, Marshall HK (1970) The mourning response of parents to the death of a newborn infant. New England J Med 13: 344–349

Kirkley-Best E, van Devere C (1986) The hidden family grief: An overview of the grief in the family following perinatal death. Int J Family Psychiat 7: 419–437

Korenromp MJ, Iedema-Kuiper HR, van Spijker HG, Christiaens GCML, Bergsma J (1992) Termination of pregnancy on genetic grounds; coping with grieving. J Psychosom Obstet Gynaecol 13: 93–105

Leon IG (1986) Psychodynamics of perinatal loss. Psychiatry 49: 312–322

Peppers LG, Knapp RJ (1980) Maternal reactions to involuntary fetal/infant death. Psychiatry 43: 155–159

Reif M, Speit D, Vogel W, Wolf M (1991) Chorionzottenbiopsie und genetische Beratung. Eine Einführung in die Situation der Schwangeren. In: Brähler E, Meyer A (Hrsg) Jahrbuch der medizinischen Psychologie: Psychologische Probleme in der Humangenetik, Bd 6, Springer, Berlin pp 3–19

Ringler M (1991) Schwangerschaft, Geburt und Wochenbett. In: Springer-Kremser M, Ringler M, Eder A (Hrsg) Patient-Frau. Springer, Wien, pp 143–184

Ringler M (1992) Schwangerschaftsabbruch nach vorgeburtlicher Diagnose des Down-syndroms? In: Dudenhausen JW (Hrsg) Down-Syndrom: Früherkennung und therapeutische Hilfen. Umwelt & Medizin Verlagsgesellschaft, Frankfurt/Main, pp 54–59

Ringler M, Langer M (1988) Kinder mit fetaler Mißbildung: Erfahrung aus dem „Wiener Modell" über die Schwierigkeiten des Krankenhauspersonals bei der Betreuung der betroffenen Frauen und Familien. Dt Krankenpflegezeitschrift 12: 891–894

Ringler M, Langer M (1991) Das Wiener Modell: ein interdisziplinäres Betreuungskonzept für werdende Eltern bei Diagnose „fetale Mißbildung". In: Brähler E, Meyer A (Hrsg) Jahrbuch der medizinischen Psychologie: Psychologische Probleme in der Humangenetik, Bd 6, Springer, Berlin pp 123–138

Scholz C, Endres M, Zach K, Murken J (1989) Psychosoziale Aspekte der Entscheidung zur Inanspruchnahme pränataler Diagnostik – Ergebnisse einer empirischen Untersuchung. Das öffentliche Gesundheitswesen, 51 (6): 278–284

Sjögren B (1992) The expectant father and prenatal diagnosis. J Psychosom Obstet Gynaecol 13: 197–208

Stock U (1992) Knüppel gegen Krüppel. Die Zeit, 27. 11., S. 81

Wolff JR, Nielson PE, Schiller P (1970) The emotional reactions to a stillbirth. Am J Obstet Gynaecol 108: 73–77

Wolff G (1991) Psychologische Aspekte der prädiktiven Diagnostik bei Huntingtonsscher Krankheit. In: Brähler E, Meyer A (Hrsg) Jahrbuch der medizinischen Psychologie: Psychologische Probleme in der Humangenetik, Bd 6, Springer, Berlin pp 36–54

*Sexualstörungen in der
gynäkologischen Praxis*

Überblick zu Diagnostik und Therapie weiblicher Sexualstörungen

Marianne Springer-Kremser

Zusammenfassung

Eine detaillierte Beschreibung der Symptomatik sowie die biographische Anamnese, welche auch organmedizinisch-diagnostische, psychiatrisch-explorative Elemente sowie die kritischen Lebensereignisse und die sozialen Daten enthält, gibt Hinweise auf die psychogene Ätiologie sexueller Störungen. Die sehr viel häufigeren Hemmungen müssen von den viel selteneren Abweichungen unterschieden werden. Abweichungen der sexuellen Funktion (Perversionen) sind in der Regel auch mit einer Charakterpathologie verbunden. Nach einer Übersicht über die Funktionsstörungen (Appetenzstörung, Unerregbarkeit, Vaginismus, Dyspareunie und Anorgasmie) wird auf sexuelle Probleme von Patientinnen mit Tumoren des Genitaltraktes eingegangen; insbesondere auf die komplexe Vernetzung von körperlich, also durch die Erkrankung per se, die operative und eventuell radiotherapeutische Behandlung hervorgerufenen Funktionsstörungen einerseits, sowie die Bedeutung dieser körperlichen Veränderungen auf den individuellen Umgang mit Sexualität. Als Ursache sexueller Funktionsstörungen können 3 miteinander in Wechselwirkung stehende Problemkreise angesehen werden: soziokulturelle Faktoren, der Interaktionsstil in der Paarbeziehung und die individuelle Psychodynamik. Abschließend wird aus den 4 Gruppen von Psychotherapien: jene, die der humanistischen Psychologie, jene, die der Lerntheorie und jene, die der systemischen Theorie zuzuordnen sind, die problemorientierte psychoanalytische Psychotherapie als Methode der Wahl hervorgehoben und schließlich die Anwendung sexueller Techniken, sowie der Begriff ‚Sexualtherapie' an sich problematisiert.

Überblick zu Diagnostik und Therapie weiblicher Sexualstörungen

Dieser Überblick wird wie folgt aufgebaut sein:

1. Anmerkungen zur Anamnese,
2. wird eine Definition von Sexualität gegeben und anhand der Inhalte dieser Definition werden Überlegungen zur Diagnose skizziert,
3. werden mögliche Ursachen von sexuellen Funktionsstörungen aufgezeigt,
4. abschließend wird auf Therapiemöglichkeiten eingegangen und der Begriff ‚Sexualtherapie' diskutiert.

1. Die Anamnese

Vor jeder Diagnose steht die Anamnese. Gerade die besonders heikle Arzt/Patientin-Beziehung in der Frauenheilkunde erleichtert auch dem professionell und sensibel agierenden Frauenarzt oder der Frauenärztin das Erheben einer ‚Sexualanamnese‘ keineswegs.

Was muß eine Sexualanamnese enthalten?

Jedes Erstgespräch zu diesem Thema muß folgende Elemente enthalten:

- Organmedizinisch-diagnostische; (5 % aller Funktionsstörungen liegt ein organisches Substrat zugrunde, Sigusch, 1975);
- Psychiatrisch-explorative Elemente, da hinter einer Funktionsstörung eine psychische Störung (Medikamenten-, Alkoholabhängigkeit, Depression etc.) maskiert sein kann;
- Die sozialen Daten;
- Eine biographische Anamnese, die kritischen Lebensereignisse bezogen auf den Lebenszyklus der Frau;
- Die Laienätiologie oder subjektive Theorie der Patientin über Art, Entstehung und Aufrechterhaltung der Störung, insbesondere mögliche soziale und emotionale Faktoren, die dabei eine Rolle spielen können.

In diesem Kontext ist Sexualität ein selbstverständliches Thema, das keiner besonderen Akzentuierung bedarf, und der individuelle Umgang der Patientin mit Sexualität Teil der Anamnese.

Die folgende Definition von Sexualität möge als Bezugsrahmen für die zu diskutierenden Sexualstörungen gelten: „In der psychoanalytischen Theorie und Erfahrung bezeichnet Sexualität nicht allein die Aktivitäten und Lust, die vom Funktionieren des Genitalapparates abhängen, sondern eine ganze Reihe von Erregungen und Aktivitäten, die bereits in der Kindheit bestehen und eine Lust verschaffen, die auch aus der Befriedigung des Bedürfnisses nach Nähe, Intimität und Zärtlichkeit resultiert, also nicht auf die Stillung eines physiologischen Bedürfnisses (Atmung, Hunger, Ausscheidungsfunktion) reduzierbar ist. Sie finden sich als Komponenten in der sogenannten ‚normalen‘ Form der sexuellen Liebe.“

Welche Symptome oder Störungen werden unter dem Begriff ‚Sexualstörungen‘ subsumiert?

Man unterscheidet die häufigeren Hemmungen von den viel selteneren Abweichungen.

Wenn bei sexueller Erregung und Befriedigung das Genitale ausgespart bleibt, also kaum eine Rolle spielt, spricht man von Abweichung. Diese ist in der Regel auch mit einer Charakterpathologie verbunden (Sadomasochismus). Unter einer Funktionsstörung verstehen wir eine am Ausführungsorgan, also der Vagina, manifest werdende zentrale Hemmung. Dabei muß eine normale Funktionseinschränkung, etwa im Rahmen einer Erschöpfung, von einer stärkeren Hemmung abgegrenzt

Übersicht über Funktionsstörungen

Funktionsstörung	Inhalte der Störung	Stationen der Hemmung
Appetenzstörung	Subjektive Empfindung, selten oder gar kein Bedürfnis nach sexuellen Kontakten	Die Abweichung der Libido zur Einleitung (psychisches Unlustgefühl, subjektiv als ‚ich bin nicht erregbar‘ empfunden)
Unerregbarkeit	Das subjektive Gefühl, nicht erregbar zu sein, meist mit Appetenzstörung kombiniert	Das Ausbleiben der psychophysischen Vorbereitung (Lubrikation durch Transudat)
Vaginismus	Unwillkürliche Kontraktion der Beckenbodenmuskulatur und der Adduktoren, welche ein Einführen des Penis unmöglich macht	‚Vorbeugen durch Sicherheitsmaßnahmen‘
Dyspareunie	Schmerzhafter Koitus (ohne organisches Substrat)	Störung im Ablauf des Vorganges ‚Unterbrechen durch Angst‘
Anorgasmie	Das subjektive Gefühl, keinen Höhepunkt zu erleben	Das Unvermögen, den Orgasmus lustvoll zu empfinden

(M. Springer-Kremser et al., 1991)

werden. Wenn die Funktion ungewöhnlich abgeändert ist oder gar eine neue Leistung vollbracht wird – wie die Muskelkontraktion bei Vaginismus – dann handelt es sich um ein Symptom (S. Freud, 1926). Diese Funktionsstörungen können auch hinter einem organischen Präsentiersymptom, etwa rezidivierenden Pilzerkrankungen der Scheide, maskiert sein.

2. Das Erstellen der Diagnose

Ein oder mehrere diagnostische Gespräche haben das Ziel, die Sexualstörung exakt beschreiben zu können, eine Abgrenzung von anderen Erkrankungen oder Störungen vornehmen zu können und schließlich Anhaltspunkte für mögliche Ursachen der Funktionsstörung zu erbringen.

Die bereits erwähnten Elemente des Erstgesprächs sind durch das Erheben der Laienätiologie oder der subjektiven Theorie der Patientin über Entstehung und Aufrechterhaltung der Störung, life events und/oder Empfindungen, die dem individuellen Leidenszustand zugrunde liegen, zu ergänzen.

Bevor wir uns den Ursachen der Sexualstörungen zuwenden, mögen Sie sich an die Definition von Sexualität erinnern: die Passage ‚…Aktivitäten und Lust, die vom Funktionieren des Genitales abhängen‘.

Bei einer Gruppe von Patientinnen ist dieses ‚Funktionieren‘ oft aus körperlichen Gründen in Frage gestellt, nämlich bei Patientinnen mit Tumoren des Genitaltraktes.

20 % aller bösartigen Tumoren bei Frauen sind Tumore der Genitalorgane. Die körperlichen Konsequenzen der Behandlung dieser Karzinome kann den Verlust der Gebärmutter, der Eierstöcke, der Eileiter, des oberen Teils der Scheide, der Blase, des Rectums, der Klitoris, der Vulva oder der Vagina bedeuten (Mackay et al., 1983).

Immer ist damit der Verlust einer Funktion verbunden: Im Falle der ersten 3 erwähnten Organe schwindet die Menstruation, die Fruchtbarkeit ist verloren und das hormonelle Gleichgewicht. Alle diese Veränderungen beeinflussen selbstverständlich die sexuelle Funktion insofern, als sie auch eine Veränderung der sensorischen Wahrnehmung, einen Verlust der uterinen Kontraktionen, einen Verlust der Lubriktation und der orgasmischen Kapazität mit sich bringen können. Die vaginale Atrophie und Stenosen führen selbstverständlich zu Dyspareunie. Die Patientinnen haben also ausreichend Probleme. Dazu kommt aber noch, daß das Aufnehmen eines ‚normalen' Sexuallebens, also die Rückkehr zur ‚normalen' sexuellen Funktion, oft von den Behandlern, von der Nachsorge oder auch von der Patientin selber, sehr in den Vordergrund gestellt wird. In einer großen Anzahl von Untersuchungen, die in führenden gynäkologischen Zeitschriften die Behandlung der sexuellen Probleme von gynäkologischen Patientinnen abhandeln, ist die Wiederaufnahme des Koitus das exklusive Ziel (Rosenbaum und Rosenbaum, 1980).

Obwohl andere den Koitus ausschließende sexuelle Praktien sehr häufig vielmehr mit den aktuellen Bedürfnissen der Patientinnen kompatibel wären, werden derartige Praktiken nicht erwähnt. Aber andererseits zeigt eine Untersuchung des American National Cancer Instituts, daß 80 % von Patientinnen mit gynäkologischen Karzinomen keinen Geschlechtsverkehr mehr hatten. Es wurde nach keiner anderen sexuellen Aktivität außer Geschlechtsverkehr gefragt. Die Gründe, welche die Patientinnen angaben, waren Blutungen oder Angst vor Blutungen beim Verkehr, Schmerzen oder Angst vor Schmerzen und allgemeine Angst. Dazu kam, daß die Patientinnen präoperativ extrem mangelhaft informiert waren. Die mangelhaften Informationen führten zu unrealistischen Erwartungen betreffend eine Neovagina, usw. Ein wichtiger Punkt bei der Beurteilung der sexuellen Probleme ist aber derjenige, daß diese ja nur ein Teil der gesamten psychologischen Evaluation darstellen. Angst, Depression und die Veränderung des Körperschemas und des Selbstwertgefühls beeinflussen das sexuelle Verhalten enorm. Dazu kommt, daß eine traumatische Erkrankung wie Krebs zu einem veränderten Verhalten bezüglich des Ausdrucks von Emotionen führen kann. Insofern kann oder soll eine sehr niedrige Frequenz des Geschlechtsverkehrs in keiner Weise zwingend als Zeichen einer schlecht funktionierenden Beziehung interpretiert werden oder auch einer Sexualstörung. Ganz im Gegenteil kann sich auch eine bewußtere Art der Beziehung zwischen den Partnern entwickeln.

3. Die Ursachen sexueller Funktionsstörungen

Drei miteinander in Wechselwirkung stehende Problemkreise können nach Ausschluß eines organischen Substrats an der Entstehung der psychogenen Funktionsstörung beteiligt sein.

1. Sozio-kulturelle Faktoren
2. der Interaktionsstil (die Kommunikation in der Partnerbeziehung)
3. die Psychodynamik des einzelnen.

Je nach der quantitativen Beteiligung der drei Problemkreise an der Funktionsstörung bilden die ursächlichen Faktoren ein Kontinuum, das von oberflächlicher Erwartungs- und Versagensangst bis zu tiefgehendem psychopathologischem Dynamit reicht und bewirkt, daß die sexuelle Reaktion eine bedrohliche symbolische Bedeutung auf einer unbewußten Ebene gewinnt. Dementsprechend kann auch effektive therapeutische Intervention als auf einem Kontinuum liegend beschrieben werden: von Sexualerziehung und Nachaufklärung bis zu psychoanalytischer Kur (Springer-Kremser, 1981).

Eine sexuelle Funktionsstörung kann, muß aber nicht grundsätzlich mit einer Neurose oder anderen psychischen Störung vergesellschaftet sein.

Ad. Sozio-kulturelle Faktoren

Dazu zählen trivial klingende Tatsachen, die aber mitunter schwerwiegende Wirkungen haben: die Wohnverhältnisse, enge räumliche Nachbarschaft, die subjektiv als Kontrolle erlebt wird, Migration, andere Umstellung des Lebensstils, wie Wechsel des Arbeitsplatzes, sozialer Aufstieg oder Abstieg. Die Zugehörigkeit zu einer ethnischen Gruppe, starke religiöse Bindung prägen die Einstellung eines Individuums zur Sexualität. Andere soziale Variablen wie das Alter – die Tabuisierung der sexuellen Aktivität im Alter, bei Frauen nach dem Klimakterium, die Betonung der Brutalität in jugendlichen peer-groups, spielen eine wesentliche Rolle.

Durch herrschende Geschlechtsrollenstereotype werden bestimmte Verhaltensweisen einem Geschlecht zugeschrieben.

Besondere Bedeutung kommt den Fehlvorstellungen über Anatomie und Physiologie der Geschlechtsorgane und über den Begriff Orgasmus zu, die vorwiegend auf Aufklärungsmängel zurückzuführen sind. Die Einstellung zur Sexualität, die im Herkunftsmilieu herrscht, von wem und auf welche Weise man als Kind oder Jugendlicher Information über Sexualität erhalten hat, prägen die eigenen Einstellungen und Verhaltensweisen. Vergewaltigungsversuche, erfolgte Vergewaltigung und sexueller Mißbrauch setzen nachhaltige Traumen.

Ad. Interaktion mit dem Partner

Jede in einer bestehenden Partnerbeziehung auftretende Funktionsstörung kann als Kommunikationsstörung in der Beziehung aufgefaßt werden. Sexualität ist schließlich nur ein Bereich im Rahmen der Kommunikation, d.h. des Austausches von Mitteilungen zwischen zwei Partnern (Springer und Kremser, 1974).

Ad. Psychodynamik

Die Passage ‚Aktivitäten und Lustempfindungen‘ , die mit dem Genitale nichts oder kaum etwas zu tun haben, leiten über zu einem wichtigen diagnostischen Bereich, nämlich

Wie geht jemand mit Trieben, Affekten und Impulsen um?

Daß der Umgang mit Affekten (also mit Wut, Freude, Trauer, Angst, Scham und Abscheu) über das psychoneuroendokrinologische System einen entscheidenden Einfluß auf körperliche und seelische Gesundheit hat, auf Streßverarbeitungs- also Copingstile, ist weit über die spekulative Phase hinaus. Es geht bei dieser Frage darum, wieweit persönliche Verzögerungs- und Kontrollmechanismen es zulassen, daß Triebabfuhr in einer flexiblen und adaptiven Weise erfolgen kann. Optimal ist es, wenn die persönlichen Möglichkeiten zu Triebabfuhr weder durch Unter- noch durch Überkontrolliertheit (Triebdurchbrüche einerseits und Zwangshandlungen andererseits) charakterisiert sind. Das gilt selbstverständlich für sexuelle und aggressive Triebansprüche.

Die Art und Weise wie jemand mit dem Bedürfnis nach Nähe, Intimität und Zärtlichkeit umgeht, hat viel mit der Art und Qualität der Beziehung zu wichtigen anderen Personen zu tun.

Interessant ist dabei das Ausmaß von symbiotischen Beziehungen. Wie mit Trennungen umgegangen wird, ob Einsamkeit bis zu einem gewissen Grad ertragen werden kann oder Alleinsein immer mit Verlassensein assoziiert wird. Der Umgang mit Nähe und Distanz in Beziehungen ist wichtig: Oft werden sexuelle Beziehungen aus Nähebedürfnis eingegangen. Die Rechnung geht nicht auf. Die gewünschte emotionale Nähe stellt sich nicht ein, die vorübergehende körperliche Nähe ist trügerisch. Und lustvoll kann die Beziehung auch nicht sein, weil ja ganz andere Erwartungen bestanden. Weiter sind Fragen von Objektkonstanz und Internalisierung von Bedeutung: Ob die Frau ein ‚gutes inneres Bild‘ von wichtigen Personen (in der Regel der Mutter, dem Vater) hat, so daß Streit und/oder Abwesenheit, Angst und Frustration, welche mit einer Person verbunden sind, bis zu einem gewissen Grad toleriert werden können.

Der dritte diagnostische Hinweis ist jener auf den Umgang mit dem Körperschema.

Hier interessiert die Frage, ob die Signale, die aus dem Körper kommen, richtig interpretiert oder ob diesen Signalen eine Bedeutung unterschoben wird, eine falsche Bedeutung, wie z. B. das Uminterpretieren von Lubrikation als Signal sexueller Erregung in Ausfluß, also in ein Krankheitssignal. Bei Frauen, die dazu neigen, besteht außerdem eine Neigung, zuzulassen, daß sie schlecht behandelt werden. Daß sie sich immer wieder Verletzungen, körperlicher oder seelischer Natur aussetzen. Oft ist dieses Zulassen von Verletzungen getarnt hinter einem sich bei fraglicher Indikation immer wieder invasiven diagnostischen und therapeutischen Eingriffen Aussetzen.

4. Behandlung von Sexualstörungen

Das beschriebene anamnestisch-diagnostische Vorgehen ermöglicht es, 3 Gruppen von Patientinnen zu unterscheiden, die wie folgt charakterisiert sind:

Gruppe 1: An dem Zustandekommen der Störung sind vorwiegend soziokulturelle Faktoren beteiligt und die Strukturdiagnose gibt keinen Hinweis auf besonders konflikthafte Persönlichkeitsbereiche.

Die Methode der Wahl bei diesen Patientinnen ist: Nachaufklärung, nondirektive Beratung, Techniken der Krisenintervention, eventuell Einbeziehung von Familienmitgliedern.

Gruppe 2: Die sexuelle Funktion hat eine symbolische Bedeutung und Störungen der Funktion werden als psychologische Abwehr benützt. Beispiel: Probleme der Erregbarkeit bei Frauen, welche im Zusammenhang mit unrealistischen Wünschen betreffend die Steigerung ihres Selbstwertgefühles stehen. Das bedeutet, daß eine Beziehung zwischen dem Sympton der Sexualstörung und einem unbewußten Konflikt besteht.

Die Methode der Wahl: Problemorientierte Psychotherapie.

Wenn auch fast jede psychotherapeutische Schule (tiefenpsychologisch orientiert, lerntheoretisch, systemisch, der humanistischen Psychologie verhaftet) grundsätzlich für die Behandlung in Frage kommt, so scheint doch der problemorientierten Kurzpsychotherapie, wie sie im Anschluß an die Pioniere der analytischen Kurztherapie – Malen, Balint, Sifneos, Luborsky, etc. – entwickelt wurde, eine überragende Bedeutung zuzukommen. Problemorientiert bedeutet im Falle von Sexualstörungen, zentriert um jene Inhalte, welche schon durch die Definition von Sexualität, wie eingangs gebracht, vorgegeben sind, nämlich: Umgang mit den Affekten, um den Beziehungsstil und das Körperschema.

Im Rahmen einer Katamneseuntersuchung an der Psychosomatisch-gynäkologischen Ambulanz der 2. Univ. Frauenklinik, in welche alle Patientinnen, die in einem bestimmten Zeitraum die Ambulanz aufsuchten, eingebunden waren, wurde den Patientinnen u. a. der FAPK vorgelegt. Bei der statistischen Auswertung war auch bei jenen Patientinnen, welche beraten und anschließend in Psychotherapie überwiesen wurden, die Abwehr sexueller Empfindungen auf dem 1 %-Niveau signifikant, also deutlich reduziert.

Gruppe 3: Hierbei handelt es sich um Patientinnen, welche aktiven kurzpsychotherapeutischen Methoden kaum zugänglich sind, weil doch eine schwerwiegendere Psychopathologie vorliegt.

Sexuelle Techniken

Bei den bis jetzt erwähnten Therapiemethoden ist es oft unerläßlich, daß im Rahmen der Therapie gezielte Anleitungen für Aktivitäten außerhalb der therapeutischen Sitzungen gegeben werden. Dies bezieht sich sowohl auf Einzeltherapie, wie auch auf die Therapie eines funktionsgestörten Paares. Seit den Publikationen von Masters und Johnson (1970) gilt es als gesichert, daß bei einem funktionsgestörten Paar, wenn beide Partner keine wesentliche psychopathologische Symptomatik aufweisen, die Behandlung der sexuellen Interaktion die Methode der Wahl ist. Das Programm von Masters und Johnson und in der Folge alle Behandlungsprogramme, welche sich explizit oder implizit auf diese beiden Autoren berufen, beinhalten gezielte Anleitungen zu sexuellen Praktiken. Besonders beachtenswert ist dabei jeweils die emotionale Reaktion der Patientin (des Paares) auf die Empfehlung in der Sprechstunde – wobei die Sensibilität des Therapeuten vorausgesetzt wird, um festzustellen, ob diese ganz bestimmte Patientin damit etwas anfangen kann oder ob derartige Empfehlungen erst zu einem späteren Zeitpunkt oder überhaupt in dieser Therapie nicht möglich sind (z. B. Forderung nach Passivität auf seiten des Mannes).

Welche Therapiemethode auch immer angewandt wird, es ist zu bedenken, daß fast alle Störungen der Erregung und des Orgasmus im individuellen Bereich der Wahrnehmung und Interpretation somatischer Reize sowie begleitender Phantasien begründet und daher nur schwer mitteilbar und über den Partner beeinflußbar sind. Vielleicht ist dies der fünfte Grund zu den vier Gründen, die Ludwig Reiter in seinem Artikel ‚Sexualität: ein vergessenes Thema in der Familientherapie/Systemischen Therapie‘ als Gründe für das Verschwinden von Sexualität in dieser Therapie verantwortlich macht (1991).

Als Frauenärzte sind Sie in der privilegierten Position ‚Mitwisser des Geheimnisses‘ zu sein, das Sexualität letztlich für jede Frau bedeutet. Die psychotherapeutische Zusatzausbildung ermöglicht es, den Frauen selber den Zugang zu ihren sehr privaten Phantasien zu erleichtern, sie zu ermutigen, sich mit diesen Phantasien einzulassen. Dann erst kann gemeinsam mit der Patientin entschieden werden, ob eine Zuweisung zu einer Psychotherapie indiziert ist, und die Zuweisung somit derart gestaltet wird, daß die Patientin dieser auch nachkommen kann.

Literatur

Freud S (1926) Hemmung, Symptom und Angst. Int. Psychoanalyt. Verlag, Leipzig – Wien – Zürich
Mackay EV, Beischer N, Cox LW, Wood C (1983) Illustrated Textbook of Gynecology. Sounders, Philadelphia
Masters WH, Johnson VE (1970) Human Sexual Inadequency, Little, Brown & Co, Boston
Rosenbaum EH, Rosenbaum IR (1980) A Comprehensive Guide for Cancer Patients and their Families. Bull. Publishing, Palo Alto
Sigusch (1975) Therapie sexueller Störungen. Thieme-Verlag, Stuttgart
Springer A, Kremser M (1974) Die symptomatische Spirale, Sexualmedizin 7: 353–358
Springer-Kremser M (1981) Sexualtherapie, Indikation und Methoden, Prax Psychother Psychosom 26: 219–227
Springer-Kremser M, Ringler M, Eder A (1991) Patient Frau. Springer, Wien New York
Reiter L (1991) Sexualität: Ein vergessenes Thema in der Familientherapie/systemischen Therapie. System Familie 4: 45–46

Paarberatung bei sexuellen Störungen in der Frauenarztpraxis

Peter Platz

Viele Frauen sind der Ansicht, daß der Frauenarzt - gleich welchen Geschlechts – der Fachmann für die Behandlung sexueller Störungen ist. Wie wir alle wissen, handelt es sich bei dieser Erwartung um eine Fehleinschätzung, weil ein großer Teil der Gynäkologen für diese spezielle Tätigkeit entweder gar nicht oder nur unzureichend ausgebildet ist. Dieses Mißverhältnis wird vielen Kolleginnen und Kollegen erst nach der Niederlassung in vollem Umfang bewußt, wenn sie erleben, wie oft sie als vermeintliche Fachleute für die Lösung und Behandlung sexueller Probleme beansprucht werden.

Aber auch für Frauenärzte – wobei ich jeweils sowohl immer weibliche als auch männliche meine – die sich überhaupt mit Sexualberatung befassen, ist es keineswegs selbstverständlich oder naheliegend, daß sie auch Paarberatungen durchführen. Deshalb wird Paarberatung und Paartherapie von Frauenärzten auch relativ selten praktiziert. Dafür gibt es verschiedenartige Gründe:

1. Entsprechende Ausbildungsangebote sind ziemlich rar und beschränken sich im wesentlichen auf wenige großstädtische Ballungszentren.
2. Paarberatung ist grundsätzlich aufwendiger in vielerlei Hinsicht, komplizierter und schwieriger organisierbar.
3. Vieles spricht dafür, daß Gynäkologinnen und Gynäkologen die dyadische Gesprächssituation mit „ihrer" Patientin bevorzugen und sich dabei wohler und sicherer fühlen, während die gleichzeitige Einstellung auf einen Dritten eher als störend und belastend empfunden werden kann.

Frauenärztinnen und Frauenärzte haben eine gewisse Routine bei Dreiergesprächen, bzw. eine gute Motivation zu Paarberatungen bei Kinderwunsch-Patientinnen, bzw. bei sterilen Paaren. In diesen Fällen kann gut realisiert werden, daß es sich nicht nur um eine Patientin, sondern um ein Paar mit Problemen handelt. Bemerkenswerterweise wird selbst hierbei der sexuelle Aspekt weitgehend ausgespart, obwohl allgemein bekannt ist, daß Kinder zunächst mal nur durch Sexualität zustande kommen können, bevor das Arsenal der artefiziellen Inseminationsmethoden gynäkologischerseits als ultima ratio zur Anwendung gelangt.

Ein weiterer Grund für die mangelnde Bereitschaft zu Paarberatungen wurde sehr gut in dem Buch *Sexuell gestörte Beziehungen* von Arentewicz und Schmidt [1] beschrieben. Sie trafen aufgrund ihrer Beobachtungen bei der Therapeutenweiterbildung die Feststellung, daß es „insbesondere für Gynäkologen häufig nicht leicht war, sich von der Vorstellung zu lösen, daß nicht ein Patient, sondern eine Beziehungsstörung zu behandeln war".

Gerade aber darin liegt einer der Hauptvorteile einer Paarberatung gegenüber Einzelgesprächen, daß die Art der Beziehungsstörung oft leichter, schneller und besser erfaßt und effektiver bearbeitet werden kann.

Die am häufigsten anzutreffenden Beziehungsstörungen zentrieren sich meistens um gemeinsame Grundkonflikte eines Paares:

1. Besonders oft sehe ich sexuelle Funktionsstörungen als Ausdruck einer Nähe-Distanz-Problematik.
2. Nicht viel seltener dienen sexuelle Funktionsstörungen als Machtmittel.
3. Auch Sexualangst kommt häufig als gemeinsamer Grundkonflikt vor.

Diese Grundkonflikte, die man bei der Paarberatung – sozusagen als Arbeitsgrundlage – immer beachten und in einem angemessenen Umfange bearbeiten sollte, können sich auch vermischen und überschneiden, auch wenn meistens ein Grundproblem im Mittelpunkt oder Vordergrund steht.

Die Grundkonflikte eines Paares, die mit sexuellen Funktionsstörungen verbunden sind, lassen sich mit Beispielen aus der Praxis besser veranschaulichen und verständlicher machen.

Wie sich die gestörte Balance von Nähe und Distanz auswirken kann, zeigt die Darstellung des ehelichen Sexualproblems, das eine 30jährige Angestellte in der Praxis vortrug:

Sie hatte ihren Mann vor einigen Jahren bei den Anonymen Alkoholikern kennengelernt. Nach einer anfänglich auch in sexueller Hinsicht leidenschaftlichen Liebesbeziehung mit einem intensiven Kampf um Nähe und Intimität, wurde die wechselseitige symbiotische Verschmelzung so groß, daß sich beide Partner nach der baldigen Eheschließung sehr darüber wunderten, nicht mehr die geringste sexuelle Anziehung und Attraktion füreinander zu verspüren. Sie machten jeden Schritt gemeinsam, fuhren im gemeinsamen Auto zur selben Dienststelle einer Behörde, wo sie während der Arbeit oft miteinander zu tun hatten, gingen mittags zusammen in die Kantine, fuhren wieder zusammen nach Hause und schliefen abends gemeinsam vor dem Fernseher ein. Nur im Bett war dann „tote Hose", wie die Patientin sich ausdrückte, ohne deswegen sehr viel zu vermissen. Sie meinte nur, daß Sex zu einer jungen Ehe eigentlich dazu gehört und außerdem wolle man auch noch Kinder haben.

Ihr Ehemann war ohne Schwierigkeiten zu einer Serie von Paar-Gesprächen zu motivieren, da er auf Anhieb verstand, daß die spiegelbildlich gleiche Problematik auch ihn im selben Maße betraf. Sie waren gleichsam wie Magnete aufeinander geprallt, so daß die wechselseitige Libidohemmung quasi der einzige Schutz gegen eine totale symbiotische Verschmelzung darstellte, die noch mehr Lähmung, Langeweile, Antriebshemmung und Depressivität bedeutet hätte.

Sie konnten relativ schnell verstehen, daß sie viel für die Entwicklung der jeweiligen Autonomie und Selbständigkeit tun mußten, um durch den Aufbau einer gesunden Distanz zwischen sich wieder interessanter füreinander werden zu können. In dem Maße, wie ihnen dieses mit Hilfe der begleitenden Paarberatungsgespräche gelang, kehrten auch die ersten sexuellen Impulse zurück, so daß das Paar inzwischen wieder ein zufriedenstellendes Sexualleben hat.

Dieses erfreuliche Resultat wäre nach meiner Erfahrung durch eine Einzeltherapie nicht so ohne weiteres in einem relativ kurzen Zeitraum von einem knappen Jahr erreichbar gewesen.

In diesem Falle hatte ich auch wenig Probleme mit der Handhabung einer wichtigen Voraussetzung für eine erfolgversprechende Paarberatung, nämlich eine möglichst weitgehende Unparteilichkeit an den Tag zu legen. Ich weiß auch von einigen anderen Therapeuten, daß es ihnen in manchen Fällen nur schwer gelingt, eine ausreichende gefühlsmäßige Neutralität zu bewahren. In Übereinstimmung mit diesen Erfahrungen stellt der Paartherapeut Willi [2] die realistische Maxime auf, an die Stelle der Unparteilichkeit oder Neutralität *das Prinzip der ausgleichenden Parteilichkeit* zu setzen.

Die Beachtung dieses Prinzips kann schwieriger, aber umso notwendiger für den Therapeuten sein, je mehr es bei dem zu beratenden Paar zu einer Rollenpolarisierung gekommen ist, was man häufig antrifft, wenn sexuelle Funktionsstörungen als Machtmittel dienen.

Dazu ein Beispiel:

Die Frau eines Bankangestellten in gehobener Position beklagte sich darüber, daß ihr Mann – auch noch nach 10jähriger Ehe – ständig bei jeder passenden und unpassenden Gelegenheit Verkehr mit ihr haben wollte. Sie selbst hatte überhaupt keine Lust mehr dazu, weil sie nur noch Schmerzen und Ekel dabei empfand, während ihr Mann meinte, daß sie sich freuen könne, daß er sie trotz langjähriger Ehe immer noch wie in den Flitterwochen begehren würde.

Eine Einzelberatung hätte in diesem Falle, zumindest unter dem Gesichtspunkt einer möglichen Erhaltung der Ehe, kaum weitergeführt, zumal sich die Frau trotz der zwei Kinder mit ernsthaften Scheidungsabsichten trug. Nach einer etwas langwierigen Einbestellungsprozedur zur Paarberatung, bahnte sich beim Ehemann erstaunlicherweise schon nach etwa fünf Beratungsgesprächen eine deutliche Umstellung seines Sexualverhaltens an, in dem er verstehen lernte, daß seine rigorosen Bemühungen um die sexuelle Dominanz u. a. auch eine Kompensation dafür waren, daß er in seiner Bank immer noch nicht die schon seit langem erstrebte Führungsposition erreichen konnte. Parallel zu diesen Einsichten bekam er auch in zunehmendem Maße Interesse daran, herauszufinden, wieviel sexuelle Ambitionen seine Frau überhaupt von sich aus noch hat, wenn er sie nicht mehr ständig bedrängt.

Auch wenn Sexualangst als gemeinsamer Grundkonflikt vorkommt, ist eine Paarberatung meist vorteilhafter, als eine Einzeltherapie. Bei diesem Problemkreis ist gewöhnlich einer der Partner der Symptomträger, während der andere scheinbar störungsfrei ist. Jedoch ist beiden Partnern die unbewußte Angst gemeinsam, daß eine störungsfreie Sexualität ihre Beziehung gefährden könnte. So aber sieht der scheinbar Gesunde seine Aufgabe darin, dem anderen zu helfen, während der Symptomträger glaubt, froh sein zu müssen, wegen seiner Störungen nicht verlassen zu werden [3]. Aus diesen Gründen brauchen sich beide gegenseitig, auch wenn ihr Sexualleben nicht besonders zufriedenstellend ist.

Typisch für diese Kategorie von Sexualstörung ist die Frau mit einer Libidohemmung und Anorgasmie und einem sehr verständnisvollen Mann. Neuerdings ist tendenziell zunehmend auch die umgekehrte Konstellation zu beobachten, nämlich, daß eine scheinbar sexuell störungsfreie Frau über die Potenzstörung ihres Partners klagt, der oft schon mit sehr mäßigem Erfolg diverse SKAT-Injektionen von einem Urologen bekommen hat. Dies berichtete mir kürzlich eine junge Frau, die in ihrer vierjährigen Ehe noch keinen regulären Geschlechtsverkehr hatte. Ohne Einbestellung des Ehemannes zur Paarberatung hätte ich mir in diesem Falle keine andere sinnvolle Therapie vorstellen können. Auf Drängen der Frau, weil sie für sich keine Therapie-Notwendigkeit sah, und auf Wunsch des Mannes, habe ich ihn nach einigen Paargesprächen zunächst allein behandelt. Das Therapie-Ergebnis sah dann aber so aus, wie man es sich entsprechend der Rollenpolarisierung des Paares schon vorher hätte vorstellen können. Mit der zunehmenden Besserung der Potenz des Mannes wurde die sexuelle Lustlosigkeit der Frau immer größer, so daß sich daraufhin die Notwendigkeit einer Wiederaufnahme der Paarberatung ergab, die letzten Endes zu einem recht zufriedenstellenden Ergebnis für beide Partner führte.

Auch dieses Beispiel zeigt sehr anschaulich, daß die sexuelle Funktionsstörung zwischen der Partnern wechseln kann, wenn sie als Ausdruck eines gemeinsamen Problems in der Beziehung der Partner zueinander anzusehen ist, wobei der gemeinsame Grundkonflikt üblicherweise durch ein überwiegend unbewußtes Zusammenspiel beider Partner zustande kommt.

Deshalb soll dieser Beitrag auch mithelfen, sich von der Vorstellung zu lösen, daß sexuelle Funktionsstörungen primär immer als der Ausdruck einer Störung im Individuum angesehen werden, wozu Patienten sowieso, aber auch viele Ärzte immer noch neigen. Aus diesem Grunde ist es selbst in Einzelgesprächen bei Sexualstörungen immer sinnvoll, sich zu überlegen, ob mit dem vorgetragenen Symptom nicht eine Störung in einem Beziehungssystem signalisiert werden soll.

Literatur

1. Arentewicz G, Schmidt G (1980) Sexuell gestörte Beziehungen. Springer, Berlin Heidelberg New York
2. Willi J (1975) Die Zweierbeziehung. Rowohlt, Reinbek bei Hamburg
3. Buddeberg C (1987) Sexualberatung. Enke, Stuttgart

Therapie sexueller Störungen in Ost-Berlin – vor und nach der Wende

Susanne Rothmaler

Mein Vortrag „Therapie sexueller Störungen in Ost-Berlin – vor und nach der Wende"
wirft die Frage auf, gibt es Unterschiede in der Sexualität, genauer gesagt, in der
Beeinträchtigung der Sexualität für die Zeit vor der Wende, die DDR-Zeit, im Vergleich zur Nachwendezeit, seit 1989. Sicherlich wird hier im Auditorium von besonderem Interesse sein, ob es DDR-spezifische Sexualstörungen gab und gibt, ob
sich 45 Jahre unterschiedliche deutsche Entwicklung auch als Kulturunterschied in
der Sexualität zeigt und die Frage, ob der soziokulturelle Faktor DDR als ursächlich
für sexuelle Störungen anzusehen ist.

Ich gehe davon aus, daß die Symptome sexueller Störungen in Ost und West, vor
und nach der Wende, gleich sind: Libidoverlust, Erregungs- und Orgasmusstörung
etc. Und ich verstehe sie im *heutigen* Rahmen als Ausdruck unbewußter Konflikte
oder Probleme, die die Patienten mit sich, mit ihren Partnern und mit der durch ihre
Partnerbeziehung transformierten traditionell patriarchalischen Gesellschaftsstruktur
DDR hatten. Insofern könnten die Ursachen der Symptome spezifisch sein. So
kommen wir also zu der Frage nach ostdeutschen Frauenproblemen, die bei entsprechend zarter Konstitution und ungünstig verlaufener individueller Genese so
stark werden können, daß sie krank oder zumindest sexuell lustlos machen können
und diese Frauen in meine Sprechstunde führen. (Seit rund 10 Jahren arbeite ich als
Psychotherapeutin für zehn ambulant tätige Gynäkologen Ost-Berlins.)

Frauenleben vor der Wende

Zu Ostzeiten waren Untersuchungen oder gar Veröffentlichungen zu diesem Thema
verboten; das Akademieinstitut für Soziologie und Sozialpolitik Ost-Berlins arbeitete fast ausschließlich für die Schubläden der Regierung. Die einzige repräsen-
tative Untersuchung zur Lage der Frau in der DDR erschien erst 1991 in den letzten
Wochen der DDR-Existenz (Winkler 1990). So ist mein Vortrag vor allem aus
subjektiver Erfahrung, die ich mit meinen Ostberliner Patienten und Paaren in der
Sexualtherapie gemacht habe, gespeist.

Bevor ich nun über meine Patienten sprechen möchte, lassen Sie mich bitte ein
Bild der normalen DDR-Frau entwerfen; und gestatten Sie mir, es mit Hilfe eines
typischen DDR-Witzes der 70er Jahre zu tun:

Was ist der Unterschied zwischen einer Französin und einer DDR-Frau? Die
Französin hat links ihren Ehemann, rechts einen Geliebten, hinter sich eine tolle

Nacht, vor sich ein neues Amusement und am Hals ein Perlenkollier. Die DDR-Frau hat links ihren Ehemann, rechts drei Kinder, hinter sich eine Nachtschicht, vor sich einen Aktivistenlehrgang und am Hals eine Schwiegermutter mit einer Mindestrente von 180 Mark.

Als ich vor kurzem diesen Witz wiederhörte, mußte ich lachen und weinen zugleich. Lachen mußte ich, weil auch ich mich darin erkannt fühle, weinen, weil in mir die Erinnerung an die ungeheure Anstrengung hochsteigt, die dieses DDR-Frauenleben mit seiner Vielfachbelastung bedeutete und ja noch bedeutet. Und: In mir schlummert ja auch gleich meinen Geschlechtsgenossinnen die Sehnsucht nach einem leichteren, lustvolleren, sinnlicheren – eben narzistischen – Leben, überspitzt dargestellt in dem der Französin. Aber tauschen wollen würde ich nicht mit der Französin, und auch darin stimme ich mit den meisten ehemaligen DDR-Frauen überein.

Dazu ein paar objektive Daten (Winkler 1990, Nickel 1988, Hanke 1989, Speigner und Ebert 1989): 91,3 % der Frauen in der DDR waren berufstätig, darunter 45 % Frauen mit Kindern, natürlich auch die alleinerziehenden. 27 % arbeiteten in Teilzeitjobs, die restlichen 73 % volltags, $8^3/_4$ bzw. 8 Std. bei zwei und mehr Kindern am Tag. Über 96 % der Frauen zwischen 18 und 60 Jahren schätzten ihre Berufstätigkeit als sehr wichtig für sich ein. Arbeiten an sich hat so für die DDR-Frau der 3. Generation einen eigenständigen Wert erhalten. Längst nicht mehr ist die Berufstätigkeit für die Mehrheit der Frauen auf finanzielle Motive begrenzt, sondern bedeutet ihnen wesentlich positive Selbstbestätigung und Selbstverwirklichung: die Realisierung des Bedürfnisses nach Fähigkeitsentwicklung, nach Kommunikation und sozialen Beziehungen sowie nach allgemeiner Nützlichkeit.

90 % aller Frauen brachten zugleich mindestens ein Kind zu Welt, d. h. Berufstätigkeit und Mutterschaft und folglich die Kindererziehung waren für die Frauen mehrheitlich keine Alternativen, sondern wollten und mußten miteinander verbunden werden.

Dafür stellte der Staat für wenig Geld für 80 % der Kleinkinder von 0–3 Jahren Krippenplätze, für alle Kinder von 3–6 Jahren Kindergartenplätze und für alle Schulkinder der 1.–4. Klasse eine Ganztagsbetreuung mit Kinderhort zur Verfügung.

Die großzügige Schwangerschaftsabbruchregelung einerseits und die spürbare Unterstützung des Kinderwunsches von Seiten des Staates anderseits (dazu gehörten z. B. das Mütterjahr mit Lohnfortzahlung, das auch vom Vater oder der Großmutter in Anspruch genommen werden konnte, bis zu 6 Wochen bezahlter Freistellung bei Erkrankung des Kindes, deutliche Progression des staatlichen Kindergeldes ab dem 3. Kind – um nur einige zu nennen) – also diese beiden Faktoren gaben den Frauen das Gefühl, nach eigenem, ganz persönlichem Ermessen fruchtbar sein zu können zu einem von ihnen bestimmten Zeitpunkt. Und das geschah in der DDR relativ früh, das mittlere Alter beim ersten Kind war 22,5 Jahre, 50 % aller Kinder wurden von Müttern zwischen 20 und 25 Jahren geboren. Jedes 3. Kind in der ehemaligen DDR und jedes 2. Kind sogar in Ost-Berlin wird von einer alleinerziehenden Mutter großgezogen.

Als alleinerziehende Mutter von drei Kindern und einer recht befriedigenden beruflichen Karriere entspreche ich also ganz den Kriterien der so gezeichneten typischen DDR-Power-Frau. Meine Lebenskraft und 20 Jahre Leben in der sozialen Nische in Berlin Prenzlauer Berg haben gereicht, die positiven Möglichkeiten, die dieser Staat bot, auszuschöpfen. Es war und ist ein sehr befriedigendes, lustvolles

Leben aber auch ein schweres; so manches Mal wandle ich an den Grenzen meiner physischen und psychischen Belastbarkeit.

Meine Patientinnen vor der Wende

Dieses positive Resumee können aber nicht alle DDR-Frauen ziehen, und so nähern wir uns einem Teil meines Klientels aus der Vorwendezeit: Berufstätige Frauen mit Partner und Kindern und ihrem Symptom der sexuellen Unlust, das ich als sexuelle Verweigerung verstand. Auch in repräsentativen Befragungen gaben nicht wenige berufstätige Mütter an, über Jahre hinweg an ständiger Überforderung zu leiden, sich an Werktagen nicht in erforderlichem Maße regenerieren zu können. Sie betonen häufiger als Männer ein starkes Bedürfnis nach Erholung, Entspannung, Ausruhen und endlich ausreichendem Schlaf. Die weibliche Realität insbesonders als Mutter und Hausfrau verlief entgegen dem offiziellen Anspruch der Gleichberechtigung von Mann und Frau traditionell und ungleichberechtigt. Der lange Arbeitstag, die mangelhafte Infrastruktur (Schlangen in den Kaufhallen, wenige Dienstleistungsangebote, mangelhaftes Nahverkehrsnetz), Kinderbetreuung und Haushalt ließen letztlich nur eine Stunde Freizeit am Tag für die Frau, in der sie etwas über die einfache Reproduktion ihrer Arbeitskräfte hinaus hätte tun können, Muße hätte haben können, für das Spiel mit den Kindern, für das Zusammensein mit dem Partner, für Unterhaltung, Lust und Bildung. Eine Stunde für das, was auch Lebensqualität ausmacht. Schauen wir uns nach diesen Kriterien die Partner an:

Sie erledigten im Vergleich zur Frau nur gut $^1/_3$ der anfallenden Hausarbeit (1,5 : 4 Std.), sie wendeten sich nicht halb so viel ihren Kindern zu (25 min. : 1 Std.), hatten aber fast doppelt so viel Freizeit (2 Std. : 1$^1/_4$). Und trotzdem der große Anspruch der Frauen – ich zitiere hier die DDR-Schriftstellerin Renate Feyl:

„Die Frau möchte auf nichts mehr verzichten. Sie will im Beruf Erfolg haben, will für ihre Kinder dasein, will für ihren Mann dasein, will den Haushalt im Griff haben, will auch für sich selbst schön sein und erlebt, daß alles zusammen nicht geht. Irgendetwas kommt immer zu kurz. Entweder leiden die Kinder darunter, oder der Mann ist ungehalten, oder der Haushalt wird vernachlässigt, oder sie persönlich fühlt sich nur noch als Opfer."

Es sah so aus, als verbrauchten meine Patientinnen all ihre Energie an Beruf, Haushalt, Kinder; und wen wunderts bei diesem Leben noch, daß für die Sexualität nichts mehr übrigblieb, bzw. reserviert wurde.

Die DDR war prüde, Sexualität hatte keine Öffentlichkeit, sie blieb ganz im Privaten, was aber im allgemeinen, wenn sie gelebt wurde, wohl nicht zu ihrem Schaden war, eher im Gegenteil, wenn man den wenigen Ost-West-Vergleichen glauben darf.

Aber bei meinen Patientinnen sah es wahrscheinlich so aus:

Die Wut auf ihren ungleichberechtigten Mann zu richten, wäre für sie ängstigend und gefährlich geworden, sie mußten sie verdrängen und als unbewußte Konfliktlösung mit sexueller Unlust reagieren. So rächten sie sich durch sexuelle Verweigerung am Manne für die durch die DDR-Gesellschaft manifestierte Ausbeutung ihrer gesamten Lebensenergie für andere und anderes, ohne dabei in genügendem Maße mit sich identisch zu sein und einen gesunden Narzismus (i. S. v. Liebe deinen Nächsten wie dich selbst) entwickeln und befriedigen zu können.

Meinen Patientinnen bzw. Paaren diesen Konflikt bewußt zu machen und neue Ansätze für ihre Beziehung zu entwickeln, war der hauptsächliche Inhalt vieler Paartherapien bei sexuellen Störungen vor der Wende.

Ich arbeitete zumeist gesprächstherapeutisch. War die sexuelle Störung manifest, wurde die Gesprächstherapie begleitet von einer Sexualtherapie nach verhaltenstherapeutischen Prinzipien (Arentewicz et al. 1980). Und meine Patientinnen haben mir geholfen, eine Phantasie der androgynen Gesellschaft zu entwickeln, in der Mann und Frau sich in ihren Rollen als Berufstätige, Eltern, Haushaltsführende maximal annähern, wirklich gleichberechtigt werden, um dann frei zu sein für eine befriedigende Sexualität. Zu dieser Phantasie gehörte die variable und verkürzte Arbeitszeit von Mann und Frau; Kinder und Partnerschaft und eine Lebensweise, die nicht vorrangig an Geld und Besitz orientiert ist, brauchen mehr freie Zeit. Kürzere Arbeitszeit beider würde eine gleichberechtigte Teilung in Haushalt und Elternschaft ermöglichen, gleichberechtigtes Bevatern und Bemuttern ist nicht nur Arbeitsteilung, das ist auch Teilen des Genusses von tiefer menschlicher Bindung und Gefühlen, die uns unsere Kinder jeden Tag zu geben bereit sind.

Diese Phantasie trug ich auf einer Psychotherapie-Tagung bezeichnenderweise am Tag des Mauerfalls, am 9. November 1989 vor. Auch das war DDR: die Notwendigkeit und Möglichkeit solche Gesellschaftsutopien zu entwickeln und – einem Umbruch wohl ahnend – sich gar nicht so weit entfernt davon zu fühlen.

Nun – 4 Jahre danach – schaue ich etwas schwermütig auf diese Phantasie zurück. Die neue Realität zu bewältigen, erfordert fast alle Kraft. Und mit dem Widerspruch, daß diese nicht die erwünschte, aber eine akzeptierte Realität ist, kann ich gut leben. Was zeigt sich aber heute bei meinen Patienten?

Sexualtherapie nach der Wende

Meine Patientinnen sind jünger geworden (Mitte 20, vor allem Studentinnen, Azubis und Projektfrauen), sie können am Tag freie Zeit für eine Psychotherapie finden – für die anderen, die Arbeit haben, ist der Gang zum „Arzt" während der Arbeitszeit (so war es in der DDR weitverbreitet und akzeptiert) nun unmöglich. Ich habe nicht das Gefühl, daß der Grad des Neurotizismus angestiegen ist, sehe aber in der Tendenz mehr Frühstörungen. Vorsichtig möchte ich vermuten, daß diese Patientinnen, die schon zur Generation der „abgegebenen Kinder" gehören, durch ihren oft 10 Std. Aufenthalt in Krippe und Kindergarten, in oft viel zu großen Gruppen (über 20 Kinder) mit wechselnden, autoritären Betreuungspersonen, und ihren überforderten Müttern und Vätern zu Hause, in ihrer frühen Kindheit zu wenig Aufmerksamkeit und Liebe, die direkt auf ihre kleine Person hätte gerichtet sein sollen, erfahren haben. Ich spreche hier nicht gegen die Fremdbetreuung von Kindern, sondern von der harten, nicht kindgemäßen Realität in den 60er und 70er Jahren in der DDR; diese Kinder von damals sind heute meine Patienten (Giampino, 1992).

Manchmal erscheint noch ein Paar zur Therapie, aber für die ist in der Regel die Wende wenig traumatisch verlaufen: Sie haben Arbeit, Wohnung, Kinder. Die anderen „potentiellen" Paare sind vielleicht arbeitslos, ein schwerer Einschnitt in ihr Leben, und da treten sexuelle Probleme natürlich erst einmal in den Hintergrund.

Häufig habe ich nun Frauen mit sexuellen Störungen und Kinderwunsch zu beraten: Ihr natürlicher Wunsch, fruchtbar sein zu wollen, gerät in Konflikt mit ihrer noch ungewohnten, häufig nicht sicheren sozialen, finanziellen und Arbeitssituation. Dieser Konflikt ist neu, denn diese Frage brauchte sich eine DDR-Frau in den Armen des Übervaters Staat – er setzte schließlich den sozialen und materiellen Rahmen für die Mutterschaft – nicht stellen. Viele Frauen schrecken nun auch vor dem Allein-erziehen zurück. Die Zahl der Geburten ist in Ost-Berlin von 1990 zu 1991 von 15 500 auf 8700, also fast die Hälfte, zurückgegangen (Merten 1992).

Ich behandele auch ein Ost-West Paar.

Ihre sexuellen Probleme beruhen nicht auf dem Kulturunterschied zwischen Ost und West, und trotzdem ist er deutlich zu spüren besonders in der Unterschiedlichkeit der Sprache der beiden, die denselben Inhalt meint. So hoffe ich, daß sich während meines Vortrages keine Sprachbarrieren zwischen mir, der Frau aus dem Osten und Ihnen, den Kollegen und Kolleginnen aus Ost und West aufgetan haben und Sie das, was mir wichtig war mitzuteilen, auch empfangen konnten.

Literatur

Arentewicz G, Schmidt G (eds) (1980), Sexuell gestörte Beziehungen, Konzept und Technik der Paartherapie, Springer, Berlin, Heidelberg, New York
Giampino S (1992), Mutti-Ideologie, die Tageszeitung vom 8. 4. 92
Gysi J, Hempel U (1988), Verständigung über Ideal und Realität, Berliner Zeitung vom 10. 9. 1988
Hanke H (1989), Was machen wir mit unserer freien Zeit? Sonntag, 2/1989
Merten J (1992), Im West-Teil mehr Schwangerschaftsabbrüche als im Ost-Teil, Berliner Morgenpost vom 26. 6. 92
Nickel H-M (1988), Zeit verschenken, Sonntag, 4. 7. 1988
Speigner W, Ebert E (1989), Baum der Wünsche, Neue Berliner Illustrierte 3/1989
Winkler G (ed) (1990), Frauen-Report 1990, Verlag Die Wirtschaft, Berlin

Analytische Langzeittherapie mit Paaren bei Sexualstörungen

Hans-Richard Falck

Einleitung

Viele psychosomatische Erkrankungen, insbesondere die funktionellen Sexualstörungen, sind Beziehungsstörungen, die auf einen intrapsychischen und interpersonellen neurotischen Grundkonflikt des Paares hinweisen (Falck 1988). Nach dem Kollusionskonzept von Willi (1975, 1979) werden die drei prägenitalen Entwicklungsstufen der Libido – die orale, die analsadistische und die phallisch-ödipale Phase – und die Entwicklung des Selbst in der Beziehung zu den Objekten auf die unbewußte Paardynamik übertragen. Ein gleichartiger unbewältigter Grundkonflikt führt zu einem für das Paar nicht erkennbaren Rollenverhalten, bei dem der eine den progressiv-aktiven, der andere den regressiv-passiven Part übernimmt. Willi unterscheidet vier Grundmuster des unbewußten Zusammenspiels innerhalb einer gestörten Partnerschaftsbeziehung, die er als Kollusion bezeichnet:

1. Liebe als Einssein, symbiotische Verschmelzung
   (narzißtische Kollusion)
2. Liebe als Einander-Umsorgen, als kuratives Hegen
   (orale Kollusion)
3. Liebe als Einander-ganz-Gehören, besitzergreifende Herrschaft
   (analsadistische Kollusion)
4. Liebe als männliche Bestätigung, konkurrierende Selbstbehauptung
   (phallisch-ödipale Kollusion)

Während bei diesen Kollusionen beide Partner auf einem gleichen Triebniveau Fixierungen aufweisen, fällt eine weitere Gruppe von Paaren auf, die König und Kreische (1985, 1986, 1990, 1991) als gekreuzte Kollusion bezeichnen. Hier werden eigene latente Strukturmerkmale im Partner bekämpft oder über ihn befriedigt und umgekehrt. So kommt es zum Beispiel zu einer kollusiven Verstrickung zwischen einer manifest hysterischen Frau mit einer depressiven Latenz und einem manifest depressiven Mann mit einer hysterischen Latenz.

Männer heiraten, weil sie müde sind, Frauen, weil sie neugierig sind –
beide werden enttäuscht sein. (Oscar Wilde)

Verliebt sich der eine in einen dritten, treten Konflikte am Arbeitsplatz auf, verlassen die Kinder das Haus oder sterben nahe Bezugspersonen, so können beide Partner auf der analsadistischen Stufe regredieren. Jeder macht mehr oder weniger offen den anderen für die eigenen Befindlichkeitsstörungen und die Paarmisere verantwortlich. Nicht selten kommt es zu psychosomatischen Reaktionsbildungen des Urogenitaltraktes, des Herzkreislaufsystems und des Bewegungssystems, die von funktionellen Sexualstörungen begleitet werden.

Psychodynamisch wehren die Partner Affekte wie Feindseligkeit, Besitzneid, Mißtrauen und verletzenden Haß durch Kontrollieren, Beherrschen des Selbst und des anderen ab. Aus objektbeziehungstheoretischer Sicht wiederholen beide frühkindlich erlebte dyadische Eltern-Kind-Kollusionen und triadische Kollusionsformen, in die Dritte miteinbezogen sind: Elternteil-Elternteil-Kollusion und Kind-Kind-Kollusion (Kreische 1986).

Ehefrauen sind in den ersten zehn Jahren Geliebte, in den zweiten zehn
Kameradinnen und in den letzten zehn Kindermädchen ihrer Männer.
(Francis Bacon)

In einer belastbaren Partnerschaft hingegen kommt es zu einem freien, jederzeit austauschbaren Nebeneinander von regressiven und progressiven Phantasien, Strebungen und Handlungen, die offen ausgetragen werden. Intimität und Distanz werden nicht über den anderen bekämpft, sondern beide dialogisieren miteinander und akzeptieren das Anderssein des Selbst und des Partners. „Ich" und „Du" sind durch Distanz auseinandergerückt *und* durch Beziehung einander zugeordnet. Die Partnerschaft lebt in der Reibung und der Bereitschaft, einen Konflikt gemeinsam zu bewältigen (M. Buber 1978, 1984). So sehen sich beide als Verbündete, wobei jeder die Autonomie des anderen achtet.

Erstaunlicherweise bevorzugen die meisten Therapeuten ein dyadisches Arbeitsbündnis oder behandeln die Patienten in getrennten Systemen, z. B. in Einzelsitzungen oder in Gruppen. Es soll deshalb zunächst auf die vielfältigen Beziehungsfallen zwischen Patient und Therapeut eingegangen werden (K. König und R. Kreische 1991). Während der *Einzeltherapie* kann es zu einer Idealisierung des Therapeuten kommen, der selbstlos erscheint, erlaubt und nicht verbietet, der bessere Partner ist. Der Außenstehende fühlt sich ausgeschlossen, rivalisiert vergeblich mit dem mächtigen Therapeuten und regrediert. Ohnmächtig muß er erleben, wie sich sein Partner verändert, aufmüpfig wird und sich verweigert. Werden beide in getrennten Sitzungen von demselben Therapeuten behandelt, so entwickeln sich leicht paranoide Befürchtungen der Partner, und der Therapeut seinerseits gerät in einen Interessenkonflikt. Eingestreute Paarsitzungen können schwer zu bearbeitende Übertragungs- und Gegenübertragungsprobleme auslösen. Falls beide verschiedene Therapeuten aufsuchen, kann es zu unüberbrückbaren intra- und interpersonellen Konflikten kommen, die die kollusive Verstrickung des Paares verfestigen statt aufzulockern. Zusammenfassend muß bedacht werden, daß in jeder Einzeltherapie latente Beziehungskonflikte sichtbar werden, in denen es um Neid oder Eifersucht,

Rivalität, Aufwertung und Abwertung innerhalb der Partnerschaft geht. Der nicht-therapierte Partner wird sich in der Regel wehren müssen und damit die Therapie behindern. Ähnliches gilt auch für die *Gruppentherapie* des einen Partners, wobei der Außenstehende seine affektbesetzten Befürchtungen auf den Therapeuten und die Gruppe überträgt. Indiziert ist jedoch zumindest die Gruppentherapie bei Partnern, die stark dyadisch fixiert sind und getrennt über die multilateralen Übertragungen in der Gruppe ängstigende Gefühle und Phantasien eher austauschen können als in der Beziehung selbst.

Paartherapeutisches Konzept

Die meisten Paartherapeuten, die in der Regel auch Gruppentherapeuten sind (H.-R. Falck 1988, M. L. Moeller 1982, K. König und R. Kreische 1991, H. G. Preuss 1970, J. Willi 1975, 1978, 1981), verbinden psychoanalytische Objektbeziehungstheorie und Ich-Psychologie mit Aspekten der Systemtheorie und Sozialpsychologie. Dabei berücksichtigen sie insbesondere den aktuell wirksamen psychosozialen Konflikt des Paares. Sie versuchen zu ergründen, inwieweit bei der unbewußten Partnerwahl der Wunsch nach familiär ausgerichteter Vertrautheit mit dem Wunsch nach Selbst-verwirklichung oder dem Interesse an dem sexuell erregenden Objekt, für dessen Befriedigung das Inzesttabu hemmend wirkt, kolludiert. Wichtig ist dabei zu klären, wie sich der ıntrapsychische Konflikt interpersonell auswirkt und welche Abwehr-mechanismen bevorzugt werden. Als teilnehmender Beobachter diagnostiziert der Therapeut die Übertragungs- und Gegenübertragungsprozesse, wertet sie aus und interveniert therapeutisch. Dabei regt er das Gespräch zwischen den Partnern über das bisher Verdrängte an. Er vermittelt Einsichten über das frühkindlich erworbene Verhaltensmuster, wie es innerseelisch verarbeitet wird und bis in die Gegenwart fortwirkt.

Allgemeine Indikationskriterien

Während der *Vorbereitungsphase* (H.-R. Falck 1988, 1991), an der die Partner zu-sammen teilnehmen, werden in maximal drei Sitzungen folgende Bereiche berück-sichtigt:

1. Erstinterview unter neurosenpsychologischen Gesichtspunkten (Biographie, Krankheiten, Bezugspersonen, bisherige Therapeuten, Form der sexuellen Funk-tionsstörung, psychosomatische Begleitsymptomatik)
2. Wie imponiert das Paar als *Gestalt*: Wer von beiden dominiert? Wer bietet sich als offener Symptomträger an? Wo findet sich Trennendes, wo Gemeinsames? Wer wurde initiativ? Kommt das Paar, weil es sich einvernehmlich dazu entschlossen hat, oder wird der andere mitgebracht, hineingeschoben?
3. Ist das Paar über Distanz und Beziehung dialogfähig und bedarf es nur einer be-gleitenden, aufmunternden Unterstützung?
4. Läßt sich das Paar leiten von:
   – Achten und Geachtetwerden?

– Geben und Nehmen?
– Lieben und Geliebtwerden?
5. Wie ist das Paar motiviert, was wollen die Partner, jeder für sich und gemeinsam erreichen?
6. Bin ich als Therapeut mit dem psychosozialen Hintergrund des Paares vertraut, wird die gleiche Sprache gesprochen oder fließen andersartige soziokulturelle Bedingungen mit ein und erschweren das Verständnis in der Triade?
7. Handelt es sich um eine *direkte* Sexualstörung mit einem umschriebenen einzelnen Symptom oder um eine *indirekte* Sexualstörung, die von anderen psychosomatischen Reaktionsbildungen begleitet wird? (Tabelle 1)
8. Liegt schon jetzt erkennbar unbewußt eine einfache oder eine gekreuzte Paarkollusion nach Willi vor, wobei der eine den progressiven Part, der andere den regressiven Part übernimmt?

Zusammenfassend kommt es darauf an, einen gemeinsamen unbewußten psychodynamisch wirksamen Konflikt zu erkennen, der durch Projektion der eigenen frühkindlichen Problematik auf den Partner abgewehrt wird und durch die Therapie eine realistische Chance hat, die damit verbundenen verdrängten Gefühle wiederzuerinnern und die bisherige Rollenaufteilung im Symptomträger und Pseudogesunden aufzulockern und zu bearbeiten.

Tabelle 1. Funktionelle Sexualstörungen ($\sim$ 90 % aller Sexualstörungen)

♀	♂
A. Direkt $\sim$ 40%	

1. Appetenzstörungen (Libido . . .)
   a. Primäre A.: intrapsychische unbewußte Konflikte
   b. Sekundäre A.: interpersonale Konflikte
	1. Appetenzstörungen

2. Satisfaktionsstörungen (Einschränkung der Erregbarkeit oder Erlebnisfähigkeit) Anorgasmie	2. Satisfaktionsstörungen
3. Algopareunie z. B. Hypolubrikation	3. Algopareunie
4. Vaginismus	4. Erektionsstörungen
5. Kombinationen von 1–4	5. Ejakulationsstörungen 6. Kombinationen von 1–5
B. Indirekt = Psychosomatische $\sim$ 60% Abwehrmechanismen (Reaktionsbildung)	
1. Chronische Unterleibsschmerzen ohne Organbefund	1. Unterleibsschmerzen ohne Befund
2. Blutungsstörungen	2. Prostatopathie
3. Juckreiz und Fluor → rezidivierende Vaginitiden ohne pathologischen Befund → pathologischer Befund	3. Rezidivierende Balanitiden
4. Miktionsbeschwerden, Reizblase, „Urethritis" Harninkontinenz (Urethrale Abwehr)	4. Miktionsbeschwerden, Reizblase, „Urethritis"

Wahl des paartherapeutischen Setting

Grundsätzlich muß unterschieden werden zwischen der Kurzzeittherapie und der Langzeittherapie in Einzelpaarsitzungen oder Paargruppensitzungen. Zum besseren Verständnis sollen sechs Paare vorgestellt werden, die wegen ähnlicher sexueller Appetenz- und Satisfaktionsstörungen, z. B. Anorgasmie und Ejaculatio praecox, eine Paartherapie wünschen und seit mehreren Jahren zusammenleben. Sie unterscheiden sich jedoch in ihrem Krankheitsgefühl, der aktuell wirksamen neurotischen und somatischen Symptomatik, der Psychogenese, der Paardynamik und der sich daraus ableitenden psychosozialen Kompromißbildung.

Das *erste Paar* („Streitlust") dialogisiert miteinander und trägt seine Alltagsprobleme mit Ausnahme einer direkten Sexualstörung offen aus. Beide Partner können mehr oder weniger gut ihr eigenes Beteiligtsein an dem gemeinsamen Symptom akzeptieren, anerkennen die Autonomie des anderen und können mit Hilfe der Therapie relativ rasch ein positives Verhältnis zum eigenen Körper und der bisher angstvoll erlebten Sexualität entwickeln. Der therapeutische Prozeß läßt sich auf der phallisch-ödipalen Stufe fokussieren und befriedigend durch die modifizierte Paartherapie nach Masters und Johnson (Falck, H.-R. 1988, Höffken, K. D. u. a. 1984, Molinski, H. 1976) innerhalb von 10 bis 25 Sitzungen in einem vierzehntägigen Abstand behandeln. Ein ähnliches konfliktzentriertes Vorgehen empfiehlt sich im übrigen auch, wenn das Paar über unvermittelt aufgetretene Sexualstörungen klagt, die bei akuten Krisen wie Verlust einer nahestehenden Person, Schwangerschaftskonflikten oder lebensbedrohlichen Erkrankungen auftreten. Dabei wird nicht näher auf das sexuelle Symptom eingegangen. Es löst sich bei der gemeinsamen Durcharbeitung der relativ abgrenzbaren aktuellen Problematik.

Das *zweite Paar* („lähmender Streit") hat sich seit Jahren durch eine komplementäre Charakterneurose aneinandergekettet und agiert analsadistisch bzw. sadomasochistisch. Jeder macht den anderen für das Scheitern der Beziehung verantwortlich, die eigenen Provokationen werden nicht gesehen. Beide sind unheilvoll miteinander verstrickt. Sie können in ihrem Dilemma weder los- noch enger zueinanderkommen. Bei diesem chronifizierten Verlauf liegt eine analsadistische Kollusion vor, die auch über zahlreiche psychosomatische Reaktionsbildungen als sekundäre sexuelle Funktionsstörung ausgetragen wird. Ihr beiderseitiges Mißtrauen überträgt sich auch auf Dritte wie den Therapeuten und würde sich in einer Gruppentherapie verhärten. In der Einzelpaartherapie könnte es gelingen, die ambivalenten präödipalen Gefühle wie Haß und Liebe, Abwertung und Aufwertung zu erhellen und durchzuarbeiten. Zu einem späteren Zeitpunkt könnte das hier Erlernte in einer Paargruppentherapie erprobt und gefestigt werden.

Das *dritte Paar* („ich bin gesund, du bist krank") führte längere Zeit eine harmonische Ehe. Scheinbar plötzlich kommt es infolge einer Überbeanspruchung oder Verselbständigung der Kinder oder durch Arbeitsplatzprobleme zu einer Dekompensation des einen Partners. Der schwächere Partner zeigt offene neurotische Symptome mit eindeutiger regressiver Tendenz in Form von depressiven oder zwanghaften Reaktionen mit teils erheblichen Somatisierungen, die sich auch in der Sexualität ausdrücken. Der andere Partner zieht sich mehr oder weniger bewußt in berufliche oder andere Aktivitäten zurück. Beide Partner fühlen sich in ihrer Ehe isoliert und unverstanden, suchen Hilfe über den Therapeuten. Hier bieten sich gleichermaßen gut eine Einzelpaartherapie oder Paargruppentherapie an.

Das *vierte Paar* („gemeinsame Einsamkeit") verliert kurz vor der Paarbildung wichtige Bezugspersonen durch den Tod; das getrennte Leid führt beide zusammen, jeder sucht in dem anderen das verlorene beschützende Elternteil. Beide schlafen miteinander, suchen dabei mehr körperlich-taktile Nähe als sexuelle Befriedigung. Jetzt aber ist der eine, von tiefen Schuldgefühlen geplagt, aus der Ehe ausgebrochen, hat erstmals lustvolle Sexualität mit einem Dritten erlebt und dies kürzlich dem Partner mitgeteilt. Für beide stürzt ihre kindliche Liebe in den Abgrund, sie regredieren depressiv und erhoffen sich Hilfe durch den Therapeuten. Nach fünf stabilisierenden Paarsitzungen wird das Paar in eine analytische Paargruppe geführt, in der es sich von seinen infantilen Fixierungen befreien kann.

Das *fünfte Paar* („verwirrender Streit") schließlich imponiert zunächst als eine hysterische Kollusion. Nach einer kurzen Phase einer erwartungsvollen und euphorischen Stimmung, getragen von einer idealisierten Vaterübertragung auf mich, stagniert der Prozeß. Beide mobilisieren in mir zwiespältige Gefühle des Beschützens und zugleich Hilflos-Ausgeliefertseins. Ich warte sehnsüchtig auf die Beendigung der Stunde, um mich erholen zu können. Es handelt sich um eine gekreuzte Kollusion zwischen einer manifest hysterischen Frau mit einer depressiven Latenz und einem manifest depressiven Mann mit einer hysterischen Latenz. Mir wird klar, daß ich auf dem besten Wege bin, mich selbst in eine frühe Triangulierung hineinzumanövrieren. Ich erkenne die Gefahr, mich entweder in die Rolle eines helfenden Kindes hineinzubewegen, das sein Elternpaar zusammenhalten will oder meinen latenten Konflikt im Sinne einer Parentifizierung meine eigene Familie betreffend über das Paar klären und lösen zu wollen. Diese Beziehungsfalle interpretiere ich, verdeutliche die kollusive Verstrickung des Paares und seinen verständlichen, aber letztlich unproduktiven Wunsch, die eigene Verantwortung auf mich zu delegieren. Ich wende mich der Frau zu und sage: „Mir kommt es so vor, daß Sie mich anfangs wie einen guten Vater sahen, den Sie benötigten, um sich gegenüber Ihrer wehklagenden Mutter abzugrenzen. Jetzt fangen Sie aber langsam an, wütend und ärgerlich auf mich zu werden wie in bestimmten Situationen auf Ihren Mann, wenn er Ihnen zu wenig Wärme und Geborgenheit gibt." Und zum Mann meine ich: „Vielleicht empfinden Sie es genau umgekehrt. Sie waren in gewisser Hinsicht froh, in mir väterlichen Beistand zu finden, jetzt aber ärgern Sie sich zunehmend über mich. Vielleicht wollen Sie mit mir rivalisieren und beweisen, daß Sie der bessere Liebhaber sind." Beide entschließen sich daraufhin, an einer analytischen Paargruppe teilzunehmen. Mit anderen Paaren in gekreuzten Kollusionen verfahre ich im Gegensatz zu K. König und R. Kreische (1991), die eine sukzessive Therapie beider Partner in zwei voneinander getrennten Gruppen empfehlen, genauso.

Das *sechste Paar* („fremdes Kind, unser Kind?"): Während einer langjährigen erfolglosen Behandlung eines Paares mit unerfülltem Kinderwunsch geraten wir zuweilen in eine Situation, die uns erschreckt. Nach dem Therapieabbruch tritt völlig unerwartet die herbeigesehnte Schwangerschaft auf. Statt sich aber darüber zu freuen, gerät das Paar in eine schwere Krise, ein Schwangerschaftsabbruch wird erwogen. In wenigen Paarsitzungen wird offenbar, daß beide Partner im gegenseitigen Einvernehmen andere Sexualpartner haben und das ihren Ärzten gegenüber verschwiegen. Ohne Zweifel war dieses Kind außerehelich gezeugt worden. In wenigen

Paarsitzungen wird deutlich, daß ihre *Untreue* einen gemeinsamen unbewußten Hintergrund hat. Beide können sich bisher nicht gönnen, selbst Eltern zu werden, da sie in einem prägenitalen Haß auf ihre Eltern verfangen sind. Sie beneiden das Elternpaar der Urszene und regredieren auf einer frühen ödipalen Stufe. Sie streben Dreiecksbeziehungen außerhalb ihrer Dyade an und werden dabei selbst wieder zu einem Kind in der Triangulierung. Offenbar ist das Festhalten der kindlichen Position im ödipalen Dreieck weniger bedrohlich als eine verantwortliche elterliche Einstellung (Marina Gambaroff 1984). Die psychotherapeutische Intervention ist schwierig. Ich interpretiere und deute nicht, sondern muntere das Paar auf, miteinander zu reden. Rasch stellt sich heraus, daß die Frau unter allen Umständen das Kind behalten möchte. Der Mann zögert noch kurz und nimmt dann mein Angebot dankbar an, an allen Mutterschaftsvorsorgeuntersuchungen teilzunehmen. Nach der Geburt des Kindes wird sich zeigen, ob eine Paartherapie noch erforderlich ist.

Besonderheiten der analytischen Paargruppentherapie

Die bisher auf das Paar eingeengte kollusive Verstrickung, die über den Wiederholungszwang und eine Übertragungsneurose zu einer chronifizierten neurotischen Interaktion führte, kann in der Gruppe über multilaterale Übertragung auf den Partner, gleichgeschlechtliche und gegengeschlechtliche andere Partner, den Therapeuten und die Gruppe insgesamt aufgelockert werden (M. L. Moeller 1982, H. G. Preuss 1970). Unter dem Schutz der Gruppe, die Aufrichtigkeit fordert, wird die gestörte verbale Kommunikation offenbar und von Selbsttäuschungen befreit. Vorübergehend können ungelöste Paarkonflikte aus der Perspektive des Zuschauers betrachtet werden. Der schwächere Partner kann sich mit anderen schwächeren Teilnehmern verbünden und so gestärkt aus einer Regression heraustreten. Der stärkere Partner kann sich hinterfragen und wird zum Mitpatienten. Er gewinnt Einsicht in seine eigene, bislang unbewußte Problematik und erkennt, wie er seinen Partner provozierte und in die Opferrolle drängte, um sich von seinen eigenen Konfliktspannungen zu befreien. Die Partner fördern in den anderen Paaren mit komplementärer neurotischer Struktur den Übertragungsvorgang, indem sie im Wiederholungszwang miteinander kommunizieren oder agieren. So kann es zu einer echten Übertragungsneurose kommen. Die unbewußten gegenseitigen Provokationen werden in statu nascendi von allen Teilnehmern miterlebt, analysiert und interpretiert. Oft sind die Interpretationen der gegenseitigen Probleme durch andere Gruppenmitglieder, die ähnliche Probleme aus eigener Erfahrung kennen, einleuchtender und wirksamer als die des Partners oder des Therapeuten. Partner mit gleicher neurotischer Struktur identifizieren sich mit der neurotischen Problematik des entsprechenden Gruppenmitgliedes und bemühen sich, diese Problematik bei den anderen aufzudecken. Dabei wird unbewußt der eigene Konflikt bloßgelegt, so daß der Widerstand bearbeitet werden kann.

Folgende *Therapiephasen* werden durchlaufen (s. a. M. L. Moeller 1982):

1. Das Paar entdeckt die eigene Paarsituation.

2. Das Paar entwickelt vorbewußt eine ausgeglichene Wechselseitigkeit, um sich in der Gruppe gemeinsam zu behaupten.
3. Das Paar beginnt damit, seine unbewußten individuellen Abwehrmechanismen ohne den Partner aufzulösen. Eine euphorische Stimmung macht sich breit, eine weitere Therapie erscheint nicht mehr erforderlich (cave: Scheinerfolg!).
4. Über eine tiefergehende Regression kommt es zu einem Individuationskampf, der an den eigenen verdrängten Bedürfnissen und Enttäuschungen einsetzt. Er überträgt sich auf die dyadische und gruppenspezifische Abwehrverschränkung und verschlimmert die Symptomatik des Einzelnen, der Paare und der Gruppe über eine projektive Identifikation und Gegenidentifikation.
5. Die Gruppe droht infolge der starken intra- und interpersonellen Triebimpulse auseinanderzubrechen. Dieses verhindert jedoch eine psychosoziale Kompromißbildung, z. B. durch Ironisierung oder Appelle „wir sitzen alle in einem Boot" als gemeinsame Gruppenleistung.
6. Die einzelnen Paare wenden sich wieder ihrem Partner zu. Sie erproben neue Wege im Dialog über Distanz und Nähe und beschließen, dies auch außerhalb der Gruppe zu praktizieren. Einige trennen sich einvernehmlich.

Eigene Ergebnisse

Von 1979 bis 1990 habe ich als Einzeltherapeut 180 Paare mit direkten und indirekten funktionellen Sexualstörungen behandelt. Die Indikation für die Wahl des therapeutischen Verfahrens habe ich ausführlich dargestellt. 65 Paare unterzogen sich einer modifizierten Therapie nach Masters und Johnson, weitere 91 Paare einer analytischen Einzelpaartherapie und schließlich 24 Paare einer analytischen Paargruppentherapie. Verstehen wir unter Heilung einen mindestens zwei Jahre anhaltenden rezidivfreien Verlauf mit voller sexueller und emotionaler Befriedigung beider Partner ohne manifeste Symptomwiederholung oder Symptomverschiebung, so können folgende Ergebnisse vorgelegt werden: 80 % der Paare wurden modifiziert nach Masters und Johnson nach durchschnittlich 12 Sitzungen mit einem 80 %igen Erfolg gegenüber der analytischen Langzeittherapie nach 50 bis 120 Sitzungen mit einer Heilungsquote von 69 % behandelt. Erwartungsgemäß blieben alle Paare, die modifiziert nach Masters und Johnson oder in einer analytisch orientierten Kurzzeittherapie behandelt wurden, zusammen. Hingegen trennten sich einvernehmlich etwa 10 % der Paare nach einer analytischen Langzeittherapie, wobei die Trennungsrate nach der Paargruppentherapie gering höher ausfiel.

Zum Schluß möchte ich noch einige Anmerkungen über die Voraussetzungen machen, die meines Erachtens ein Paartherapeut erfüllen sollte. Neben einer analytischen Ausbildung zu einem Einzel- und Gruppentherapeuten sollte er über umfassende Kenntnisse der Sexualphysiologie und -pathologie, gynäkologische und andrologische Psychosomatik verfügen. Insbesondere sollte er seine eigene Paarbeziehung dialogisch offen gestalten können; dazu gehört auch die streitbare Auseinandersetzung zur rechten Zeit. Daß ich dies den hierin außerordentlich aufmerksamen Paaren vermitteln kann, verdanke ich insbesondere meiner Frau und meinen Kindern. Da ich als Einzeltherapeut arbeite, fehlen mir die Erfahrungen in einem dyadischen Therapeutensystem. Ich könnte mir aber vorstellen, daß unerwartete heftige Probleme innerhalb eines Psychotherapeutenpaares über eine projektive Identifikation des Patientenpaares analoge oder komplementäre Konflikte innerhalb des Therapeutenpaares auslösen, die eine konstruktive Paartherapie behindern oder blockieren.

Zusammenfassung

Sexualkonflikte werden in diesem Zusammenhang als Beziehungsstörungen innerhalb einer Paarbeziehung verstanden. Beide Partner wehren unbewußt einen gemeinsamen Konflikt über den Partner ab, wobei der eine den progressiven Part, der andere den regressiven Part übernimmt. Dabei muß unterschieden werden zwischen direkten Sexualstörungen, bei denen ein einzelnes umschriebenes Symptom erkennbar ist, von indirekten Sexualstörungen, die mit anderen psychosomatischen Reaktionsbildungen kombiniert sind. Abhängig von dem Symptom, der Psychogenese und der sich daraus entwickelnden neurotischen Kompromißbildung des Paares können direkte Sexualstörungen befriedigend mit der modifizierten Paartherapie nach Masters und Johnson behandelt werden. Dabei wird der therapeutische Prozeß auf der phallisch-ödipalen Stufe fokussiert. Beide Partner können mehr oder weniger gut ihr eigenes Beteiligtsein an dem gemeinsamen Symptom akzeptieren, entwickeln relativ rasch ein positives Verhältnis zum eigenen Körper und der bisher angstvoll erlebten Sexualität und anerkennen die Autonomie des anderen. Eine analytische Langzeittherapie hingegen ist indiziert bei ödipalen und präödipalen Paarkonflikten, die zu einer unbewußten kollusiven Verstrickung geführt haben und über indirekte Sexualstörungen abgewehrt werden. Beide projizieren ihre eigene Fehlhaltung auf den Partner und machen ihn für die Paarmisere mehr oder weniger offen verantwortlich.

Von 1979 bis 1990 habe ich 180 Paare mit beiden Therapieformen behandelt, d. h., 65 Paare modifiziert nach Masters und Johnson und 115 weitere Paare in analytischer Einzelpaartherapie oder Paargruppentherapie. In meinem Beitrag werde ich insbesondere auf die Indikation und Prognose der analytischen Langzeittherapie von Paaren mit Sexualstörungen näher eingehen.

Literatur

Buber M (1978) Ich und Du. Lambert Schneider, Heidelberg
Buber M (1984) Das dialogische Prinzip. Lambert Schneider, Heidelberg
Falck HR (1988) Paartherapie bei funktionellen Sexualstörungen. gynaekol. prax. 12: 531–542
Falck HR (1991) Schließen Sie den Dritten mit ein. Sex. Med. 20: 550–558
Gambaroff M (1984) Utopie der Treue. Rowohlt, Hamburg
Hoeffken KD u. Mitarb. (1984) Modifizierte Paartherapie-tiefenpsychologische Variante der Masters und Johnson Therapie. Sex. Med. 11: 501–504
König K u. Kreische R (1985) Partnerwahl und Übertragung. Familiendynamik 10: 341–362
König K u. Kreische R (1991) Psychotherapeuten und Paare. Vandenhoeck und Ruprecht, Göttingen
Kreische R (1986) Die Behandlung von neurotischen Paarkonflikten mit paralleler analytischer Gruppentherapie für beide Partner. Gruppenpsychother. Gruppendynamik 21: 337–349
Kreische R (1986) Zu den Auswirkungen von Charakterstruktur, Übertragung und Gegenübertragung bei der Behandlung neurotischer Paarkonflikte. Gruppenpsychother. Gruppendynamik 22: 22–35

Kreische R (1990) Paartherapie in zwei Systemen: die Kombination von Paar- und Gruppentherapie. Gruppenpsychother. Gruppendynamik 26: 245–257
Moeller ML (1982) Zur Therapie und Technik der Paargruppenanalyse. Familiendynamik 7: 150–158
Molinski H (1976) Die fokussierende Deskription. Sex. Med. 5: 712–716
Preuss HG (1970) Zur analytischen Konfrontation neurotisch gestörter Ehepaare in der Gruppe. Gruppenpsychother. Gruppendynamik 3: 279–288
Willi J (1975) Die Zweierbeziehung. Rowohlt, Hamburg
Willi J (1978) Therapie der Zweierbeziehung. Rowohlt, Hamburg
Willi J (1981) Therapie von Sexualstörungen. Paartherapie oder Sexualtherapie. Familiendynamik 3: 248–259

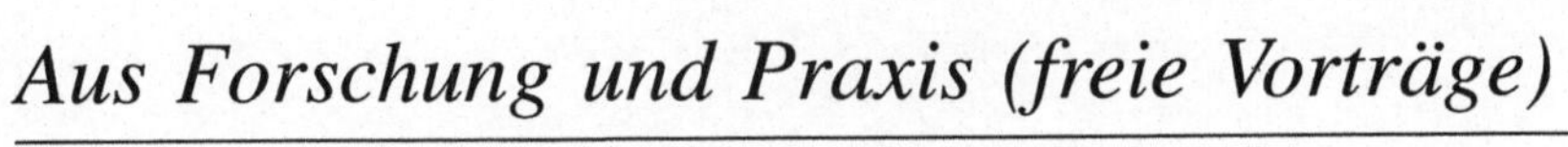

Selbsterleben und Haltungen von Frauen bei natürlicher Empfängnisverhütung

Sophia Markou

Mit diesem Thema ist der Blickwinkel vorgegeben, aus dem heraus die natürliche Empfängnisverhütung betrachtet wird.

Da ich mich auf Äußerungen von Frauen beziehen werde, die die sympto-thermale Methode anwenden, möchte ich vorab einige erläuternde Worte dazu sagen:

Es werden hierbei der Beginn und das Ende der fruchtbaren Zeit im Zyklus der Frau individuell bestimmt anhand täglicher Messungen der Aufwachtemperatur und der Wahrnehmung und des Beobachtens des sich wandelnden Zervixschleims; tastbare Muttermundveränderungen und Symptome wie der Mittelschmerz zur Zeit des Eisprungs, das Spannen und Schwererwerden der Brüste prämenstruell, Veränderungen der Hautreinheit und Stimmungsschwankungen können ergänzend berücksichtigt werden.

Kalenderberechnungen werden für die Bestimmung der unfruchtbaren Zeit am Zyklusanfang herangezogen, wobei hier in jedem Zyklus Aktualisierungen entsprechend der frühesten Temperaturhochlage der vorangegangenen Zyklen vorgenommen werden. Eben weil die Methode bezogen wird auf die aktuellen Gegebenheiten des Zyklus hat sie eine hohe Methodensicherheit (Pearl-Index: 0–1).

Eine Kombination mit einem Diaphragma oder einem Kondom in der fruchtbaren Zeit ist möglich, die Anzahl der ungewollten Schwangerschaften erhöht sich entsprechend der Pearl-Indices dieser Methoden, weil die durch die natürliche Empfängnisverhütung empfohlene Enthaltsamkeit in der fruchtbaren Zeit aufgehoben wird.

Zu folgenden Aspekten werde ich nun Frauen zitieren (die Zitate stammen aus Interviews, die ich im Rahmen meiner Dissertation geführt habe) und Schlüsse daraus ziehen:

1. Körperwahrnehmung, Körpererleben, Zykluserleben
2. Entwicklungsprozesse innerhalb einer Partnerschaft
3. Die Sicherheit der natürlichen Empfängnisverhütung

Körperwahrnehmung, Körpererleben, Zykluserleben

Welche Körperwahrnehmung, Körpererleben, Zykluserleben sind möglich?

Ich werde nun eine Frau zu Wort kommen lassen, die nach mehreren Anläufen, die Pille über einen längeren Zeitraum einzunehmen, und dreijähriger Empfängnisverhütung mit der Spirale jetzt natürlich verhütet. Frau L.:

„Also am Anfang, als ich das Diaphragma benutzt habe und auch die Temperatur gemessen und den Schleim beurteilt habe, da habe ich schon gemerkt, daß ich meinen Körper ganz anders wahrnehme und mehr Sachen so registriere. Manchmal dachte ich, ich merke fast, wenn ich einen Eisprung habe, weil ein Ziehen in der Seite ist. Und auch, wenn ich meine Periode bekomme, das habe ich früher gar nicht wahrgenommen. Das war früher so, als wären mein Körper und ich zwei verschiedene Leute. Ich bin mir wesentlich näher gekommen. Das hat sich auch, nachdem ich die Temperatur nicht mehr gemessen habe, nicht mehr wesentlich zurückentwickelt. Ich habe ein ganz anderes Gefühl zu meinem Körper entwickelt, kann wesentlich besser hinhören, wenn mein Körper mir etwas sagt. Wenn ich z. B. Kopfschmerzen habe oder mir mein Rücken wehtut oder meine Schulter, dann habe ich wieder zuviel gemacht, mir zuviel aufgeladen. Aber ich fühle auch mehr, was meine Sexualität angeht, das geht so zusammen."

Der Wechsel von einer fremdbestimmten zu einer selbstbestimmten Empfängnisverhütung führt hier zu einer vertieften Wahrnehmung des eigenen Körpers. Dies beschränkt sich nicht allein auf das Wahrnehmen von Symptomen der Unfruchtbarkeit und Fruchtbarkeit, sondern wirkt sich auf die gesamte Körperwahrnehmung aus. Der sensiblere Umgang mit dem Körper ermöglicht, ihn als zum Ich angehörig zu empfinden. Mißempfindungen können differenzierter wahrgenommen werden. Die intensivierte Körperwahrnehmung ermöglicht ein vertieftes Erleben, auch in der Sexualität.

Karl von Dürkheim spricht vom Leib, sobald der Körper nicht mehr als Gegenstand betrachtet und damit zum Objekt gemacht wird. Der Leib ist selbstbestimmt, ichidentifiziert und kann empfunden werden.

Marina Gambaroff hebt den Aspekt der psychischen Repräsentanz des eigenen Genitales als besonders wichtig hervor und geht so weit, dort den Kern der Person anzusiedeln. Da jedoch in unserer Kultur der Gesichtssinn die Tiefenwahrnehmung dominiere, folgert Gambaroff, gäbe es eine kulturelle Behinderung der Entwicklung der Tiefensensibilität. Diese sei umso mehr erschwert, je weniger die erste Bezugsperson in der Lage sei, der Tochter Empathie entgegenzubringen und es ihr damit ermögliche, eine Geschlechtsidentität aufzubauen.

Auf die Frage hin, ob ihre Mutter in bezug auf ihr Körpererleben eine Rolle gespielt habe, erwidert Frau L.: „Viele Dinge hat meine Mutter nie verbal geäußert, aber trotzdem hat sie sie sehr deutlich vermittelt, gerade was Sexualität und Körperlichkeit angeht. Körperkontakt war ganz rar. Ich habe Schwierigkeiten mit meiner Sexualität gehabt und lange gebraucht, um da lebendiger zu werden und wacher."

Frau L. scheint einen direkten Zusammenhang zu erkennen zwischen der Körper- und Lustfeindlichkeit ihrer Mutter und ihrer eigenen Gehemmtheit in bezug auf Körperlichkeit und Sexualität; jetzt löst sie sich nun allmählich auf. Die behutsame Hinwendung zum eigenen Körper ermöglicht es ihr, das in der Jugend Versäumte als wertvollen Bestandteil ihres Selbst zu integrieren.

Ich stimme mit Dietmar Richter und Manfred Stauber überein: für manche Frauen macht die Eigenschaft fruchtbar zu sein einen so wesentlichen Bestandteil ihres Selbstwertgefühls aus, daß eine sichere Kontrazeption vermieden wird. Allerdings gebe ich zusätzlich zu Bedenken, daß sich gerade durch die Anwendung der sympto-thermalen Methode weibliche Identität herausbilden kann.

Wie sich ein Gefühl von Gesundheit und körperlicher Intaktheit entwickeln kann, stellt Frau K. fest: „Für mich war es früher nicht selbstverständlich, diesen Schleim, den ich da wahrgenommen habe, aber nicht als Schleim, sondern eher als Ausfluß, mit einem zyklischen Geschehen in Verbindung zu bringen. Für mich war das ein ziemliches Aha-Erlebnis, eine ziemliche Erleichterung, als ich das festgestellt habe."

Frau K. hat offensichtlich das Symptom des Schleims früher als Ausfluß abgewertet und damit Gefühle von Kranksein verbunden, sonst könnte sie die Erleichterung wohl kaum empfinden, die damit verbunden ist, ihn als Ausdruck von Fruchtbarkeit deuten zu können.

Auch die negative Bedeutung der Menstruation im Sinne einer Minderbewertung der Frau hat nicht selten tiefgreifende Folgen: Sie kann sich äußern in Amenorrhoe, Dysmenorrhoe, Prämenstruellem Syndrom.

Vor diesem Hintergrund gewinnt der Umgang der Frau mit den Symptomen der Fruchtbarkeit eine besondere Bedeutung.

Ich sehe insbesondere für Frauen, die ein distanziertes oder gestörtes Verhältnis zu ihrer Leiblichkeit haben, eine Chance, diese besser kennenzulernen, Ängste abzubauen und zu lernen, liebevoll mit ihrem Körper umzugehen. So könnten sie in Kindheit und Jugend Versäumtes nachholen und eine Tiefensensibilität entwickeln, die ihnen zuvor verborgen blieb.

Ich spreche hierbei von Chancen der Selbstwahrnehmung, da die Methode auch rein mechanisch angewendet werden kann, wobei der Körper zum Objekt gemacht wird. NFP (Natürliche Familienplanung) kann genauso der psychischen Entfremdung unterliegen, wie dies vergleichsweise bei der Pille möglich ist.

Entwicklungsprozesse innerhalb einer Partnerschaft

Welche Entwicklungsprozesse innerhalb einer Partnerschaft kann es geben?

Frau K. berichtet: „Mein Freund lebt sehr mit meinem Zyklus, spürt inzwischen genau, wo ich mich befinde. Manchmal beim Miteinanderschlafen – auch, wenn wir dann verhüten in der fruchtbaren Zeit – ist es ein ganz tolles Gefühl zu wissen, ‚eigentlich könnten wir jetzt, wenn wir wollten'. Das ist vielleicht das, was man früher als Potenz bezeichnet hat bei Männern und Frauen, also die Möglichkeit, ein Kind zu zeugen, das finde ich eine schöne Vorstellung."

Frau K's Äußerung zeigt, daß das Erleben von Fruchtbarkeit auch dann betont lustvoll sein kann, wenn kein Kind gewünscht wird.

Daß selbst der Verzicht auf Beischlaf als Bereicherung für eine Partnerschaft empfunden werden kann, zeigt uns Frau M.: „Abstinenz an bestimmten Tagen ist für uns sicher eine Bereicherung gewesen: sie zwang uns, auf andere Formen der Annäherung zurückzugreifen, uns darauf zu besinnen, daß eine Beziehung nicht vom Sex allein lebt. Vielleicht ist bei uns deshalb das Schmusen so ausgeprägt, so wichtig."

Hier hat eine Vertiefung und Erweiterung der Sexualität stattgefunden.

Das nächste Zitat macht deutlich, wie tiefgehend sowohl der intra- als auch interpersonale Dialog sein kann. Frau N.: „Ja, es ist natürlich immer wieder ein Kampf und ein Austarieren, in wieweit ich in mir bleibe und in wieweit ich mich auf den anderen einlasse; das geht ja auch in den Bereich, wie gehe ich meine eigenen Wege und lasse den anderen trotzdem mit hinein."

Der Verzicht auf Beischlaf in der fruchtbaren Zeit birgt für die Partner trennende und auf ihre Autonomie verweisende Aspekte in sich. Hans Jelluschek (1989) sagt dazu: „Liebe kann nur reifen und Sexualität nur lebendig bleiben, wenn beide Partner immer wieder auf Distanz gehen. Trennung steht nicht im Gegensatz zur Paarbeziehung, sondern gehört zu ihr."

Die Sicherheit der natürlichen Empfängnisverhütung

Was verbirgt sich hinter dem Begriff der Sicherheit?

Zunächst möchte ich einige Frauen zitieren:

Frau K. äußert sich zur Selbstbeobachtung folgendermaßen: „Ich hätte am Anfang nicht gedacht, daß ich mich so schnell daran gewöhnen würde, aber es war nur im ersten oder zweiten Zyklus so, daß ich mich unsicher fühlte mit meinen Auswertungen."

Frau G. schildert die Selbstbeobachtung in der Stillzeit so: „Meine Schleimmuster waren so kompliziert, darauf habe ich mich nicht verlassen, wir haben mit einem Kondom verhütet."

Frau L. spricht aus langjähriger Erfahrung: „Ich habe meinen Körper so viele Jahre beobachtet, ich weiß, wann der wo steht."

Aus dem Zitierten wird deutlich, daß Sicherheit aus dem Üben der Selbstbeobachtung erwächst, daß sie nicht ein von Beginn an vorhandenes Gut ist, sondern daß sie allenfalls erworben werden kann. Es ist aber auch ersichtlich, daß es Zeiten wie z. B. die Stillzeit gibt, in denen die Beurteilung des Schleimsymptoms schwieriger ist als unter normalen Zyklusbedingungen. Darüberhinaus beeinflußt die Partnerschaft, der Umgang der Partner miteinander die Sicherheit des sympto-thermalen Methode.

Frau K.: „Ich habe in einer festen Beziehung gelebt, als ich die Methode gelernt habe und sonst hätte ich sie auch nicht angewandt und erlernt, weil es doch vom Partner eine gewisse Kooperationsbereitschaft erfordert."

Frau L.: „Es kommt sicherlich darauf an, wie risikofreudig wir uns fühlen in einem Monat."

Frau N.: „Wenn irgendetwas passieren würde, würden wir nicht abtreiben, aber es ist schon so für mich, daß ich nicht so risikobereit bin. Und in der hochfruchtbaren Zeit schlafe ich nicht mit meinem Partner."

Die vorangegangenen Schilderungen zeigen, daß die Sicherheit ein Bestandteil einer Dynamik innerhalb der Person, aber auch zwischen den Partnern ist. Sie ist kein fixierter Besitz, sondern sie kann eigenverantwortlich neu geschaffen werden, zugehörig zu einem lebendigen individuellen Prozeß. Sie ist keine starre Sicherheit, die immer vorhanden und verfügbar ist, weil sie bestimmt wird von Personen. In jedem Fall ist sie die Frucht der Erfahrung.

C. Blaschke findet in ihrer Dissertation „Mann und Schwangerschaftsabbruch" heraus: der Zusammenhang von Sexualität und Fortpflanzung wird von einigen Männern erst erlebt, wenn eine Schwangerschaft eingetreten ist und diese Schwangerschaft abgebrochen worden ist. Ein Bewußtsein für das zukünftige Leben kann auch ohne diese abgründige und leidvolle Erfahrung entstehen, besonders im partnerschaftlichen Umgang mit Empfängnisverhütung und in der gemeinsamen bewußten Wahrnehmung von Sexualität und Fruchtbarkeit. Dabei vollzieht sich das, was Peter Petersen (1989) ein Grundanliegen aller nennt: „Ein vertieftes Bewußtsein für vorgeburtliches Menschenleben zu gewinnen und aufgrund einer solchen Sensibilität einen besseren Schutz für Kinder im Mutterleib zu haben".

Herausgegriffen habe ich einige mir wesentlich erscheinende Aspekte des Selbsterlebens und der Haltungen von Frauen, die natürlich verhüten. Ich bin mir bewußt, daß Frauen zu Wort kamen, die eine Bereicherung ihres Personseins im Umgang mit der natürlichen Empfängnisverhütung erfahren haben. Allein, daß es diese positiven Selbsterfahrungsmöglichkeiten gibt, sollte in der gynäkologischen Praxis Grund genug sein, der natürlichen Empfängnisverhütung – vor allem der sympto-thermalen Methode – aufgeschlossen gegenüber zu stehen.

Literatur

Blaschke C (1987) Mann und Schwangerschaftsabbruch. Eine kasuistische Studie über das Erleben des Schwangerschaftsabbruchs bei Männern, deren Frauen abtreiben ließen, Dissertation, Hannover, Medizinische Hochschule
Dürkheim K Graf von (1978) Erlebnis und Wandlung. O. W. Barth Verlag, Bern, München, Wien
Gambaroff M (1984) Utopie der Treue. Rowohlt Verlag, Reinbek bei Hamburg
Jelluschek H (1989) Männer und Frauen auf dem Weg zu neuen Beziehungsformen. In: Pflüger PM (Hrsg.) Der Mann im Umbruch. Walter-Verlag, Olten, S. 174–189
Petersen P (1989) Meine Verantwortung als Arzt und Berater angesichts des Schwangerschaftskonfliktes – in psychologisch-anthropologischer Sicht. Der Frauenarzt 5: 477–487
Richter D, Stauber M (1990) Gynäkologie und Geburtshilfe. In: Adler R, Herrmann JM, Köhle K, Schoneke OW, von Uexküll Th, Wesiak W (Hrsg.) Psychosomatische Medizin, Urban und Schwarzenberg, S. 941–974

Verarbeitung eines Spontanabortes und chronische Trauer im weiteren Verlauf

Katrin Schaudig, M. Beutel, R. Deckardt und M. Rolvering

Der Spontanabort im ersten Trimenon ist für viele Frauenärzte ein „Routinefall", der im klinischen Alltag rasch und meist komplikationslos „erledigt" werden kann. Die Vorstellung, daß sich eine Bindung an das heranwachsende Kind erst später in der Schwangerschaft einstellt, etwa ab Verspüren von Kindsbewegungen, ist weitverbreitet (Ballou 1978). Es fehlen gesellschaftlich ritualisierte Formen von Trauer und Anteilnahme, das Ereignis wird als „Nicht-Ereignis" behandelt (Lewis u. Page 1978), so als ob keine bedeutsame Trauerreaktion zu erwarten sei. Der Verarbeitung einer Fehlgeburt im frühen Stadium der Schwangerschaft wurde in Klinik und Forschung bisher nicht übermäßig viel Beachtung geschenkt. Erst in jüngerer Zeit finden sich in der Literatur vereinzelt systematische Studien zu diesem Thema (z. B. Neugebauer 1992).

Aus dem persönlichen Unbehagen heraus, den Frauen mit Spontanabort häufig nicht adäquat zu begegnen, wurde die hier vorgestellte Untersuchung initiiert, in einer Kooperation zwischen dem Institut für psychosomatische Medizin und Psychotherapie (Dr. Manfred Beutel, Maria Rolvering) und der Frauenklinik der Technischen Universität München (Dr. Rainer Deckardt, Dr. Katrin Schaudig).

In einer prospektiven Längsschnittstudie wurde den folgenden Fragestellungen nachgegangen:

1. Wie erleben Frauen einen Spontanabort und welche körperlichen und seelischen Beschwerden sind damit verbunden?
2. Finden sich Trauersymptome auch mehr als 1 Jahr nach einem Spontanabort und lassen sich im Zusammenhang damit vermehrt depressive und körperliche Allgemeinsymptome feststellen?
3. Kann man Patientinnen mit pathologischer Trauer identifizieren und gibt es Risikomerkmale, die dies vorhersagen?

Methoden

Im Zeitraum eines Jahres wurde versucht, alle Patientinnen der Universitätsfrauenklinik mit der Diagnose Spontanabort zu erfassen, sofern sie hinreichend genug Deutsch sprachen und mit der Teilnahme einverstanden waren. 86 Patientinnen konnten in die Studie aufgenommen werden.

Durchschnittlich 1–2 Tage nach der Kürettage wurden die Patientinnen mittels eines strukturierten Interviews ausführlich befragt. Jeweils 7 und 13 Monate nach dem Ereignis wurde eine schriftliche Nacherhebung durchgeführt, diese wurde von 64 (74 %) bzw. 54 (63 %) Patientinnen beantwortet.

Begleitend zum Interview verwendeten wir bei der Ersterhebung zur Erfassung der Trauerreaktionen die einzige bei Studienbeginn vorliegende spezifische Skala, nämlich die von Toedter und Mitarbeitern 1988 eingeführte Perinatal Grief Scale (Abfragung von 33 Items mit 5 stufiger Skala) (Toedter et al 1988, Potvin et al 1988). In Ergänzung zu den Interviews wurde den Patientinnen die Beschwerdeliste (BL) von v. Zerssen (CIPS 1986) und der SCL 90-R-Fragebogen, ein bewährtes Selbstbeschreibungsverfahren zur Erfassung psychopathologischer Symptome, Depression, Angst, Ärger etc. vorgelegt.

Die statistische Auswertung erfolgte nach den üblichen multivariaten Verfahren (SPSS).

Ergebnisse

Die untersuchten Patientinnen waren zum Zeitpunkt des Aborts im Mittel in der 10. SSW (SD 2,6; range 6.–19. SSW). Das Durchschnittsalter lag bei 29 Jahren, die Mehrzahl der Patientinnen (66,3 %) war verheiratet, alle gaben an, einen festen Partner zu haben. Die Mehrzahl hatte Haupt- oder Realschulabschluß (74.4 %) und war zum Zeitpunkt des Aborts berufstätig (66,3 %). Etwa die Hälfte (51,2 %) hatte bereits Kinder, mehr als ein Viertel (26,8 %) hatte durchschnittlich ein Jahr vor der Befragung bereits einen Abort erlitten, 8 % anamnestisch mehrere Aborte. Bemerkenswert ist, daß 65,2 % der Frauen angaben, schlecht damit fertiggeworden zu sein (vgl. Beutel et al. 1992, Deckardt et al., im Druck).

Bei der Erstbefragung zeigte sich, daß bei der Mehrzahl der Patientinnen bereits in der Frühschwangerschaft der Embryo psychisch deutlich präsent ist. Dieser hat in der Vorstellung häufig schon einen Namen. So gaben 71 % der Befragten an, mindestens eine konkrete Vorbereitung für das ungeborene Kind getroffen zu haben, 43 % hatten bereits davon geträumt. Patientinnen mit vorangegangenem Abort unterschieden sich lediglich hinsichtlich der Frage, ob sie während der Schwangerschaft an einen neuerlichen Abort gedacht hätten (78 % vs. 33 %). 88 % hatten die Schwangerschaft gewünscht, 52 % sie auch dezidiert geplant.

Die Gesamtgruppe zeigte im Vergleich zur Normalbevölkerung keine deutlich erhöhten Ängste, Depressionen oder Allgemeinbeschwerden. Erheblich erhöhte Ängste, Depressivität und Somatisierung zeigten kinderlose Patientinnen, die bereits einen oder mehrere Aborte gehabt hatten.

Der subjektive Stellenwert des Abortes wird von 55 % der Pat. als hoch, von 22 % als mittel und von 23 % als gering eingeschätzt.

Die meisten Frauen gaben an, daß ihnen der Verlust sehr zu schaffen mache. Dabei standen „Traurigkeit" („aktive Trauer") und Sehnsucht nach dem verlorenen Kind im Vordergrund.

Weniger häufig fanden sich Verzweiflungsgefühle mit Hoffnungslosigkeit und schuldhafte Verarbeitung mit Selbstvorwürfen („wenn ich das Kind genug geliebt hätte, hätte es nicht sterben können").

Bereits in der 7-Monats-Nacherhebung berichtete die Mehrzahl der Frauen ein deutliches Abklingen von „Traurigkeit".

Nach 7 Monaten war ein Viertel der antwortenden Frauen wieder schwanger, nach 13 Monaten die Hälfte der Patientinnen (durchschnittlich 25. SSW, 10.–40. SSW), 2 Frauen hatten bereits entbunden, bei 3 war ein erneuter Abort bekannt.

Überraschenderweise unterscheiden sich Art und Ausprägung von Trauer und Depressivität bei den Frauen, die erneut schwanger waren, zu beiden Nacherhebungszeitpunkten kaum von den übrigen.

Bei beiden Nacherhebungen (nach 7 und nach 13 Monaten) fand sich eine Gruppe von 11 Frauen (ca. 20 %), die sich vom Gesamtkollektiv mit deutlich erhöhten Werten auf der Depressionsskala und/oder auf mindestens zwei weiteren Skalen (Trauerskalen bzw. Beschwerdeliste) abhoben. Diese Patientinnen wurden als solche mit chronischer Trauer identifiziert. Sie weisen in allen Erhebungsabschnitten signifikant größere Beschwerden auf als die Patientinnen mit normaler Trauer. Gruppenunterschiede vergrößern sich mit zeitlichem Abstand zum Abort.

Wie lassen sich Patientinnen in den beiden Gruppen beschreiben?

Sie unterscheiden sich nicht hinsichtlich Alter, Schwangerschaftswoche des Abortes, Zahl der Kinder bzw. Zahl vorausgegangener Aborte.

Unterschiede im Bewältigungsprozeß finden sich nach 7 und 13 Monaten vor allem darin, daß bei Patientinnen mit pathologischer Trauer der Abort nach wie vor eine große Rolle spielt. Sie haben vermehrt Ängste vor einem neuerlichen Abort und es fällt ihnen, im Unterschied zu Frauen mit einem unauffälligen Verlauf, nach wie vor schwer, Schwangere und Babies zu sehen.

Nach 13 Monaten geben sie vermehrt Auseinandersetzungen in der Partnerbeziehung an. Sie sehen sich größeren berufliche Belastungen ausgesetzt und können diese nur schwer bewältigen. Sie haben insgesamt ein schlechteres körperliches und seelisches Gesamtbefinden.

Das Ausmaß von Depressivität und von körperlichen Allgemeinbeschwerden unterscheidet zu beiden Nacherhebungszeitpunkten die Patientinnen mit chronischer Trauer hoch signifikant von den Patientinnen mit unauffälligem Verlauf.

Abbildung 1 zeigt die Depressivitätswerte (angegeben in Skalenmittelwerten auf der Y-Achse) über den Zeitraum von 13 Monaten für beide Patientinnengruppen. Bereits zum Zeitpunkt der Ersterhebung liegen die Werte der chronisch Trauernden deutlich über denen der übrigen Patientinnen und steigen im weiteren Verlauf weiter an. Die Depressivität in der Gruppe mit normaler Trauerreaktion hingegen ist von Anfang an relativ niedrig und ändert sich im Verlauf nur unwesentlich.

Abbildung 2 zeigt, daß sich in der Gruppe mit chronischer Trauer in den ersten 7 Monaten nach dem Abort die körperlichen Allgemeinbeschwerden mehr als verdoppeln. Die Mittelwerte hier entsprechen ab 7 Monaten den Mittelwerten einer größeren *psychiatrischen Vergleichsgruppe* bzw. einer Vergleichsgruppe mit funktionellen Herzbeschwerden.

Bemerkenswert ist auch hier, daß die Entwicklung chronischer Trauer unabhängig vom Eintritt einer erneuten Schwangerschaft ist. So ist die Anzahl Schwangerer und Nichtschwangerer in beiden Gruppen prozentual identisch, ja sogar wiesen die *Schwangeren* aus der pathologischen Gruppe nach 13 Monaten größere Trauerwerte auf als die Nichtschwangeren, bei der Gruppe mit der unproblematischen

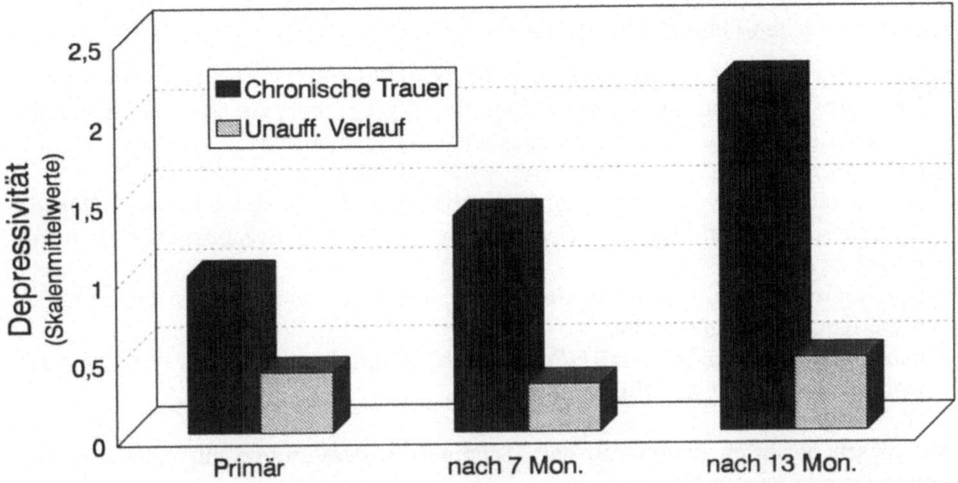

Abb. 1. Veränderung der Ausprägung von Depressivität bei Patientinnen mit chronischer Trauer und bei Patientinnen mit unauffälligem Verlauf im zeitlichen Zusammenhang mit dem Abort

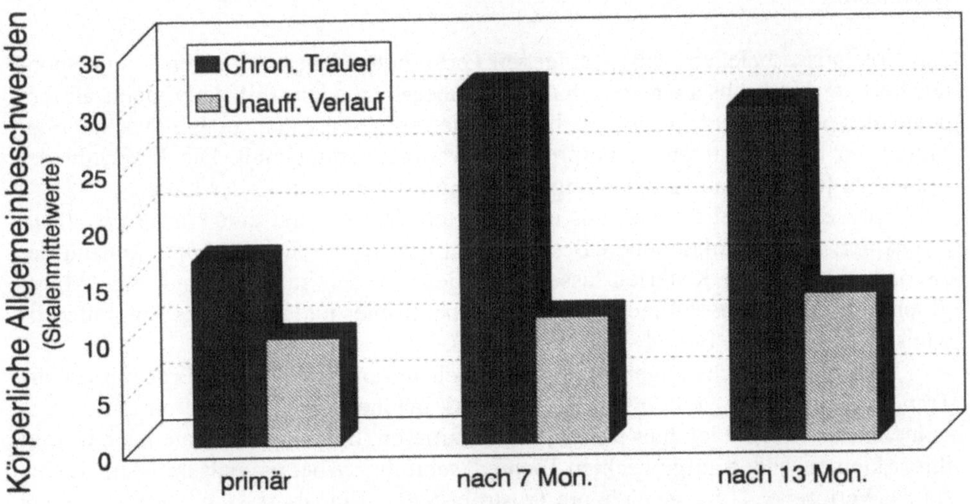

Abb. 2. Ausmaß von körperlichen Allgemeinbeschwerden bei Patientinnen mit chronischer Trauer und bei Patientinnen mit normaler Trauerreaktion im zeitlichen Zusammenhang mit dem Abort

Trauer war die Relation umgekehrt: Schwangere hatten tendenziell geringere Werte als Nichtschwangere.

Wie kann man Patientinnen, die ein hohes Risiko für die Entwicklung pathologischer Trauer haben, schon zum Abortzeitpunkt erkennen? Hierzu wurden Diskriminanzanalysen gerechnet.

Frauen mit späterer chronischer Trauer:

– befinden sich eher in einer *unsicheren sozialen* Situation, sie beklagen mangelnde Unterstützung durch ihren Partner, Familie oder Freunde, sie sind häufiger ledig
– gehen in geringerem Maße außerhäuslichen Tätigkeiten nach, bzw. sind *seltener berufstätig*
– weisen retrospektiv signifikant größere Niedergeschlagenheit und eine *subjektiv schlechtere Bewältigung der Belastungen in der vorausgegangenen Schwangerschaft* auf
– sind *anamnestisch psychisch vorbelastet*, berichten von Depressionen in der bisherigen Lebensgeschichte
– haben ein *ausgeprägtes Verzweiflungsgefühl* unmittelbar nach dem Abort und ein insgesamt schlechteres Allgemeinbefinden.

Mit diesen Kriterien können 10 der 11 Frauen in der Gruppe mit pathologischer Trauer korrekt zugeordnet werden.

Diskussion

Die Ergebnisse belegen, daß – entgegen verbreiteten Überzeugungen – ein Spontanabort in der Frühschwangerschaft vom überwiegenden Teil der Frauen als bedeutender persönlicher Verlust erlebt wird, der zumindest über einige Wochen oder Monate in einem aktiven Trauerprozeß bewältigt werden muß. Die Mehrzahl der Frauen ist hierzu ohne Entwicklung von Langzeitstörungen in der Lage.

Etwa ein Fünftel der von uns untersuchten Frauen zeigt eine *chronische Trauerreaktion*, die in funktionellen Beschwerden und Depression mündet. Anhand der zuvor beschriebenen Kriterien lassen sich diese Frauen zum Zeitpunkt des Abortgeschehens erkennen. Ein rechtzeitiges therapeutisches und stützendes Eingreifen ist wünschenswert (vgl. Beutel et al., im Druck).

Eine erneute Schwangerschaft kann nach unseren bisherigen Ergebnissen die Trauerreaktion nicht verdrängen oder unnötig machen. Die Aussage einer Studienteilnehmerin möchte ich hier stellvertretend zitieren, die einige Monate nach Geburt ihrer „kleinen, süßen aufgeweckten Tochter" schreibt: „Aber niemals ist sie ein Ersatz für das Verlorene ... Sie ist nicht ein Trostpflaster ... Ein Abort ist, wie wenn man ein Kind verliert, das man nicht kennt, kein anderes könnte es ersetzen!"

Literatur

Ballou J (1978) The significance of reconciliative themes in the psychology of pregnancy. Bull Menninger Clinic 42: 383–413
Beutel M, Deckardt R, Schaudig K, Franke S, Zauner R (1992) Trauer, Depressivität und Angst nach einem Spontanabort – Eine Studie über systematische Erfassung und Einflußfaktoren. Psychother Psychosom med Psychol 42: 158–166
Beutel M, Deckardt R, Schaudig K, Rolvering M (im Druck) Chronische Trauer nach einem Spontanabort: Ergebnisse einer Längsschnittstudie nach 13 Monaten. Psychother Psychosom med Psychol

Deckardt R, Beutel M, Schaudig K (im Druck) Verarbeitung eines Spontanaborts: Einflußfaktoren für Trauer, Depressivität und Angst. Geburtsh u Frauenheilk

CIPS (Collegium Internationale Psychiatriae Scalarum) (1986) Internationale Skalen für Psychiatrie. Beltz, Weinheim

Lewis E, Page A (1978) Failure to mourn a stillbirth: an overlooked catastrophe. Br J med Psychol 51: 237–241

Neugebauer R, Kline J, O'Connor P, Shrout P, Johnson J, Skodol A, Wicks J, Susser M (1992) Depressive symptoms in women in the six months after miscarriage. Am J Obstet Gynecol 166: 104–109

Potvin L, Lasker J, Toedter L (1989) Measuring Grief: A short version of The perinatal Grief Scale. JPsychopath Behav Ass 11: 29–45

Toedter L, Lasker J, Alhadeff J (1988) The perinatal Grief Scale: Development and initial validation. Am J Orthopsychiat 58: 435–449

Verarbeitung des Schwangerschaftsabbruchs nach pathologischen Amniozentesebefund: Schulderleben und Schuldgefühle

Ulrike Schmidt, Gerhard Wolff und Christine Jung

Zusammenfassung

Anhand eines halbstrukturierten Interviewleitfadens führten wir Gespräche mit 15 Frauen im Alter von 29–50 Jahren 2–6 Jahre nach einem oder mehreren Schwangerschaftsabbrüchen wegen eines pathologischen Amniozentesebefundes. Die Interviews wurden auf Band aufgezeichnet und transkribiert. Die Auswertung erfolgte mittels qualitativer Inhaltsanalyse.

Für die meisten Frauen war das Interview seit längerer Zeit die erste Möglichkeit über den Schwangerschaftsabbruch zu sprechen. Der Tod des Kindes wurde von allen als körperliches und seelisches Trauma erlebt. Eine schwerwiegende Belastung war für die befragten Frauen, daß sie sich aktiv und selbstverantwortlich gegen das eigene Kind entschieden hatten. Die Mehrzahl der Frauen erlebte den Abbruch als schuldhaftes Vergehen, nur 2 Frauen des befragten Kollektives litten nicht unter Schuldgefühlen. Bei der Verarbeitung scheinen unterschiedliche Qualitäten von Schuldgefühlen mit unterschiedlichen Inhalten von Selbstvorwürfen und Ängsten eine Rolle zu spielen. Häufig sind Selbstvorwürfe wegen des Verstoßes gegen das Tötungsverbot, die Angst vor Verurteilung und vor Vorwürfen anderer sowie das Schamgefühl, keine vollwertige Frau zu sein. In einigen Fällen waren Tendenzen der Selbstbestrafung, des Wiedergutmachens bzw. der Wunsch, die Schuld abzubüßen, zu beobachten. Als weitere häufige Mechanismen des Umganges mit den Schuldgefühlen konnten Ablenkung und Verdrängung beobachtet werden. Nur 6 Frauen ist es im Laufe der Zeit gelungen, ihr Schulderleben und ihre Schuldgefühle zu verarbeiten und bewußt die Verantwortung für den Schwangerschaftsabbruch zu übernehmen.

Die Interviews zeigen, daß in dem untersuchten Kollektiv das Erleben und die Verarbeitung des Schwangerschaftsabbruchs individuell sehr unterschiedlich sind, und daß auch noch Jahre nach einem Schwangerschaftsabbruch wegen eines pathologischen Amniozentesebefundes eine unzureichende Verarbeitung von Schuld und Schuldgefühlen insofern von Bedeutung ist, als sie den notwendigen Trauerprozeß nach dem Verlust des Kindes blockiert.

Einleitung

Die zunehmende Inanspruchnahme von Pränataldiagnostik führt heutzutage immer häufiger dazu, daß Frauen mit einem pathologischen Amniozentesebefund konfrontiert und damit vor die Entscheidung gestellt werden, die Schwangerschaft auszutragen oder einen Schwangerschaftsabbruch durchführen zu lassen.

Mehrere Untersuchungen ergaben, daß ein solcher Schwangerschaftsabbruch ein traumatisierendes Erlebnis ist (Blumberg et al. 1975, Donnai et al. 1981, Adler & Kushnick 1982, Leschot et al. 1982, Furlong & Black 1984, Jones et al. 1984, Black 1989, 1991, White-van Mourik et al. 1992), welches am ehesten mit einer Totgeburt, jedoch nicht mit einem Abbruch aus sozialer Indikation vergleichbar ist (Lloyd & Laurence 1985, Gontard 1986). Bei unzureichender Verarbeitung kann es in eine chronische Trauerreaktion münden (Blumberg et al. 1975). Aus dem deutsch-sprachigen Raum sind lediglich 2 Kasuistiken bekannt, die sich mit der Thematik des Schwangerschaftsabbruches nach pathologischem Amniozentesebefund ausein-andersetzen (Gontard 1986, Langer et al. 1987).

Über die spezifischen Schwierigkeiten bei der Verarbeitung eines Abbruches aus genetischen Gründen ist nur wenig bekannt. Ausführlicher mit den Auswirkungen auf das Selbstwertgefühl der Frauen befassen sich White-van Mourik et al. (1992). Konflikte, die die Frage der Schuld oder des schuldhaften Erlebens aufwerfen, werden nur von wenigen Autoren ausführlicher dargestellt (Blumberg et al. 1975, Gontard 1986, Ringler 1991, White-van Mourik et al. 1992). Als wesentliche Fak-toren, die die Verarbeitung eines Schwangerschaftsabbruches aus genetischer In-dikation erschweren, beschrieb Gontard (1986) unter anderem die Notwendigkeit einer bewußten Entscheidung und somit die persönliche Verantwortung für den Verlust des Kindes mit der Folge der Doppelaufgabe, auf der einen Seite die Trau-erarbeit zu bewältigen und auf der anderen Seite die Schuldgefühle zu verarbeiten.

Wir haben uns in einer Pilotstudie die Aufgabe gesetzt, die Art und die länger-fristige Verarbeitung von Schulderleben und Schuldgefühlen sowie deren Aus-wirkung auf den Trauerprozeß zu untersuchen. Die Ergebnisse sollen dazu dienen, das gegenwärtige Behandlungskonzept im Rahmen einer genetischen Beratungsstelle zu verbessern und ggf. neu zu strukturieren.

Untersuchungskollektiv (Tabelle 1) und Methode

Über die Genetische Beratungsstelle am Institut für Humangenetik der Universität Freiburg wurden 34 Frauen erfaßt, die von 1984–1990 einen Schwangerschafts-abbruch nach pathologischem Amniozentesebefund durchführen ließen. Von diesen erklärten sich 17 zu einem persönlichen Gespräch über das Erleben und die Verar-beitung des Schwangerschaftsabbruches bereit. 8 Frauen waren verzogen, eine verstorben, 9 Frauen wollten kein Gespräch. Wir entwickelten einen Interviewleit-faden für ein halbstrukturiertes Interview, der die Situation der Entscheidungsfin-dung, das Erleben des Abbruches im Krankenhaus, das Kommunikationsverhalten und die kurzfristige, sowie die längerfristige Verarbeitung erfaßt. Die Gespräche wurden bis auf eine Ausnahme bei den Frauen zu Hause durchgeführt (Dauer zwi-schen $1\frac{1}{2}$ und 3 Stunden). Mit Einverständnis der befragten Frauen wurden alle Gespräche auf Band aufgenommen und transkribiert. Ausgewertet werden konnten wegen technischer Schwierigkeiten in 2 Fällen nur 15 Gespräche. Die Auswertung erfolgte nach dem Konzept der qualitativen Inhaltsanalyse (Mayring 1983).

Tabelle 1. Überblick über Untersuchungskollektiv (n = 15)

Familienstand	
verheiratet	14
geschieden	1
Alter zur Zeit des Abbruches	38,3 (26–47)
Zeit zwischen Abbruch und Interview	4,1 (2–6)
Kinderwunsch und Akzeptanz der Schwangerschaft	
geplantes Wunschkind	7
ungeplant, erwünscht	5
ungeplant, akzeptiert	3
Indikation zur Amniozentese	
Alter	12
Kind mit autosomal rezessiver Erkrankung	1
Kind mit Spina bifida	1
Medikamente in Frühschwangerschaft	1
Diagnosen nach Amniozentese	
Trisomie 21	10
18p Syndrom	1
Omphalozele	1
Spina bifida	2
autosomal rezessive Erkrankung	1

Ergebnisse und Diskussion

Erleben des Interviews

Für die meisten Frauen war das Interview das erste Mal oder seit längerer Zeit die erste Möglichkeit, in Ruhe ausführlich über den Schwangerschaftsabbruch zu sprechen. Obwohl bei der Mehrzahl der Frauen der Abbruch schon mehrere Jahre zurücklag (durchschnittlich 4,5 Jahre), war bei allen die emotionale Beteiligung während des Interviews außerordentlich groß. Nur 2 der 15 Frauen konnten während des Gespräches das Gefühl vermitteln, für sie sei „die Sache abgeschlossen" und verarbeitet, so daß sie darüber sprechen könnten, „wie über etwas, was in der Vergangenheit liegt". 4 Frauen vermittelten einen Eindruck von anhaltend starker Belastung bzw. starker Depressivität. Ihnen war das Erlebnis des Abbruches noch sehr gegenwärtig, sie weinten viel, fanden keine Distanz zu ihren Emotionen und wirkten verwickelt in Schuldgefühle und in Zweifel an der Richtigkeit der damaligen Entscheidung. Die übrigen 9 Frauen wirkten, wenn auch in individuell sehr unterschiedlicher Ausprägung, emotional stark beteiligt, aber auch zeitweise ihre Gefühle reflektierend und objektivierend. Sie vermittelten den Eindruck, daß sie einen Weg gefunden hatten, den Schwangerschaftsabbruch in ihre Biographie einzubauen und zu akzeptieren.

Erleben der Abbruchsituation

Die schwerwiegendste Belastung für die meisten Frauen (13/15) war, daß sie selbst sich aktiv gegen ein Kind entscheiden mußten, ein Kind, das sie sich unter anderen

Umständen sehr gewünscht hätten. Zitat: „. . . wenn es gesund gewesen wäre, hätte ich es gewollt, und wenn es jetzt krank ist, bring ich es eigentlich um."

Weiter sehr belastend war das körperliche und seelische Erlebnis des Schwangerschaftsabbruches selbst. Sehr eindrucksvoll wurden von einigen Frauen die Wehen und die darauffolgende Geburt geschildert. Als gravierendes Erlebnis wurde von den Frauen das Nachlassen der Bewegungen des Kindes im Mutterleib geschildert. Manche beschrieben ein vorübergehendes Stärkerwerden der Kindsbewegungen und sprachen davon, daß sich das Kind gesträubt und gewehrt habe. Zitat: „Und das Kind hat sich also laufend bewegt. Das hat sich irgendwo eigentlich, ich hatte das Gefühl das strampelt, das will nicht . . . und ich hatte so richtig das Gefühl, das hat sich mit Händen und Füßen dagegen gesträubt . . ."

Damit einher ging bei vielen Frauen entweder das schmerzliche Bewußtsein oder das sich allmähliche Bewußtwerden, daß das Kind jetzt infolge ihrer eigenen Entscheidung stirbt. Eine Frau drückte dies so aus. „Man merkt es ja dann, wenn das Leben weniger wird. . . . und . . . dazu muß man sagen, daß man es ja selbst verschuldet, im Prinzip. . . . Auf jeden Fall hab' ich dann gemerkt, daß die Bewegungen weniger werden, und daß dann gar nichts mehr da war . . . Da hab' ich halt das Gefühl gehabt, daß das Kind jetzt stirbt, weil ich das gewollt hab' so . . ." Und eine andere sagte: „Ich hab' immer bloß daran gedacht, hast du das Recht, das zu machen?"

Schuldgefühle

Die meisten Frauen (13/15) erlebten ihre Entscheidung und den Abbruch als ein schuldhaftes Vergehen (Tabelle 2). Alle Frauen hatten das Ungeborene als selbständiges Wesen wahrgenommen und als ihr eigenes Kind angenommen, indem sie von „*ihrem* Kind" sprachen. 9 bezeichneten den Abbruch als „Töten", sprachen von „einer Tötungshandlung", von „Mord" oder bezeichneten sich als „Mörderin". Diese Thematik zog sich wie ein roter Faden durch die Interviews. Da die aktive Verarbeitung von Schuldgefühlen offensichtlich entscheidend für die psychische Bewältigung des Abbruches ist, soll hierauf im folgenden näher eingegangen werden.

Aus den Interviews ergab sich, daß offensichtlich unterschiedliche Qualitäten von Schuldgefühlen mit unterschiedlichen Inhalten von Selbstvorwürfen und Ängsten eine Rolle spielen (Tabelle 3).

Tabelle 2. Schulderleben und Schuldgefühle (n = 15)

kein Schulderleben, keine Schuldgefühle	Akzeptanz von Anfang an kein belastendes Problem	2
Schulderleben und Schuldgefühle	Akzeptanz und Übernehmen der Verantwortung, wenig oder wenig belastende Schuldgefühle	2
	Distanziertes Wahrnehmen von Schuld und Übernahme von Verantwortung, mit Schuldgefühlen einhergehend	5
	emotionales Durcheinander, Schulderleben und Schuldgefühle	3
	massives Schulderleben und Schuldgefühle, Grübeln, depressive Züge	3

Tabelle 3. Differenzierung der Schuldgefühle und Inhalte der Selbstvorwürfe/Ängste (n = 13, Mehrfachnennungen)

Verstoß gegen das Tötungsverbot	11
„schlechte Mutter" sein, egoistisch sein	4
Angst vor Verurteilung und Verunsicherung durch andere	9
Schnelligkeit und Rahmenbedingungen des Entscheidungsprozeßes	4
Schuld- und Schamgefühl, keine vollwertige Frau zu sein	6

Der Verstoß gegen das Tötungsverbot

Dies ist eine Schuld, die von 11 Frauen empfunden und deutlich zum Ausdruck gebracht wurde. Diese Frauen erlebten den Schwangerschaftsabbruch als einen Verstoß gegen ihre eigenen, verinnerlichten Werte. Außer ihrem Gewissen und ihren persönlichen Wertvorstellungen könnten noch folgende Faktoren mitverantwortlich sein für das Erleben:

a) 11 der Frauen hatte schon die Bewegungen des Kindes gespürt und z. T. sehr konkrete Vorstellungen von dem Kind und von ihrem Leben mit dem Kind entwickelt. Sie hatten ihr Kind als eigenständiges Lebewesen gespürt und anerkannt und sahen sich deshalb als verantwortlich für die Beendigung seines Lebens an.

b) Bei einigen Frauen klang ein Bezug an zu der gesellschaftlichen, emotionalisierten Diskussion über den § 218, in der die Frauen von Abtreibungsgegnern im Extremfall als potentielle Mörderinnen dargestellt werden. Sie fühlten sich von diesem Vorwurf nun direkt betroffen.

c) Alle Frauen hatten eine christliche Erziehung genossen und glauben in irgendeiner Form an Gott. Mit der Abtreibung haben sie eine Sünde begangen, indem sie gegen das Gebot „Du sollst nicht töten" verstoßen haben. So sagte z. B. eine Frau: „Von der Kirche aus ist das ja praktisch eine Todsünde, was ich getan hab." Eine andere meinte: „Wer gibt dir das Recht, über Leben und Tod zu entscheiden? Das gibt einem eigentlich ja niemand, das Recht, oder? Also ich werde nicht damit fertig." Und eine dritte: „Für mich, es ist ein Mord, ich kann mir es anschauen wie man will, – es ist auch – auch wenn ein Schaden da ist bei dem Kind, ich glaub das rechtfertigt es dann doch nicht . . ."

Das Gefühl, eine schlechte Mutter zu sein

Die Frauen befanden sich mit der Mitteilung des pathologischen Amniozentesebefundes in einem Dilemma. Sie mußten eine Lösung finden für eine Konfliktsituation, für die es keine ideale Lösung gibt. Dieses Gefühl, mit ihrer Entscheidung nur eine schlechte Lösung gefunden zu haben, führte bei manchen der Frauen zu der Empfindung eines indirekten Vorwurfs in Situationen, in denen sie anderen Frauen mit einem behinderten Kind begegnen. Sie erleben diese Frauen als die besseren Mütter, da diese etwas tun, was sie sich selbst nicht zugetraut haben. Diese anderen Frauen bringen ein Opfer, das von einer Frau verlangt werden kann. Die Befragten selbst erleben sich als egoistisch, da sie sich gegen solch ein Opfer entschieden haben, um ihre bisherige Lebensform und die ihrer Familie zu erhalten. Vier Frauen formulierten den antizipierten Vorwurf, sie hätten sich einer Verantwortung und Aufgabe aus persönlicher Bequemlichkeit entzogen. Zitat: „Ich hab dann vor mir selbst ein schlechtes Gewissen und denk, ich hab das Kind umgebracht, . . . damit ich vielleicht nicht soviel Arbeit hab und bloß, weil ich einfach zu bequem war, so ein Kind zu kriegen."

Schuld und Schamgefühl, keine vollwertige Frau zu sein

Als nächstes soll ein Gefühl beschrieben werden, das ursächlich nicht mit dem Schwangerschaftsabbruch als solchem, sondern eher mit der Diagnose der kindlichen Erkrankung bzw. Fehlentwicklung nach Amniozentese zusammenhängt. Es soll aber hier besprochen werden, da es für die Verarbeitung des Schwangerschaftsabbruches und das Selbstwertgefühl der Frauen von großer Bedeutung ist.

6 der 13 Frauen sprechen von einem Schuldgefühl oder Schamgefühl, sich nicht mehr als vollwertige Frau zu fühlen. Damit zusammen hängt die Angst, vermeintliche Überträgerin einer genetischen Krankheit zu sein – auch in den Fällen, in denen die Diagnostik das Gegenteil ergeben hat. Die Krankheitsdiagnose beim Kind wird von diesen Frauen als ein persönlicher Defekt erlebt, als das persönliche Versagen, als Frau ordnungsgemäß funktioniert zu haben, und damit als etwas, das sie der Familie oder Freunden und Bekannten, aber auch Ärzten oder sonstigem medizinischem Personal gegenüber bloßstellt, und das, da es nicht verborgen werden kann, Schamgefühl auslöst. Darüberhinaus wird dieser persönliche „Defekt" als etwas erlebt, das irreparabel ist und zwangsläufig zu geschädigten Kindern auch bei weiteren Schwangerschaften führt. So fragte eine Frau, ob sie denn schon so „abgebaut" habe, daß sie kein gesundes Kind mehr bekommen könne. Eine andere schilderte, daß sie Scham darüber empfinde, daß „sowas" auf sie zutreffe. „Sagen wir mal, ich habe an mir als Frau gezweifelt" meinte eine weitere Frau.

Schuldgefühle wegen der Schnelligkeit und der Rahmenbedingungen des Entscheidungsprozeßes

4 Frauen entwickelten deshalb Schuldgefühle, weil sie meinten, sich zu schnell und zu unreflektiert für den Abbruch entschlossen zu haben. Im Nachhinein hätten sie sich mehr Zeit für den Entscheidungsprozeß gewünscht. Damit war die Vorstellung verknüpft, daß dann eine tragfähigere, „bessere" Entscheidung möglich gewesen wäre. 2 weitere Frauen sprachen zwar nicht direkt von Schuldgefühlen, berichteten aber, daß sie heute ihre Entscheidung nur noch aus der damaligen Situation des Schocks und der Hilflosigkeit heraus verstehen und nachvollziehen könnten. Sie zweifeln an der Richtigkeit ihrer Entscheidung und würden heute beide bei einer weiteren Schwangerschaft keine Amniozentese und keinen Abbruch mehr durchführen lassen. 4 der Frauen hatten den Eindruck, daß der Schwangerschaftsabbruch von ärztlicher Seite aus „eine selbstverständliche Sache" sei. Sie fühlten sich mit der Befundmitteilung unter Zugzwang, einen Abbruch durchzuführen. Zitat: „Die Ärzte haben ja alle vorbehaltlos dafür gesprochen . . ., im Gegenteil, als ich Zweifel gehegt habe, haben die das gar nicht verstanden." Und eine Frau: „Ich denk' als einmal wieder, war es richtig? – Ich muß ehrlich sagen, vorher dieses Gespräch war zu kurz,

ging zu schnell alles. (. . .) hau ruck! – Dazwischen, die Zeitspanne, da fehlt irgendwie ein Gespräch."

Die Angst vor Verurteilung und Verunsicherung durch andere

9 Frauen äußerten, sie hätten Angst davor, andere könnten ihnen vorwerfen, sich schuldig gemacht und eine falsche Entscheidung getroffen zu haben. Zitat: „Aber grad' hinterher, legst du alles auf die Goldwaage, weil du ja immer auch darauf wartest, daß irgend jemand kommt mit Vorwürfen. Irgend jemand muß ja jetzt mal sagen, ‚was hast du gemacht?'." Eine andere Frau sagte in einem Nebensatz, daß sie Angst habe, weil man ja nie wüßte, wie die anderen reagieren, und meinte: „Ich habe mit niemandem darüber gesprochen oder so, um ja nicht eventuell zu hören, das hast du nicht richtig gemacht oder so."

Diese Angst muß als ein wichtiger Grund für die soziale Isolation angesehen werden, in der sich die Frauen vor allem in der ersten Zeit nach dem Abbruch häufig befinden. 11/15 befragten Frauen gaben an, „eher wenige" bis „wenige" Gespräche nach dem Abbruch geführt zu haben. Wenn überhaupt, fanden diese Gespräche eher mit dem Partner oder mit einer engen Freundin, jedoch seltener mit dem Frauenarzt statt. 9/15 der Frauen sprachen kaum oder gar nicht über den Abbruch, obwohl sie eigentlich das Bedürfnis dazu hatten. Zitat: „Und ich wollt' von mir aus nichts sagen. Weil ich gedacht hab', dann denken die, ich wollt' mich wichtig machen oder sonst was." Eine Frau akzeptierte das Verbot ihres Mannes, über den Abbruch zu sprechen, obwohl sie sich ein Gespräch als entlastend und wohltuend vorstellt: „Aber irgendwo, ich sage oft, wenn ich vielleicht mit jemanden hätte darüber sprechen können dort, und noch jemanden fragen, was würdest du machen, was würdest du sagen dazu, vielleicht hätte ich es auch besser verkraftet dann."

Bewältigung der Schuldgefühle

Als nächstes stellte sich für uns die Frage, welches die Bewältigungsmechanismen sind, die Frauen entwickeln, um mit den Schuldgefühlen umzugehen. Wir konnten hauptsächlich die in Tabelle 4 zusammengestellten Strategien beobachten.

Schuld abbüßen, Wiedergutmachen, Selbstbestrafungstendenz

Insgesamt können dieser Kategorie 8 Frauen zugeordnet werden. In manchen Fällen läßt sich dabei keine scharfe Grenze zwischen Wünschen zur Wiedergutmachung und Tendenzen zur Selbstbestrafung ziehen.

Tabelle 4. Bewältigung von Schuldgefühlen (n = 13, Mehrfachnennungen)

Schuld abbüßen, Wiedergutmachen, Selbstbestrafungstendenz	8
Verdrängung, Ablenkung	7
Übernahme von Schuld und Verantwortung	6
Religiosität, Glauben	2

So engagiert sich z. B. eine Krankenschwester seit dem Abbruch zusätzlich zu ihrer normalen Arbeit in der Nachbarschaftshilfe und pflegt alte Menschen. Seit dem Abbruch geht sie auch nicht mehr zu Vereinen oder zum Fasching, obwohl sie dort sonst immer „eine der ersten" war. Jetzt „verkrieche" sie sich zu Hause.

Eine andere Frau wurde nach dem Abbruch unter Inkaufnahme eines Wiederholungsrisikos von 25 % erneut schwanger und ließ bei dieser Schwangerschaft keine Pränataldiagnostik durchführen. Das Kind kam krank zur Welt, und sie pflegte es 8 Monate bis zu seinem Tod. Dabei hoffte sie einerseits auf das Wunder einer Genesung, andererseits erlebte sie diese schwere Zeit als eine gerechte Strafe Gottes für den Abbruch der vorhergehenden Schwangerschaft und ihre persönliche Belastung als ein Abbüßen der Schuld, die sie mit der Entscheidung zum Abbruch auf sich geladen hatte.

Zwei andere Frauen empfanden die körperlichen Symptome, die sie nach dem Abbruch entwickelten als gerechte Strafe für ihre Schuld. Beide meinten, sie müßten das mit sich alleine ausmachen und ertragen, und weigerten sich, zum Arzt zu gehen. Deutlich wird der Selbstbestrafungscharakter auch bei einer Frau, die sich sofort nach dem Abbruch sterilisieren lassen wollte. Auch die oben erwähnte soziale Isolation kann in diesem Kontext gesehen werden. Der Entzug sozialer Kontakte bedeutet auch Entzug der Möglichkeit, Akzeptanz und Trost zu empfangen, und führt darüber zu einer Verschlimmerung des seelischen Leidens, das seinerseits als das Erleiden von Strafe und Abbüßen von Schuld erlebt wird.

Ablenkung, Verdrängung

Zwei wichtige Mechanismen, die immer in Lebenssituationen nach schwerwiegenden, schockartigen Ereignissen von Bedeutung sind, und die wir auch beobachten konnten, sind Ablenkung und Verdrängung. Es ließ sich dabei im Einzelfall nur schwer trennen, ob sich die Frauen so verhalten, weil sie unter ansonsten unerträglichen Schuldgefühlen leiden, oder weil sie den Schmerz und die Trauer um den Verlust ihres Kindes nicht ertragen.

Von zumindest zeitweiser Ablenkung und Verdrängung sprachen 13 der 15 befragten Frauen. Relativ eindeutig ließ sich dies bei 7 der befragten Frauen einer Verdrängung von Schuld und Schuldgefühlen zuordnen. Besonders eindrücklich zeigte sich das bei einer Frau, die berichtete, sie habe „gefühlsmäßig abgeschaltet" und schließlich Atemnot und eine Pleuritis bekommen. Erst durch eine Therapie habe sie gelernt, ihre Gefühle zuzulassen und zu verarbeiten. Eine ander Frau schilderte, daß sie nach dem Abbruch einen Großputz machte und den Garten umgrub mit der erklärten Absicht, „abends todmüde ins Bett fallen zu können, und nicht mehr über ihre Entscheidung nachdenken zu müssen." Eine weitere Frau berichtete, sie habe die Wohnung umgeräumt und neue Vorhänge genäht, um „ein anders Ich zu schaffen".

Übernahme von Schuld und Verantwortung für den Abbruch

Einigen Frauen (6/15) gelang es, ihr Schulderleben („schlechtes Gewissen") und ihre Schuldgefühle als solche wahrzunehmen und zu akzeptieren. Sie konnten die Verantwortung für ihre Entscheidung übernehmen, ohne zu verleugnen oder zu verdrängen. Sehr deutlich machte das eine Frau mit der folgenden Aussage: „Vor meinem Gewissen bin ich schuldig geworden, und da hilft es nur, die Wahrheit einfach anzuerkennen und die Schuld zu bekennen, und dann kann man neu anfangen und alles andere, glaub ich, hilft nicht."

Dieses bewußte Akzeptieren von Schuld und Übernehmen von Verantwortung scheint unabhängig von Ereignissen wie einer weiteren Schwangerschaft oder einem weiteren gesunden Kind zu sein.

Religiosität, Glauben

Religiosität und Glauben spielte in dem Untersuchungskollektiv zahlenmäßig keine große Rolle bei der Verarbeitung des Schwangerschaftsabbruches und der Bewältigung von damit zusammenhängenden Schuldgefühlen.

Nur 2 der befragten Frauen berichteten, daß sie Halt und Hilfe in ihrem Glauben fanden. Eine sehr christliche Frau sprach mit ihrem Pfarrer über den Schwangerschaftsabbruch. Sie habe von ihm gezeigt bekommen, daß sie ihre Schuld annehmen müsse, und daß die Sünden vergeben würden. Dadurch habe sie gelernt, ihre Schuldgefühle zu ertragen und weiterzuleben. Darüberhinaus berichteten 4 Frauen, daß sie es als entlastend empfunden haben, von gläubigen Kollegen oder Verwandten Verständnis für den Abbruch erhalten zu haben und nicht verurteilt worden zu sein.

Schlußfolgerung

Die Verarbeitung von Schuld und Schuldgefühlen ist nicht nur in unmittelbarem zeitlichen Zusammenhang, sondern auch noch Jahre nach einem Schwangerschaftsabbruch wegen eines pathologischen Untersuchungsergebnisses nach Amniozentese in nahezu allen Fällen von Bedeutung. Die Beobachtung unterschiedlicher Qualitäten von Schulderleben und Schuldgefühlen sowie die unterschiedlichen Bewältigungsmechanismen weisen jedoch auf ein individuell unterschiedliches Erleben und individuell unterschiedliche Verarbeitung dieses Erlebens hin. Offensichtlich fehlt es den Frauen aber an Möglichkeiten, dieses in einem Rahmen zu besprechen, der einen angstfreien Umgang mit der Thematik erlaubt. Es ist daher wichtig, in der Beratung dieser Frauen auch die Schuldthematik anzusprechen. Es ist durchaus vorstellbar, daß ein Ansprechen dieser Thematik *vor* einem Schwangerschaftsabbruch aus genetischen Gründen die spätere Verarbeitung erleichtert. Es scheint so zu sein, daß manche Frauen das Bewußtwerden eines Verlustes und die Trauer hierüber nicht zulassen können, da sie den Tod ihres Kindes letztlich durch ihre eigene Entscheidung bewußt herbeigeführt haben und infolgedessen Trauer „nicht erlaubt" ist. Unbearbeitetes Schulderleben und unbearbeitete Schuldgefühle können so eine unüberwindliche Barriere bilden, durch die die eigentliche Verarbeitung des Abbruchs blockiert wird. Hier muß eine Beratung ansetzen, die die Entscheidung zu einem Schwangerschaftsabbruch nach pathologischem Amniozentesebefund zu einer lebbaren Entscheidung machen will.

Danksagung

Wir danken Julia Baumgart, Angelika Kärpf und Verena Riegel für Diskussionsbeiträge und Frau Inge Wurich für geduldige Schreibarbeit.
Frau Dr. Christine Jung ist Stipendiatin des Vereins zur Förderung der humangenetischen Beratung.

Literatur

Adler B, Kushnick T (1982) Genetic counseling in prenatally diagnosed trisomy 18 and 21: Psychosocial aspects. Pediatrics 69: 94–99

Black RB (1989) A 1 and 6 month follow-up of prenatal diagnosis patients who lost pregnancies. Prenat Diagn 9: 795–804

Black RB (1991) Womens's Voices after Pregnancy Loss: Couples' Patterns of Communication and Support. Soc Work Health Care, 16 (2): 19–36

Blumberg BD, Golbus MS, Hanson MD (1975) The psychological sequelae of abortion performed for a genetic indication. Am J Obstet Gynecol 122: 799–808

Donnai P, Charles N, Harris R (1981) Attitudes of patients after „genetic" termination of pregnancy. Br Med J 282: 621–622

Furlong RM, Black RB (1984) Pregnancy termination for genetic indications: The impact on families. Soc Work Health Care 10 (1): 17–34

Gontard A v (1986) Psychische Folgen des Schwangerschaftsabbruchs aus kindlicher Indikation. Monatsschr Kinderheilk 134: 150–157

Jones OW, Penn NE, Shuchter S, Stafford CA, Richards T, Kernahan C, Gutierrez J, Cherkin P (1984) Parental response to midtrimester therapeutic abortion following amniocentesis. Prenat Diagn 4: 249–256

Langer M, Ringler M, Mazanek P (1987) Zur Betreuung von Paaren nach pränataler Diagnose fetaler Mißbildungen. Geburtsh Frauenheilk 47: 186–189

Leschot NJ, Verjaal M, Treffers PE (1982) Therapeutic abortion on genetic indications – A detailed follow-up study of 20 patients. J Psychosom Obstet Gynecol 1: 47–56

Lloyd J, Laurence KM (1985) Sequelae and support after termination of pregnancy for fetal malformation. Br Med J 290: 907–909

Mayring P (1983) Qualitative Inhaltsanalyse. Beltz, Weinheim, Basel

Ringler M (1991) Schwangerschaft, Geburt, Wochenbett In: Springer-Kremser M, Ringler M, Eder A (Hrsg) Patient Frau. Psychosomatik im weiblichen Lebenszyklus. Springer, Wien, New York

Robinson J, Tennes K, Robinson A (1975) Amniocentesis: its impact on mothers and infants. A 1-year follow-up study. Clin Genet 8: 97–106

White-van Mourik MCA, Connor JM, Ferguson-Smith MA (1992) The psychosocial sequelae of a second-trimester termination of pregnancy for fetal abnormality. Prenat Diagn 12: 189–204

Verlust eines Kindes – psychische Reaktionen vor und nach Abbruch einer Schwangerschaft nach Indikationsstellung

Brigitte C. Hahlweg

In der klinischen Geburtshilfe ist der Verlust eines Kindes durch eugenische bzw. medizinische Indikationsstellung nicht täglich, doch Routine – zumindest für das Personal –. Für die betroffenen Frauen und deren Partner stellt der Weg von der Indikationsstellung bishin zur Geburt ein meist erstmaliges Ereignis mit existentieller Qualität dar. Der hoffnungsvollen Zeit wird jäh ein Ende gesetzt und die Konfrontation mit dem Thema Leben-Tod stellt insbesondere die Frau vor eine Aufgabe, deren Dimension anfänglich nicht abzuschätzen ist.

Nach Susan Borg (1987) bedeutet jede Schwangerschaft eine Zeit erheblicher gefühlsmäßiger und körperlicher Veränderung. Insbesondere wird die erste Schwangerschaft als eine Lebenskrise gesehen, die einen Wendepunkt in der persönlichen Entwicklung bedeutet. Diese Krise wird durch die Geburt eines gesunden Kindes beendet. „Geschieht das nicht, verstärkt sich die Krise (Susan Borg 87)." Alte Lebensziele und neugebildete Lebensperspektiven, die durch die Schwangerschaft entstanden sind, werden zerstört. Verlust des Selbstwertgefühles und des Selbstbewußtseins geben der Frau das Gefühl, auf einem fundamentalen Gebiet weiblicher Kompetenz versagt zu haben: ein gesundes Kind auf die Welt zu bringen.

Während des Entscheidungsprozesses – Beendigung der Schwangerschaft ja/ nein – breitet sich mehr oder weniger ein emotionales Chaos aus. Mit Verzweiflung, Todessehnsucht, Nutzlosigkeit, Verlust des Selbst, Hilflosigkeit, Trauer, Angst, Versagen beschreiben Frauen ihre Gefühlslage.

Eine Untersuchung von Muth et al (1989) unterstreicht, daß Hilflosigkeit, Angst und Trauer die dominierendsten Empfindungen zum Zeitpunkt des Entscheidungsprozesses sind. „. . ., bei der Wartezeit bis zur Ausstoßung entsteht die Belastung vor allem durch erlebte Hilflosigkeit und Schuld, und durch die nun nicht mehr abwendbare Realität des bevorstehenden Abbruches (Muth et al 1989)."

Die Frau steht vor einer neuen Realität, deren Inhalte nichts mehr mit der bisherigen Schwangerschaft zu tun haben.

Bisher hieß es:

> Alles für die Schwangerschaft,
> alles für das Kind,
> alles unter Kontrolle,
> Beziehungsaufbau zum Kind
> Vorbereitung auf die Geburt.

Jetzt heißt es:

> Nichts mehr für den Erhalt der Schwangerschaft,
> nichts mehr für das Kind,
> Kontrollverlust,
> Abbruch der Beziehung,
> keine Geburt, sondern Schwangerschaftsabbruch.

Diese Gefühlspole sind Inhalt eines emotionalen Ausnahmezustandes, der eine Entscheidungsfindung erfordert, eine Entscheidung gegen das Kind zu einem Zeitpunkt, in dem meistens erste Kindsbewegungen die Beziehungsqualität zwischen Mutter und Kind maßgeblich prägten und erste Phantasien über das Kind sich gebildet haben. Von der Frau, dem Mann wird in dieser Schockphase wahrscheinlich die schwerste Entscheidung ihres Lebens verlangt.

Wir müssen meines Erachtens noch einen Weg finden, *Zeit zu gewähren*, um dieser Situation adäquat und individuell begegnen zu können.

Der verbreitete Aktivismus stoppt den Trauerprozeß. Die Trauer um den Verlust einer realen Person, deren körperliche Integrität in Frage gestellt wird. Der Hinweis: „Sie können ja wieder schwanger werden" oder „Eine erneute Schwangerschaft wird sie dies doch vergessen lassen" soll Hoffnung für die Zukunft ausdrücken, zu einer Zeit, in der es um die Gegenwart geht. Die medizinische Terminologie – Fet, Abruptio, Ausstoßung – unterstreicht den Versuch der abstrakten Abhandlung eines menschlichen Geschehens.

Die Konkretisierung des Verlustes ist eine entscheidende Möglichkeit der Bewältigung. Konkretisieren heißt, nicht tabuisieren, sondern Abschied nehmen zu können von einem realen Wesen. Praktisch bedeutet dies den Kontakt zum Kind intrauterin und postpartum zu fördern. Erst die Bindung zum Baby läßt ein Abschiednehmen zu und legt den Grundstein dafür, spätere neue Bindungen eingehen zu können. In der phantasierten und konkreten Begegnung liegt die Chance, die Einzigartigkeit dieses Babys wahrnehmen zu können. Die konkrete Begegnung nach der Entbindung ist die einmalige Gelegenheit für die Mutter und den Vater, realen Kontakt herzustellen und eventuelle Phantasien über die monsterartige fetale Existenz zu relativieren und abzuwenden. Nach Hannah Lothrop (1992) sehen Eltern ihr Kind „. . . mit den Augen des Herzens und nicht aus der medizinischen Sicht des medizinischen Betreuungspersonals." Anschließende ritualisierte Formen des Abschiedes, z.B. Trauerfeier, Beerdigung, unterstützen den Prozeß des Loslassenkönnens und Verabschiedens . . ."

In meiner Auseinandersetzung mit den Patientinnen zeigt sich das gesamte Spektrum des Themas Schwangerschaftsabbruch nach Indikationsstellung. Unterschiedlichste Reaktionen der Frauen auf die Möglichkeit des psychologischen Gespräches – von einmaligen Kontakten, konkreter Begleitung während der Einleitung, Nachgesprächen, bis hin zur ambulanten Psychotherapie – machen deutlich, daß ein stringentes Konzept, das sich auf alle Frauen übertragen läßt, dem individuellen Bedürfnis der einzelnen nicht gerecht werden kann. Gerade das Thema Tod und Sterben erfordert ein behutsames Vorgehen. Grundsätzlich kann doch angenommen werden, daß eine auf die Frau spezifisch abgestimmte Begleitung unterstützend hilft. Auch das Einbeziehen des Partners wird positiv erlebt, entspricht jedoch leider nicht der Praxis. Bei einer normalen Entbindung sind mehr als 90 % der Väter anwesend, die Quote bei SS-Beendigung durch Indikationsstellung liegt unter 10 %.

Fallbeispiel

Im folgenden werde ich die Situation einer meiner Patientinnen näher darstellen.

Die 28jährige Patientin, mit Partner lebend, eine gemeinsame 3-jährige Tochter, Verkäuferin von Beruf, wird in der 26. SSW stationär zur Karyotypisierung aufgenommen. Es besteht der Verdacht einer komplexen Fehlbildung. Die Ergebnisse bestätigen eine Trisomie 18 mit Plexuszyste, LKGS, Syndaktilie und Ösophgusatresie. Die medizinisch maternale Indikation wird zur Beendigung der Gravidität gestellt.

Am Abend vor Beginn der Einleitung bricht die Patientin in Tränen aus, woraufhin ein psychologisches Gespräch vereinbart wird.

Im Erstgespräch spricht die Patientin sogleich ihre Tötungsphantasien an. „Ich mache mir jetzt schon Vorwürfe, weil ich mein Kind umbringen lasse." Bisher habe sie noch keine intensive Beziehung zum Kind. Die Schwangerschaft sei zunächst ungewollt gewesen.

Als ich näher nachfrage, thematisiert die Patientin ihre traumatische Erfahrung der Geburt ihrer Tochter durch Sectio. Sie habe sich ausgeliefert, hilflos, schutzlos gefühlt. Sie leide unter der Vorstellung, ihre Tochter nicht hinreichend versorgt zu haben, da sie sie nach der Geburt für einige Stunden nicht gesehen habe.

Bei meinem Vorschlag, die Schwangerschaft zu diesem Zeitpunkt nicht zu beenden, stehen für mich zwei Punkte im Vordergrund:

Das Insuffizienzgefühl der Tochter gegenüber, sowie die Ängste vor einer Tötung.

Die Patientin verläßt noch am selben Abend etwas erleichtert die Klinik mit der Option, jederzeit zur stationären Aufnahme wiederkommen zu können. Außerdem vereinbaren wir einen ambulanten Termin, zu dem die Patientin 4 Tage später in Begleitung ihres Lebenspartners erscheint. Während des Gespräches wartet er vor der Türe.

Die Zeit zuhause habe sie zu Gesprächen im Familienkreis genutzt. Dennoch fühlt sich die Patientin weiterhin entschlußunfähig. Die Bindung zum Ungeborenen habe sich in den letzten Tagen deutlich verändert. Sie fühle sich ihrem Kind gegenüber verantwortlich und nahe. Sie spräche mit ihm und sähe es nicht mehr als anonymes mißgebildetes Wesen.

Im Gesprächsverlauf können wir erarbeiten, daß die Entscheidung für das Leben bzw. für den Tod des Kindes nicht sie treffen muß. Das Kind ist nicht lebensfähig und wird sterben. Sie kann entscheiden, ob sie ihrem Baby seine Zeit zugestehen kann. Zum Schluß des Gesprächs sprechen wir über mögliche Bestattungswege und vereinbaren einen weiteren Termin in 10 Tagen.

Diesesmal erscheint mir die Patientin verändert. Sie fühle sich gut und sicherer, den richtigen Weg eingeschlagen zu haben. Sie spricht davon, diese Schwangerschaft in ihrer Spezifität zunehmend akzeptieren zu können. Für sie sei zwischenzeitlich die Entscheidung gefallen, daß eine vorzeitige Beendigung der Schwangerschaft nicht mehr in Frage käme. Sie sagt: „Ich fühle mich meinem Kind nahe, spreche mit ihm und merke, daß ich in der Situation mit ihm wachse."

Während dieser Stunde thematisieren wir noch ihre Ängste vor dem Zeitpunkt, wenn das Kind intrauterin absterben würde. Die Patientin wünscht sich eine Geburt ohne PDA, in Begleitung ihres Partners. Hinterher möchte sie ihr Baby im Arm halten.

Zwei Wochen später erscheint die Patientin wieder. Inzwischen hat sie entbunden, nachdem ein Tag nach unserem letzten Gespräch das Kind intrauterin verstarb. Die Entbindung hat die Patientin positiver als die Sectio vor 3 Jahren erlebt. Eine einfühlsame Hebamme hat sie zusammen mit ihrem Partner die ganze Zeit begleitet. Den anschließenden Abschied vom Kind beschreibt sie mir unter Tränen.

Am nächsten Tag findet die Beerdigung statt. Viel Schmerz und Trauer wird hier spürbar. Dennoch spricht die Patientin davon, daß sie sich durch diese Erfahrung gestärkt fühle.

Ausblick

Das Beispiel zeigt, daß es um die Frage des Umganges und der Zumutbarkeit für die betroffene Frau gehen muß. Eigene unbewußte Phantasien und hieraus bedingte Rationalisierungen setzen einem adäquaten Umgang Grenzen. Für die Behandelnden, sowie für die Betroffenen stellt sich die Frage: „Was bin ich bereit und was bin ich fähig zu ertragen, wenn ich mich der Brisanz dieser Situation stelle?"

Die Erlebnisweise der Frau und ihr reales Selbstempfinden stellen die entscheidende subjektive Realität dar. Dies läßt innerpsychische Vorgänge als Bezugsgröße zu und hilft *uns,* individuelles Verhalten und Entscheiden zu erklären.

Steht nicht über diesem Thema die Frage nach dem Konzept Leben und die Bewußtheit dessen, was wir sind? Im Tod schließt sich der Lebenszyklus. Im Falle der Indikationsstellung wird die aktive intrauterine Tötung zum legitimen Ansatz katapultiert, der der Entlastung der Frau, und nicht zuletzt der Gesellschaft dienen soll. Hier sind Assoziationen zu Vergangenem nicht weit hergeholt.

Eine adäquate Auseinandersetzung erfordert das Bewußtsein, daß das Thema Indikationsstellung ein Grenzgang zwischen Psychologie – ethisch religiöser Fragestellung und medizinischen Standpunkten bedeutet. Fundamentale Wertfragen lassen die Forderung nach einem interdisziplinären Ansatz zu. Dieser läßt neben Grundsatzfragen vor allem unsere eigene Bedürfnisideologie und -hierarchie beleuchten.

Die Relativierung von Normen läßt sich im situationsspezifischen, individuellen Fall erklären, doch sollte es Grundsatz für uns sein, den Absolutheitsanspruch der eigenen Werteskala immer wieder neu zu überdenken.

Literatur

Bauer JP (1988) Rechtliche Aspekte der Diagnostik und Therapie von intrauterin festgestellten fetalen Störungen. Gynäkologe 21: 174–180

Beller FK, Quakernak K (1980) Fragen zur Bioethik. Terminierung der Schwangerschaft im II. und III. Trimenon aus eugenischer Indikation. Geburtshilfe und Frauenheilkunde 40: 142–144

Lothrop H (1992) Gute Hoffnung – Jähes Ende. Kösel Verlag, Dt, 2. Auflage

Lovell A (1983) Some questions of identity: Late miscarriage, stillbirth and perinatal loss. Soc. Sic. Med. 17/11: 755–761

Muth CH, et al. (1989) Die psychische Verfassung eines Schwangerschaftsabbruchs aus genetischer Indikation im zweiten Trimenon. Geburtshilfe und Perinat 193: 96–99

Weinknecht J (1989) Rechtsgrundlage der Strafbarkeit des Schwangerschaftsabbruchs. Frauenarzt 5: 403–415

Der Einfluß ganzheitlicher Geburtsvorbereitung auf das Geburtsgeschehen

Wolfgang Walcher und Joseph Haas

In einer Übersicht über die Auswirkung von Geburtsvorbereitungskursen weisen Chertok und Langen (1981) auf niedrigeren Medikamentenverbrauch, verkürzte Geburtsdauer, weniger Komplikationen unter der Geburt und beglückender empfundenes Wochenbett hin. Lohmer findet 1955 bei Vorbereiteten 4–5 Stunden kürzere Geburtsverläufe. Andere Untersuchungen beziehen sich auf besseres Zurechtkommen mit der Atmung (Copstick et al.), verbesserte Angstverarbeitung (Engle et al., Lukesch & Lukesch, Mandrino & Bzdek) oder höhere postpartale Zufriedenheit (Ringler et al.).

Die Auswirkung der Vorbereitung auf geburtshilfliche Parameter wird entweder nur andeutungsweise beschrieben (Prill) oder untersucht kleine Patientengruppen (Moore, Langer). Neuere Arbeiten weisen auf eher längere Geburtsdauer bei Vorbereiteten mit gleichem oder gering niedrigerem Medikamentenverbrauch (Hetherington) hin. Bis auf wenige Ausnahmen (William & Sturrock) sind die meisten Untersucher in die Geburtsvorbereitung integriert.

Die vorliegende prospektive Studie sollte untersuchen, ob durch psychologische Geburtsvorbereitung geburtshilfliche Parameter tatsächlich positiv oder negativ beeinflußt werden können oder ob ganzheitliche Geburtsvorbereitung, das ist Vorbereitung unter Ausnutzung psychologisch günstiger Faktoren, sich nur auf das subjektive Geburtserleben auswirkt.

Die Studie wurde an der Universitäts-Frauenklinik Graz mit einem Geburtenkollektiv von 4200 Geburten jährlich durchgeführt. $^1/_3$ der Schwangeren bezeichnet sich selbst als auf die Geburt vorbereitet, etwa 6 % werden an der Klinik in einem supervidierten, ganzheitlich orientierten Programm vom Klinikpersonal vorbereitet. In diesem Programm wird 2 Stunden wöchentlich, durch 8 Wochen, im letzten Schwangerschaftsdrittel Gruppendynamik, Entspannungstraining und Information vermittelt und erlebt.

Die übrigen Vorbereiteten werden außerhalb der Klinik, in zumeist ähnlich aufgebauten, jedoch nicht immer transparenten oder supervidierten Kursen vorbereitet. Diese Form der Vorbereitung außerhalb der Klinik kann durch das Klinikpersonal nicht beeinflußt werden, und die Qualitätsunterschiede dieser Kurse können auch nicht einzeln beurteilt werden. So werden alle außerhalb der Klinik Vorbereiteten in einer Gruppe zusammengefaßt.

Untersuchungsgut und Methode

Sämtliche Geburten in einem Zeitraum von 4 Monaten wurden prospektiv erfaßt und protokolliert. Ausgeschlossen wurden lediglich primäre Sektiones. Die Gruppe der Gebärenden ohne Geburtsvorbereitung und die außerhalb der Klinik Vorbereiteten wurden den im Hause Vorbereiteten als Kontrollgruppen gegenübergestellt. Folgende geburtshilfliche Parameter wurden ausgewertet:

Dauer der Geburt.
Der Medikamentenverbrauch.
Das Auftreten von Komplikationen unter der Geburt.
Fetal outcome, gemessen an Apgar 1, Apgar 5 und am Nabelarterien-PH.

Zusätzlich wurden bei einem Interview im Wochenbett 4 Fragen zum Geburtserleben und zu den Lebensperspektiven (derzeitige und Zukunftsperspektiven) und zum Umsetzen von Vorerfahrungen bei der Geburt gestellt. Sie wurden in einer vierteiligen Skala bewertet.

Ergebnisse

Von insgesamt 1242 ausgewerteten Gebärenden waren 289 vorbereitete (75 im Hause und 214 außerhalb) und 953 nichtvorbereitete. Die Geburtsdauer, gemessen ab dem Zeitpunkt regelmäßiger Wehentätigkeit (nach Angaben der Gebärenden) bis zur Beendigung der Geburt, zeigt Tabelle 1:

Tabelle 1. Geburtsdauer in Minuten

	Alle	Multiparae	Primiparae	
Vorbereitete	319	246	345	
(Hausvorbereitete	313	241	335)	
(Außerhalb Vorb.	321	247	349)	
Nichtvorbereitete	276*	232	328*	*p <0,1

Bei Vorbereiteten wurden deutlich öfter Analgetika verabfolgt als bei Nichtvorbereiteten: 34,6% versus 29,7% (im Haus 32%, außerhalb 35,5%).

Wehenmittel wurden bei Nichtvorbereiteten in 21,5%, bei Vorbereiteten in 29,4% (Haus 32%, außerhalb 28,5%) verabreicht.

Den Geburtsmodus zeigt Tabelle 2:

Tabelle 2. Geburtsmodus

	vaginal	Kaiserschnitt	
Ganzheitlich Vorbereitete:	98.7%*	1.3%*	
Außerhalb Vorbereitete:	94.4%	5.6%	
Nichtvorbereitete:	90.8%	9.2%	*p <0.1

Vorbereitete zeigen, bei insgesamt gleicher Häufigkeit von Geburtsverletzungen (18 %), seltener Zervixrisse und Dammrisse II–III.

Das fetal outcome zeigt Tabelle 3:

Tabelle 3. Fetal outcome

	Vorbereitete Mütter	Nichtvorbereitete Mütter
Nabelarterien-pH	$7,22 \pm 0,08$;	$7,23 \pm 0,08$;
pH-Werte $<7,10$	5,9 %	5,8 %
$Apgar_1$ <8	5,2 %	8,3 %
$Apgar_5$ <9	1,7 %	3,7 %

Bei der Beurteilung von subjektiv Erlebtem zeigte sich, daß Vorbereitete mit Kreißsaalbedingungen und Wehenverarbeitung besser zurechtkamen. Sie konnten ihre Vorerfahrungen und das in der Vorbereitung Erlernte gut unter der Geburt umsetzen. Entsprechend seltener gab es bei ihnen negative Antworten im Interview: Ganzheitlich Vorbereitete 3,8 %*, außerhalb Vorbereitete, 11,9 %, Nichtvorbereitete 26,5 %.

Auch beurteilten Hausvorbereitete das Geburtserleben signifikant seltener negativ oder belastend als Nichtvorbereitete oder außerhalb Vorbereitete: (Ganzheitlich Vorbereitete: 15,1 %*, außerhalb Vorbereitete: 26,1 %, Nichtvorbereitete: 23,4 %). In der Selbstbeurteilung der Zufriedenheit mit der Lebenssituation und den Zukunftsperspektiven gibt es keine signifikanten Unterschiede zwischen den Gruppen.

Diskussion

Die Postulate, daß Frauen mit Geburtsvorbereitung verkürzte Geburtsdauer und niedrigeren Medikamentenverbrauch unter der Geburt hätten, konnte die vorliegende Untersuchung nicht bestätigen. Die Geburtsdauer, welche heute allgemein deutlich kürzer ist als in den 50er Jahren (Walcher 1992) ist bei den Vorbereiteten länger. Es werden bei Vorbereiteten häufiger Medikamente verabfolgt oder von ihnen verlangt. Für die längere Geburtsdauer scheint bei Vorbereiteten ein früheres Wahrnehmen der Wehentätigkeit durch bessere Kenntnis des eigenen Körpers und ein höheres Sicherheitsbedürfnis und somit früheres Aufsuchen der geburtshilflichen Einrichtung verantwortlich zu sein. Vorbereitete bringen häufiger ihren Partner mit zur Geburt (bei Hausvorbereiteten in 85 %). Anwesende Partner beeinflussen wiederum das geburtshilflich tätige Personal, häufiger Medikamente zu verabfolgen, auch wenn diese niedriger dosiert sind.

Die Einbeziehung der Partner in die Vorbereitung erleichtert deren Anwesenheit bei der Geburt, ein Faktor, der die Eltern- und Partnerschaft positiv beeinflussen kann (Ringler et al.). Auch verbessert dies den Kommunikationsfluß zwischen werdenden Eltern und zwischen ihnen und dem geburtshilflich tätigen Personal (Wisiak et al.).

Feten, deren Mütter Vorbereitungskurse besuchten, werden öfter vaginal geboren, ohne daß dadurch das fetal outcome negativ beeinflußt wird. Die Mütter erleiden trotz häufigerer vaginaler Entbindung seltener gravierende Verletzungen der Geburtswege.

Subjektiv beurteilen sie die Geburt öfter positiv und beglückend, sind jedoch auch selbstkritischer und bei notwendiger operativer Geburtsbeendigung eher enttäuscht als Frauen ohne Geburtsvorbereitungskurs.

Zusammenfassung und Schluß

Ganzheitliche Geburtsvorbereitung dient aus unserer heutigen Sicht nicht mehr dem Einsparen von Medikamenten und dem Erreichen möglichst kurzer Geburtsdauer. Ihre Stärke liegt vielmehr im Angstabbau bei den Gebärenden und dadurch besserem Zurechtkommen mit Kreißsaalbedingungen und Wehenschmerz. Dadurch kommen Feten seltener in bedrohliche Zustände, die eine operative Beendigung der Geburt notwendig machen.

Dieser Trend ist nahezu bei allen Formen der Geburtsvorbereitung zu erkennen. Ganzheitliche Geburtsvorbereitung berücksichtigt psychologisch günstige Faktoren und trachtet die Partner miteinzubeziehen. Diese Form der Geburtsvorbereitung scheint günstige Auswirkungen auf das Geburtsgeschehen, insbesondere die Senkung der Sectiofrequenz, noch zu verstärken.

Literatur

Chertok L, Langen D (1981) Psychosomatik der Geburtshilfe. Kindler, München

Copstick S, Hayes RW, Taylor KE, Morris NF (1985) A test of a common assumption regarding the use of antenatal training during labour. J Psychosom Res 29 (2): 215–218

Engle PL, Scrimshaw SC, Zambrana RE, Dunkel-Schetter C (1990) Prenatal and postnatal anxiety in Mexican women giving birth in Los Angeles. Health Psychol 9 (3): 285–299

Hetherington SE (1990) A controlled Study of the Effect of Pepared Childbirth Classes on Obstetric Outcomes. Birth 17 (2): 86–90

Langer M, Cermak B, Ringler M (1990). Couple relationship, birth preparation, and pregnancy outcome: a prospective controlled study. J Perinat Med 18: 201–208

Lohmer H (1955) 5 Jahre Erfahrungen mit der modifizierten Readschen Methode der angstfreien Geburt. Med Klin 50: 1828–1830

Lukesch H, Lukesch M (1976) S-S-G. Ein Fragebogen zur Messung von Einstellung zu Schwangerschaft, Geburt und Sexualität. Hogrefe, Göttingen

Manderino MA, Bzdek VM (1984) Effects of modeling and information on reaction to pain: a Childbirth preparation analogue. Nurs-Res 33 (1): 9–14

Moore D (1983) Prepared childbirth and marital satisfaction during the antepartum and postpartum periods. Nurs-Res 32 (2): 73–79

Prill HJ (1986) Die psychosomatische Geburtsvorbereitung. Speculum 2: 10–15

Richter D (1982) Geburtsvorbereitung: Was bedeutet Geburtsvorbereitung aus psychosomatischer Sicht. In: Richter D, Stauber M (Hrsg) Psychosomatische Probleme in Geburtshilfe und Gynäkologie. Kehrer, Freiburg S 222–233

Ringler M, Nemeskieri N, Uhl A, Langer M, Reinold E (1986) Prepartale Erwartungen, Verhalten bei der Geburt und im Wochenbett sowie postpartale Zufriedenheit mit dem Geburtserlebnis. 1. Die Bedeutung des Partners und der Geburtsvorbereitung. Geb. Frauen 46 (7): 432–434

Sturrock WA, Johnson JA (1990) The Relationship between Childbirth Education Classes and Obstetric Outcome. Birth 17 (2): 82–85

Walcher W (1990) Psychologische Geburtsvorbereitung. Gynäkol Prax 14: 333–342

Walcher W, Weiss PAM, Gücer F, Haas J (1992) Veränderung der Geburtsdauer bei Erstgebärenden in den letzten 30 Jahren. Arch Obst and Gyn (im Druck)

Wisiak UV, Walcher W, Kreuzer J (1990) Die Auswirkung eines psychosomatischen Geburtsvorbereiterkurses auf die Arbeitssituation der Hebammen. Die Hebamme 3: 106–109

Konzept der Wochenstation
im Zentralkrankenhaus Bremen-Nord:
Wiederbelebung weiblichen Wissens*

Ulrike Hauffe, Sabine Barz, Diethard Neubüser

Psychosomatik im Krankenhaus darf nicht steckenbleiben in der individuellen Bearbeitung von Krankheitsauffälligkeiten, sondern muß auch klinische Strukturen reflektieren und verändern, sonst bleibt sie Fragment. Die Überprüfung persönlicher Arbeitsinhalte und die Veränderung traditioneller klinischer Strukturen ist jedoch nur in einem langen und langsamen Prozeß von Reflexion und Auseinandersetzung aller Beteiligten möglich. Allein die Tatsache, daß wir es auf einer Wochenstation nicht mit kranken Frauen und Kindern zu tun haben, ist schwer in das pflegerische und ärztliche Selbstverständnis zu integrieren.

Bedeutung des Wochenbetts

Die geringe Anzahl der Veröffentlichungen über das Wochenbett drückt aus, was auch in der Motivationshierarchie frauenklinischer Tätigkeiten hörbar ist: Sowohl beim ärztlichen wie auch beim pflegerischen Personal einer Klinik wird die Bedeutung der eigenen Wochenbett-Arbeit nachrangig bewertet. Dies steht in krassem Gegensatz zur Relevanz der Wochenbettzeit für die geborene Familie. Auch noch in großem Zeitabschnitt nachträglich befragte Mütter können minutiös über ihre ersten Erfahrungen mit dem Kind berichten, aber auch über Kommunikationen mit dem betreuenden Personal, über Mißverständnisse, Kränkungen und Unterstützungen.

Viele Kliniken reflektieren ihre Geburtshilfe in der Zwischenzeit auch unter Aspekten der Familienentstehung. Oft klafft dann aber eine Lücke in der Orientierung einer Klinik, wenn die Mutter und das Kind, begleitet vom Vater, auf die Wochenstation verlegt werden. Wurde ihnen noch zuvor eine größtmögliche Freiheit im Umgang mit der Geburt und den entstehenden Gefühlen gewährt, so werden sie auf der Station oft in relativ rigide Ordnungssysteme und Verhaltenskodizes gezwängt. In dieser neuen Situation sind sie konfrontiert mit z. T. konkurrierenden Expertinnen im pflegerischen, besonders kinderpflegerischen, und ärztlichen Bereich, die ihnen die unterschiedlichsten Weisungen im Umgang mit dem Kind oder sich selbst geben. Diese divergierenden, auch oft widersprüchlichen Rat„schläge" treffen heute auf eine junge Mutter, die durch fehlende soziale und kulturelle Erfahrungs-Geschichte rund um die Geburt sehr verunsichert ist. Das direkte Lernen, die sinnliche Erfahrung von

---

* Gewidmet Schwester Ingeburg Setzkorn

Schwangerschaft, Geburt und der Zeit danach im (groß-)familiären Gruppenzusammenhang ist aufgrund unserer sozialen Lebensbedingungen nahezu aufgelöst.

Wir finden also auf der Wochenstation eine scheinbar aufeinander zugeschnittene Situation „organisierter" Verunsicherung vor, nämlich Expertinnen, die ihr Besserwissen vermitteln wollen und Mütter, deren Zuversicht sehr gering ist, mitgebrachte Kompetenzen auszuprobieren.

Schwangerschaft, Geburt, Wochenbett und die weitere Zeit der Familienbildung ist jedoch als ein Kontinuum anzusehen. Körperwahrnehmungen, Informationen und Reflexionen unterstützen in dieser Zeit die Sicherheit in die eigenen weiblichen Funktionsfähigkeiten. Deshalb muß die Konzeption einer Wochenstation kritisch überprüft werden.

Jede unserer Handlungen und Anweisungen im klinischen Alltag hat nicht nur eine inhaltliche, sondern immer auch gleichzeitig eine Beziehungsdimension. Bieten wir an, der Frau zu zeigen, wie sie ihr Kind anlegen soll, dann geben wir ihr gleichzeitig die Botschaft, daß sie selbst es erst einmal nicht kann. Wickeln wir zum ersten Mal vor ihren Augen ihr Kind, demonstrieren wir höchstens, wie gut wir es können. Der Lerneffekt für die Mutter ist bekanntermaßen sehr gering. Wir unterstützen die Haltung, daß zur Lösung der neuen Aufgabe Expertinnen nötig sind.

Wollen wir also vorhandene Ressourcen bei Mutter und Kind stützen, ihnen instinktives Vorgehen zutrauen, müssen wir ihnen Zeit lassen, sich zu finden.

Im Detail bedeutet es z. B.:

- Nicht das Kind an den mütterlichen Busen bringen, sondern beide zueinander kommen lassen.
- Nicht selbst das Kind vor den Augen der Mutter versorgen, sondern die Mutter ruhig unbeholfen ihre ersten Erfahrungen machen lassen und dabei begleitend beobachten.

Gruppen auf der Wochenstation

Neben diesen persönlichen Haltungsänderungen, also der Zurücknahme professioneller Kompetenzen, haben wir im ZKH Bremen-Nord versucht, Müttern die Möglichkeit zu geben, sich als Gruppe zu finden, die strenge Individualisierung also zeitweise aufzuheben. Immer, wenn Menschen in Gruppen zusammen sind, „geschieht" auch Lernen, oft ohne daß man sich dessen bewußt ist. Ein bedeutender Teil des Lernens in Gruppen vollzieht sich spontan, selbstbestimmt, situationsbezogen: ausgelöst von dem, was geschieht und bestimmt durch die Notwendigkeit, auf Anforderungen aus der Umwelt und von anderen Menschen zu antworten. Die Gruppe dient damit der gemeinsamen „Bestellung des neuen Feldes", aber auch der spontanen Beziehungsbildung zu weiteren Kontakten nach der klinischen Wochenbettzeit.

Verschiedenste Wochenbettgruppen konnten organisatorisch installiert werden:
- Durch die Einrichtung eines gemeinschaftlichen ESSRAUMs auf der Station haben die Frauen die Möglichkeit sich kennenzulernen und gemeinsame Mahlzeiten einzunehmen. Dieses Eßzimmer vermittelt nicht nur ein angenehmes und

fast häusliches Umfeld, sondern ermöglicht zunächst ungeordnete, spontane Kontakte. Oft sind Berichte über die Geburtserlebnisse Inhalt des Zusammenseins, aber nicht minder häufig wird Alltägliches ausgetauscht, werden Befindlichkeiten vermittelt oder solidarische Unterstützungen in Tagen der Gefühlsschwankungen erlebt.

Das Angebot eines Buffets morgens und abends ermöglicht eine individuelle Essensauswahl, die den Frauen Raum bietet, ihre eigenen Bedürfnisse zu spüren und deren Wichtigkeit zu betonen. Ist sie den größten Teil des Tages mit den Wünschen ihres Kindes konfrontiert, hat sie hier die Gelegenheit, eigene Wünsche zu formulieren.

Die Kinder können während der gemeinsamen Essenszeiten im benachbarten Kinderzimmer untergebracht werden.

– Gegenüber dem Kinderzimmer befindet sich der Stillraum, in den sich stillende Mütter bei Bedarf zurückziehen können. Auch die Milchpumpen haben hier ihren Platz. Besonders voll ist der Raum jedoch, wenn die STILLGRUPPE stattfindet. Mütter mit oder ohne ihre Kinder beraten sich gegenseitig bei ihren Stillfragen, begleitet durch eine erfahrene Still-Mutter, eine Stillberaterin. Dies ist auch der Ort, wo häufig die Entscheidungsfindung für oder gegen das Stillen stattfindet, damit die Mutter einen für sie passenden Entschluß faßt.

– Die gymnastische RÜCKBILDUNG haben wir aus dem isolierenden Angebot in den jeweiligen Stationszimmern herausgeholt in die Gruppe, in der Frauen über Körperwahrnehmungsübungen sich vertrauensbildend ihrem veränderten Körperbild nähern können.

– Zweimal pro Woche finden im Gemeinschaftsraum (= Eßraum) STATIONSGESPRÄCHE mit interessierten Müttern und der Stationsärztin statt. Ausblicke auf die Zeit nach dem Verlassen der Klinik sind wichtige Gesprächsinhalte. Die Themen werden maßgeblich von den Frauen gesteuert. Erfahrene Mütter vermitteln praktische Tips, strahlen Beruhigung aus, wenn sie die Normalität anfänglicher Insuffizienzgefühle betonen und über ihre Bewältigung berichten. Unterstützende Kontakte werden geknüpft.

Fazit unserer Beobachtung ist, daß Mütter nicht bestimmt, sondern begleitet werden wollen. Sie nehmen die verschiedenen angebotenen Möglichkeiten vertiefender Kontakte begeistert wahr. Also kann unsere Aufgabe nur sein, Frauen und junge Familien dort aufzufangen, wo sie steckenbleiben und sie dorthin zu begleiten, wo Eigeninitiative wieder einsetzt.

Übernehmen wir zu viel Handlungsverantwortung und belassen die Mutter in ihrer Befürchtung zu versagen, hat diese Haltung auch im weiteren Verlauf Konsequenzen. Die Abdrücke, die wir in der Familie hinterlassen, wirken wie Engramme, Gedächtnisspuren. Sinneseindrücke und Empfindungen, die im Wochenbett zustande kommen, werden bei späteren, ähnlich gelagerten Kommunikationen, wieder reproduziert. Mehr und mehr berichten Kinderärzte von immer häufigeren Besuchen von Müttern mit ihren Kindern, nicht um Krankheit behandeln zu lassen, sondern um Gesundheit bestätigt zu bekommen. Außerdem haben sie den Eindruck, daß ihre Wartezimmer Kontaktorte geworden sind, da Mütter ihre alte Bezugsgruppe noch nicht durch eine neue ersetzt haben.

Die ermöglichte Beziehungsbildung unter Frauen in der sensiblen Wochenbettzeit auf der Station ist nicht mehr, aber auch nicht weniger als ein Hilfsangebot für neue Kontaktpflege. Wir stellen fest, daß unsere Angebote höchste Attraktivität für die Wöchnerinnen haben. Es sind Ansätze erkennbar, auftretende Probleme zu relativieren und zu entindividualisieren. Entspannung und Sicherheitsgewinn sind spürbar. Den Frauen Unterstützung beim Erkennen, Artikulieren und Durchsetzen eigener Bedürfnisse zu geben, sichert ihnen Autonomie und uns ein zufriedenes Arbeiten.

Literatur

Friese-Berg S, Polleit H (1992) Konzept einer Wochenbettstation. Deutsche Hebammen-Zeitschrift 4: 134–137
Haselbacher G (1992) Die Psychosomatik des Wochenbettes. Der Frauenarzt 33: 78–82
Kahf S (1992) Das klinische Wochenbett – heute noch zeitgemäß? Deutsche Hebammen-Zeitschrift 11: 451–454
Müller P (1982) Organisation des Wochenbetts aus psychosomatischer Sicht. In: Richter D, StauberM (Hrsg.), Psychosomatische Probleme in Geburtshilfe und Gynäkologie, Springer Berlin, Heidelberg, New York, S. 244–256
Nijs P (1986) Die Frau post partum – Psychologie des Wochenbetts. In: Fervers-Schorre B, PoettgenH, Stauber M (Hrsg.), Psychosomatische Probleme in der Gynäkologie und Geburtshilfe, Springer, Berlin, Heidelberg, New York, S. 169–182
Schiemann D (1988) Zur postnatalen Mutter-Kind-Situation in Krankenhäusern der Stadt und des Landkreises Osnabrück. In: Schusser G, Hatzmann W (Hrsg.), Das Leben vor und während der Geburt, Universität Osnabrück, S. 223–240
Voget-Berkenkamp H (Hrsg) (1992) Das Wochenbett. In: Gesellschaft für Geburtsvorbereitung e. V., Düsseldorf, Rundbrief 2: 12–110

Zufrieden mit dem Frauenarzt? –
Eine Analyse des Frauenarztbildes an Hand
von Briefen an eine Frauenzeitschrift

Adelaide Trierweiler

Zu dem Interview haben insgesamt 112 Frauen Stellung genommen. Das Alter der Frauen lag zwischen 18 und 49 Jahren, wobei die größte Gruppe zwischen 25 und 35 lag. Die jüngste Frau war 15, die älteste 64. Der soziale Status variierte von ledig bis verheiratet, mit und ohne Kinder. Die jüngeren Frauen befanden sich häufig noch in Ausbildung, die anderen waren zum Teil Hausfrau, zum Teil berufstätig.

Die Mehrzahl der Frauen äußerten in ihren Briefen spontan Entsetzen über die im Interview berichteten negativen Erfahrungen und hatten solche Erfahrungen nicht oder nur teilweise erlebt. Diejenigen Frauen, die sich über ihren Frauenarzt positiv äußerten, waren über viele Jahre beim gleichen Arzt in Behandlung. Primär negative Erfahrungen gingen immer einher mit einem oder mehreren Arztwechseln. Einige Frauen berichteten über regelrechte Arztodysseen, bis sie sich beim Arzt ihrer Wahl endlich gut aufgehoben fühlten.

Die wichtigsten Aspekte der Analyse möchte ich nacheinander aufführen:

Terminabsprache – Frauen schätzen es, innerhalb 2–3 Tagen einen Termin beim Arzt zu bekommen. Sie möchten eher nicht, daß die Sprechstundenhilfe erfährt, wegen welcher Beschwerden die Patientin sich vorstellt.

Die Anwesenheit einer Assistentin bei der Untersuchung ist nicht erwünscht. Diejenigen Frauen, die nichts dagegen einzuwenden hatten, wünschen diskretes Verhalten. Während der Untersuchung angestarrt werden, ist den Frauen unangenehm. Als Patientin schätzen sie es, wenn die Sprechstundenhilfen nettes, freundliches und zuvorkommendes Verhalten zeigen. Äußerst negativ wird beurteilt, wenn Assistentinnen sich laut untereinander über Patientinnen unterhalten und dabei Informationen, Befunde, Namen z. B. bei Telefonaten, die geführt werden, verbreitet werden, die die Patientinnen unfreiwillig mitbekommen.

Wartezeiten im Wartezimmer bis zu 30 Min werden von den Pat. ohne weiteres akzeptiert. Längere Wartezeiten bis zu 2–3 Stunden nehmen Patientinnen dann gerne in Kauf, wenn alle anderen Bedingungen stimmen. Wenn ein Notfall die Wartezeit verlängert, möchten die Pat. dies mitgeteilt bekommen.

Räumliche Situation – Frauen schätzen eine persönliche, gemütliche und angenehme Atmosphäre in der Praxis, die ebenfalls durch Pflanzen, Möbel und Lichtquellen hergestellt sein kann. Die Aufteilung der Räumlichkeiten sollte entsprechend sein, daß sich die Umkleidekabine getrennt vom Wartezimmer z. B. abgetrennt in einer

Ecke des Sprechzimmers befinden sollte. Hier sollte unbedingt erforderliche Diskretion bewahrt werden. Nach Berichten der Frauen kam es vor, daß diese halb nackt am Schreibtisch saßen und auch so vom Wartezimmer ins Untersuchungszimmer bestellt wurden.

Eine Frau stellte den *idealen Ablauf der Untersuchungssituation* folgendermaßen dar:

- nach maximal 30 minütiger Wartezeit erfolgt ein kurzes Gespräch mit dem Arzt in dessen Büro
- in einer Kabine, die direkt an das Behandlungszimmer grenzt, macht die Pat. ihren Unterkörper frei, während der Arzt keine weitere Patientin abfertigt, sondern sich mit Vorbereitungen beschäftigt, bis die Pat. auf dem Untersuchungsstuhl sitzt und wendet sich dann erst zu
- ist eine Sprechstundenhilfe anwesend, hantiert diese diskret mit dem Rücken zur Pat. mit Gerätschaften
- während der körperlichen Untersuchung und auch danach gibt der Arzt ev. Erklärungen über die einzelnen Methoden
- erneut angezogen, findet im Büro des Arztes ein Abschlußgespräch statt, wobei dieser detailliert über die Ergebnisse berichtet und sich für weitere Fragen der Pat. genügend Zeit nimmt.

Frauen erleben als hilfreich, wenn sie bei körperlicher Angespanntheit vom Arzt Entspannungsinstruktionen und Atemübungen vermittelt bekommen.

Aus den Berichten der Frauen geht hervor, daß gerade in jungen Jahren bei der allerersten gynäkologischen Untersuchung viele Frauen sehr ängstlich und störanfällig waren, sich brutal behandelt und als kleines Mädchen bevormundet fühlten, was dann unmittelbar einen Arztwechsel zur Folge hatte. Auch wird kritisiert, daß in diesem Lebensalter nicht genügend Verhütungsberatung geleistet wird.

Hier wird deutlich, daß gerade in der Adoleszenz ein spezieller therapeutischer Umgang von Seiten des Arztes mit jungen Frauen erforderlich ist z. B. einfühlsames Verhalten, angstminderndes Verhalten, genaue Erklärungen, geduldiges Zuhören und Nachfragen, Ratschläge geben, ohne daß die Frau das Gefühl einer Bevormundung bekommt.

Ebenso wichtig wie der Faktor *Diskretion* ist der Faktor Zeit für alle Frauen von wesentlicher Bedeutung: Zeit zum Fragen stellen, Zeit zum Ansprechen von persönlichen Problemen. Bei der *Persönlichkeit des Arztes* ist v. a. menschliche und fachliche Kompetenz gefragt. Auf folgende Verhaltensweisen wird sehr großer Wert gelegt: ruhige und einfühlsame Art, Feingefühl und Behutsamkeit, Aufgeschlossenheit, Verständnis und Interesse für die persönlichen Lebensbereiche, Sprache ohne Fachausdrücke. Der Arzt sollte die Fähigkeit haben, auf psychologische Ursachen einzugehen und auch den Partner miteinzubeziehen.

Das Alter und das Geschlecht des Arztes spielt keine wesentliche Rolle. Dazu wurden unterschiedliche positive und negative Erfahrungen berichtet.

Der Arzt sollte über alternative Verhütungsmethoden Bescheid wissen, der Patientin nach eingehender Aufklärung über Vor- und Nachteile dennoch die Entscheidung überlassen, für welche Methode sie sich entscheidet.

Sexuelle Probleme sollten unbedingt angesprochen werden können. Ältere Frauen in der Menopause wünschen sich oftmals eine gewissenhafte Diagnostik.

Auch wenn Frauen Hektik in überfüllten Praxen wahrnehmen, können sie dennoch unterscheiden, ob Praxen gut durchorganisiert sind.

In vielen Berichten fühlten die Frauen sich am Ende aufgefordert, diejenigen Frauen, die sich dem Interview gestellt hatten und negative Erfahrungen geschildert hatten, zu ermutigen, mehr Eigeninitiative zu entwickeln und sich zu wehren. Sie stellten am Ende der Berichte die Frage „warum gehen Frauen zu Frauenärzten, von denen sie sich schlecht betreut fühlen?" und betonten „der Arzt sollte wissen, daß die Frau alles am eigenen Körper ernst und genau nimmt!".

Zusammenfassende Bemerkungen

Frauenärzte befassen sich neuerdings sehr viel mehr mit Psychosomatik. Diese Veränderung in Einstellung und Handeln hat zur Folge, daß sich die Mehrzahl der Frauen in dieser Analyse mehr oder weniger zufrieden mit ihrem Frauenarzt äußerten. Frauen haben generell hohe Erwartungen und sind gegenüber ihrem Frauenarzt sehr kritisch eingestellt. Negative Erfahrungen hinsichtlich der Behandlung im weitesten Sinne führen zu einem Arztwechsel. Es gibt eine gegenseitige Beeinflussung der veränderten Einstellung bei der Patientin und auf längere Sicht gesehen beim Frauenarzt. Frauen, die vorwiegend über positive Erfahrungen berichten, vertreten die Ansicht, daß Frauen sich für ihre Überzeugungen, Wünsche und Kritik einsetzen sollen und daß sie selbst letztendlich entscheiden.

Mehr Empathie – mehr Abstinenz:
Eine Fragebogenstudie zu dem Dilemma
in der Gynäkologie

Eckhard Salk und Ulrich Rosin

1. Einleitung

In einer Zeit allgemeiner Diskussionen über das Gesundheitswesen stehen Budgetzahlen und Apparatekosten zunächst ganz im öffentlichen Interesse, während das eigentliche Kernstück frauenärztlichen Handelns, nämlich die Beziehung zur Patientin, das Frauenarzt-Patientin-Verhältnis, im Hintergrund zu stehen scheint. Unser Thema erhält jedoch einen hohen Stellenwert, wird vielleicht in Zukunft gar im Mittelpunkt stehen, wenn wir an die sprunghaft zunehmende Frauenarztdichte denken, die mit einer Zunahme der psychosozialen Ansprüche der Patienten einhergehen wird.

Patienten erwarten von ihren Frauenärzten, Frauenärzte auch zunehmend von sich, ein Sich-Einbringen des Arztes in die Beziehung zur Patientin; so fragt Kentenich (1992), deutlich rhetorisch, ob dem Frauenarzt Emotionen „erlaubt" sind. Die Patientinnen wünschen sich – über die vorausgesetzte Fachkompetenz hinaus – einen zuhörenden Arzt, der versteht und hilft.

Für die primärärztliche bzw. psychosomatische Grundversorgung gewinnt das Einüben und Vertiefen von Empathie immer mehr Bedeutung; gemeint ist die Fähigkeit des Frauenarztes, sich in seine Patientin einzufühlen und Verständnis zu gewinnen (Freud 1913, Greenson 1967, Kutter 1981, Mertens 1992, Thomä u. Kächele 1985). Dabei sind insbesondere für den Frauenarzt Selbstregulierungsprozesse (auch Abwehrmechanismen) erforderlich, die tatsächlich verhindern können, daß der Arzt/ die Ärztin im eigenen Gefühlshaushalt labilisiert wird, z. B. vereinnahmt und mitgenommen wird, oder sie gar verliert. Balint (1957) sprach, hinsichtlich des emotionalen Einbezogen-Seins, von einem geradezu „lebensgefährlichen Unterfangen". Ein Erlernen und Einüben von Abstinenz ist erforderlich, damit es nicht zum „Abreagieren" des Frauenarztes kommt (Körner und Rosin 1984 und 1985).

In vielen Balint-Gruppen (Salk 1988) treten gegenüber den vorgestellten Problempatientinnen zwei polare Gefühlsreaktionen auf: Zum einen Mitleid, erwachsend aus der Hilfsbereitschaft, indem sich einige Gruppenteilnehmer konkordant (Racker 1959) mit der vorgestellten Patientin identifizieren. Zum anderen: Ärger, wenn andere Teilnehmer die Erlebnisperspektive des erzählenden Arztes einnehmen (komplementäre Identifikation), und sie „solche Spielchen der Patientin nicht mit sich treiben lassen wollen", wie es häufig formuliert wird. Diese Abwendung vom Erleben der Patientin, oft mit Hinweis auf die persönliche „Gestreßtheit" etwas entschuldigt, führt geradewegs zu einer Desensibilisierung. Die Diskussionen, Auseinandersetzungen und Aushandlungsprozesse in der Balintgruppe können schließlich einen kompromißhaften Ausgleich zwischen den entgegengesetzten Polen schaffen.

2. Ein Beispiel aus einer Balint-Gruppe

Im folgenden sei skizziert, was ein Frauenarzt in einer Balint-Gruppe über eine ihn bewegende Sprechstundenbegegnung mit einer Patientin berichtet hatte.

Eine 28jährige Frau kam zur Vorsorgeuntersuchung. Sie überraschte den Frauenarzt damit, daß sie kurz vor der Untersuchung sagte: „Ja, das wollte ich Ihnen noch sagen. Ich habe also keinerlei Empfinden in der Scheide. Wenn Sie gleich mal daraufhin auch untersuchen könnten." – Der Arzt spürte, daß bei dieser Frau eine schwere seelische Störung vorlag; eine Problematik, die in der Routinesprechstunde sicherlich nicht hinreichend behandelt werden könnte.
  Die körperliche Untersuchung ergab einen normalen gynäkologischen Befund.

Der Frauenarzt teilte ihr dieses Ergebnis mit. Obgleich er wußte, daß ein weiteres Befragen der Patientin ihn viel Zeit kosten würde, signalisierte er ihr seine Zuhörbereitschaft. Sie berichtete von einem anderen Gynäkologen, der ihr die ganze Scheide mit Nadeln ausgepiekst habe. Es sollte auf diese Weise festgestellt werden, „wo Empfindungen sind". – Sie fuhr fort: Bei ihr sei alles normal, ja, sie werde vor dem Verkehr sogar so feucht, daß es geradeso sprudele und sie fast wegschwimme. Jedoch, wenn ihr Partner sein Glied einführen wolle, habe sie große Schwierigkeiten, dieses über sich ergehen zu lassen. Ihre Scheide sei dann wie taub. Ihm habe sie von diesen Gefühlsstörungen bisher nichts gesagt.

Dieses Gefühlsempfinden in der Scheide fehle seit einem Unfall drei Jahre zuvor: Sie sei, kurz nachdem ihr Mann an einer lymphatischen Leukämie verstorben war, zu einem Erholungsurlaub auf den Balearen gewesen. Bei der Rückkehr sei sie im Flughafengebäude eine Treppe hinuntergestürzt, sei wegen (einer offenbar psychogenen) Lähmung beider Beine mehrere Wochen lang in einer Klinik behandelt worden.

Vor der Verabschiedung sagte der Frauenarzt, er nehme an, daß bei ihr psychische Konflikte an der geschilderten Gefühlsstörung beteiligt sein könnten. Er wolle ihr deshalb empfehlen, mit der Arzthelferin einen Termin für ein längeres Gespräch außerhalb der üblichen Sprechzeit zu vereinbaren.
  Nachdem diese Patientin das Sprechzimmer verlassen hatte, nahm der Frauenarzt sich noch einen Moment Zeit, um für sich zu klären, was in dieser ihm besonders erscheinenden Begegnung passiert war.

Die Voten der Gruppenteilnehmer nach der Patientin-Vorstellung in der Balint-Gruppe spiegelten sowohl Berührt- und Ergriffensein einerseits als auch Ärger andererseits wieder. Nachfolgend zitieren wir einige Beispiele von der Tonbandaufzeichnung dieser Sitzung: Eine Kollegin hatte die Phantasie, „als ob die Patientin nach dem Urlaub mit dem neuen Partner sterben wollte, als sie fiel". Ein Kollege äußerte ähnlich: „Sie hat Angst gehabt, mit dem Tode bestraft zu werden, weil sie in ihrer Vorstellung ihren Mann verlassen hat". Und eine andere Frauenärztin spekulierte hinsichtlich des Sensibilitätsverlustes in der Scheide: „Sie hat ihrem Mann das Liebste, ihre Gefühlshaftigkeit, mit ins Grab gegeben".
  Eine andere Kollegin, mehr in komplementärer Identifikation, zeigte sich „eher ärgerlich auf diese Frau, weil sie sich gut in Szene setzt und die Leute rankommen läßt". Diese Ärztin bezeichnete die Patientin sogar als „blödes Stück". Außerdem verglich sie das Nadelauspieksen der Scheide mit einer „Schocktherapie bei einer Hysterika". – Ebenfalls mit Ärger meinte ein Kollege, die Patientin habe den be-

handelnden Frauenarzt zornig gemacht, da sie ihn erst „ganz schön aufbaut und dann hängen läßt". Dem schloß sich eine weitere Kollegin an: Die Patientin habe sowohl ihrem Partner als auch den behandelnden Arzt depotenziert.

3. Fragestellung der Untersuchung

Die zitierten Voten verdeutlichen die gruppendynamische Polarisierung von Mitleid und Ärger in Reaktion auf die vorgestellte Patientin-Arzt-Beziehung.

Wir wollten einige Aspekte aus solchen Arzt-Patientin-Beziehungen etwas genauer untersuchen, und wir stellten uns deshalb folgende Fragen:

Zunächst allgemein:
- Ist das Thema von Empathie und Abstinenz überhaupt aus der Sicht von Frauenärzten/innen bedeutsam?
- Sind Frauenärzte/innen grundsätzlich dazu bereit, sich an Fragebogenstudien zu beteiligen?

Und die spezielleren Fragen waren:
- Gibt es generell, also nicht nur in der beschriebenen Balint-Gruppe, diese Polarisierung bei den „antwortenden" Gefühlen bzw. in den Gegenübertragungsreaktionen (Heigl-Evers und Heigl 1983) der Frauenärzte/innen auf solche (und ähnliche) Patientinnen?
- Welche Faktoren (z.B. Geschlecht, Alter und Grad der psychotherapeutischen Weiterbildung) auf seiten der Ärzte/innen haben einen Einfluß auf die Einstellungen zu Empathie und Abstinenz?

4. Das Untersuchungsinstrument: Fragebogen

Wir entwickelten einen Fragebogen, um eine gewisse Vergleichbarkeit der Antworten zu erreichen, wobei wir folgende Definitionen vorgegeben haben:

Mit *Empathie* meinen wir die Fähigkeit, sich in einen anderen Menschen einzufühlen, um Verständnis zu gewinnen.

Mit *Abstinenz* ist der Verzicht des Arztes darauf gemeint, in der Beziehung zur Patientin eigene Bedürfnisse (z.B. narzißstische, erotische und sexuelle Wünsche) zu befriedigen.

Die Ausfüller des Fragebogens wurden darum gebeten, anzugeben, ob sie diese Begriffe auch so definieren würden, wie wir sie vorgegeben hatten.

An dem oben aufgeführten Fallbeispiel sollten Empathie und Abstinenz des behandelnden Frauenarztes eingeschätzt werden.

Bei den Antwortmöglichkeiten gab es drei Abstufungen.

5. Durchführung der Befragung

Etwa ein Drittel der Mitglieder der Deutschen Gesellschaft für Psychosomatische Geburtshilfe und Gynäkologie, und zwar 290, wurden angeschrieben, ausgewählt nach einem Zufallsverfahren. Wir fügten eine frankierte Postkarte bei, auf der gesondert die Zusammenfassung der Ergebnisse angefordert werden konnte, um so die Anonymität der zurückgeschickten Fragebögen zu sichern.

6 Fragebögen konnten postalisch nicht zugestellt werden, wir erhielten 112 vollständig ausgefüllte Fragebögen zurück; dies ergibt eine Rücksendequote von 39 % – Wir schließen daraus, daß Frauenärzte/innen grundsätzlich zur Fragebogenbeantwortung bereit und speziell am Thema Empathie und Abstinenz interessiert sind.

6. Ergebnisse

96% der befragten Ärzte/innen stimmten unseren Definitionen von Abstinenz und Empathie zu.

6.1 Deskriptive Statistik

Der Patientin wurde am häufigsten dann Selbstmitleid attribuiert, wenn die psychogene Lähmung erwähnt wurde. – Schamgefühle wurden bei der Patientin insbesondere dann vermutet, wenn sie über die Gefühlminderung in der Scheide und über die Probleme beim Verkehr erzählte.

Mitleid beim untersuchenden Arzt wurde am häufigsten (55 %) vermutet, als die Patientin von ihrer psychogenen Lähmung erzählte; wir fanden dies überraschend, da doch sonst der Begriff psychogene Lähmung eher in die Nähe von „Hysterie" gerückt wird, ein Schlagwort, das häufig ärgerliche Reaktionen auslöst.

Die Polarisierung zwischen Mitleid und Ärger war am ausgeprägtesten, wenn es um die Gefühle des Arztes während seines Zuhörens beim Auspieksen der Scheide ging.

Im Hinblick auf die Gefühle der Fragebogenausfüller, wie es für sie gewesen wäre, wenn sie der untersuchende Frauenarzt gewesen wären, ergab sich: Während bei nur 4–6 % der Kollegen ärgerliche Reaktionen auf die Schilderungen der Patientin angegeben wurden, waren 70 % der Meinung, daß sie beim Erzählen der Patientin vom Auspieksen der Scheide Ärger empfunden hätten. – Wir nehmen an, daß das Auspieksen der Scheide von den befragten Frauenärzten als sehr befremdlich, mit Vorwurf gegen diesen Kollegen, wahrgenommen wurde. (Es wurde bei ihm ein Mangel an Empathie und Abstinenz vermutet.)

Im Hinblick auf die Einschätzung der Empathie des untersuchenden Arztes ergab sich: Jeweils etwa ca. 90 % der Befragten beurteilten den untersuchenden Arzt als angemessen empathisch. – Wir fragen uns, ob hier „ein Zusammenhalten", eine „Solidarität" oder ein sonstiger Homogenisierungsprozeß wirksam sein könnte.

Im Hinblick auf die Einschätzung der Abstinenz des untersuchenden Arztes ergab sich: Jeweils etwa 9 von 10 Ärzten/innen schätzten den untersuchenden Frauenarzt als angemessen abstinent ein. – Wir nehmen an, daß es sich auch hier wieder um einen sehr vorsichtigen „Umgang" mit dem Dilemmathema Abstinenz handelt.

6.2 Ergebnisse der Prüfstatistik

Zwischen weiblichen und männlichen Ausfüllern/innen des Fragebogens gab es lediglich einen signifikanten Unterschied (auf dem 5%-Niveau). 26% der Frauen, 74% der männlichen Gynäkologen gaben an, die Patientin habe „beim Erzählen von ihrer psychogenen Lähmung" Selbstmitleid gehabt. – 71% der Frauenärztinnen, 29% der Frauenärzte gaben an, die Patientin habe „beim Erzählen von ihrer psychogenen Lähmung" Schamgefühle gehabt.

Hier scheinen die männlichen Frauenärzte sich eher aversiv-vorwurfsvoll, die Frauen eher empathisch-verständnisvoll einzustellen. Das Stichwort „psychogene Lähmung" scheint bei männlichen Frauenärzten mit deutlich negativeren Konnotationen verknüpft zu sein als bei Frauen.

Wiederum lediglich einen signifikanten Unterschied fanden wir bei den unterschiedlichen Altersgruppen: Ärzte zwischen 41 und 50 Jahren meinten am häufigsten, daß der Frauenarzt sich bei der Verabschiedung von der Patientin zu wenig empathisch verhalten habe; Ärzte, jünger als 40, schätzten sein Verhalten am seltensten als angemessen ein.

Auch bei der Überprüfung, ob Ärzte/innen mit und solche ohne die Zusatzbezeichnung Psychotherapie sich in der Beantwortung der Fragebogenitems unterscheiden, ergab sich nur ein signifikantes Ergebnis: Frauenärzte/innen, die die Zusatzbezeichnung Psychotherapie führen, meinten signifikant seltener, daß der Arzt sich bei der Bemerkung, die Patientin habe keinerlei Empfindungen in der Scheide gehabt, angemessen verhalten habe.

Wir finden es insgesamt außerordentlich erstaunlich, daß die Frauenärzte/innen, sehr weitgehend unabhängig von Geschlecht, Alter und Grad der psychotherapeutischen Weiterbildung übereinstimmten in der Beantwortung der Fragen zu Empathie und Abstinenz. Wir nehmen an, – da diese Variablen doch sonst zu hohen Signifikanzen führen –, daß die medizinische Aus- und Weiterbildung im Hinblick auf das Dilemma *Empathie und Abstinenz* in der Frauenheilkunde sehr normativ-uniformierend wirkt. Dadurch scheint die zu erwartende Variabilität an Reaktionen auf so affektbesetzte Themen wie Empathie und Abstinenz bei gynäkologischen Untersuchungen sehr eingeengt zu werden. (In der Balint-Gruppensitzung, in der der Frauenarzt von seiner Beziehung zu dieser Patientin erzählt hatte, war der Eindruck entstanden, als würde er in einer Art von Selbsthypnose zur Untersuchung „schreiten", was man durchaus auch als einen sehr wirksamen Schutz vor eigener psychischer Labilisierung auffassen kann.)

7. Ausblick

Diese Ergebnisse weisen uns erneut auf die Notwendigkeit hin, in der Balint-Gruppenarbeit eine vorsichtig-dosierte Sensibilisierung im Sinne von mehr Empathie, ohne Verlust der Abstinenz, zu erreichen (Rosin 1989). Darüber hinaus stellt sich natürlich auch die Frage, wo denn beim Frauenarzt/ärztin die „normalerweise" zu erwartenden Gefühle und Bedürfnisse „bleiben"? Wir sollten hier noch weiter nachdenken über psychohygienische Konsequenzen und hoffen, daß dieser „Umgang" der Frauenärzte mit ihren Gefühlen nicht zu einer Deformation professionell führt.

Literatur

Balint M (1965) Der Arzt, sein Patient und die Krankheit. 3. Aufl. Klett, Stuttgart

Freud S (1913, 1941) Zur Einleitung der Behandlung. Imago, London, GW Bd. 8, S. 453–478

Greenson RR (1981) Technik und Praxis der Psychoanalyse. 3. Aufl. Klett-Cotta, Stuttgart

Heigl-Evers A, Heigl F (1983) Das interaktionelle Prinzip in der Einzel- und Gruppenpsychotherapie. Z Psychosom Med 29: 1–14

Kentenich H (1992) Darf der Arzt Emotionen haben? Sexualmedizin 21: 606–610

Körner J, Rosin U (1984) Abstinenz in der Balint-Gruppenarbeit. Prax Psychother Psychosom 29: 264–270

Körner J, Rosin U (1985) Das Problem der Abstinenz in der Psychoanalyse. Forum Psychoanal 1: 1–23

Kutter P (1981) Empathische Kompetenz – Begriff, Training, Forschung. Psychother Med Psychol 31: 37–41

Mertens W (1992) Kompendium psychoanalytischer Grundbegriffe. Quintessenz, München

Racker H (1982) Übertragung und Gegenübertragung. Studien zur psychoanalytischen Technik. Reinhardt, München

Rosin U (1989) Balint-Gruppen: Konzeption, Forschung, Ergebnisse. In: Heigl-Evers et al (Hrsg) Die Balint-Gruppe in Klinik und Praxis, Bd. 3, Springer, Berlin

Salk E (1988) Taubsein der Patientin und Hellhörigwerden des Arztes. In: Heigl-Evers et al. (Hrsg) Die Balint-Gruppe in Klinik und Praxis, Bd. 2, Springer, Berlin, S. 2–29

Thomä H, Kächele H (1985) Lehrbuch der psychoanalytischen Therapie: 1 Grundlagen. Springer, Berlin

Das Erleben von Partnerschaft und Sexualität der alternden Frau

Annette Klix und Ortrun Jürgensen

Die Grundlage dieser Darstellung über Sexualität und Partnerschaft ist eine Untersuchung an 30 Frauen im Alter zwischen 45 und 66 Jahren. Die Frauen rekrutierten sich alle aus der Klimakteriumssprechstunde der Universitätsklinik Frankfurt/M.

Es war Ziel der Untersuchung herauszufinden, ob und wie sich die Bedürfnisse von Frauen im mittleren Lebensalter in Bezug auf Partnerschaft und Sexualität verändern. Dabei interessierte uns neben der subjektiven Zufriedenheit, welche Möglichkeiten ihnen, auch auf der Grundlage ihrer bisherigen Lebensgeschichte, zur Verfügung stehen.

Die Teilnahme an dem, in Form eines einstündigen, halbstrukturiert geführten Interviews, war selbstverständlich freiwillig. Allen teilnehmenden Frauen wurden Fragen hinsichtlich ihrer Lebenszufriedenheit, ihrer bestehenden Partnerschaft und Sexualität, deren Entwicklung, sowie ihrer Kindheitsgeschichte gestellt.

Etwa zwei Drittel der Befragten ist zwischen 50 und 59 Jahren alt und gehört der Mittelschicht an. Drei Viertel sind entweder verheiratet oder leben in einer festen Partnerschaft. 5 Frauen sind z. Zt. ohne Partner. Alle Frauen verstehen sich als heterosexuell.

Table 1. Gegenwärtige Partnerschaftssituation bei 30 Frauen zwischen 45 und 66 Jahren

gegenwärtig	Anzahl	Dauer d. Ehe	geschieden	verwitwet	ledig
verheiratet	23	10–25 J.: 5 >26 J.:18			
Partnerschaft, aber keine Ehe	2	<10 J.: 2		2	
alleinlebend	5		1	3	1

Ergebnisse

Unglückliche Partnerschaften

Überraschend viele, nämlich die Hälfte der von uns befragten Frauen sind in ihrer bestehenden Partnerschaft unzufrieden und unglücklich.

Dabei muß unterschieden werden zwischen denen, die ihre Ehe schon immer als schlecht erlebten und denen, die primär glücklich waren.

Für den Großteil der Frauen bestand die schlechte Ehesituation schon seit Beginn.

Sie beschrieben vor allem, daß es innerhalb ihrer Ehe an Kommunikation, Wärme und gegenseitigem Interesse, also an Emotionalität mangelt. Zwei berichten von körperlicher Gewalt. Enttäuschungen, die erlebt wurden, konnten weder in die Beziehung integriert werden, noch führten sie dazu, daß die Frauen sich trennten, obwohl von fast allen immer wieder daran gedacht wurde. Sie selbst versuchten das mit folgenden Worten zu erklären:

„Irgendetwas hat uns zusammengehalten"; „Ich habe nicht die Kraft dazu"; „Es besteht eine gegenseitige Hörigkeit"; „so ist es trotzdem besser als allein".

Alle diese Antworten drücken ein extremes Abhängigkeitsverhältnis aus. Praktisch alle Frauen haben Angst vor dem Alleinsein. Nur eine äußert heute noch den Wunsch, sich zu trennen.

Vier dieser Frauen versuchten, das Problem zu lösen, indem sie Außenbeziehungen eingingen und eingehen, in denen ihre emotionalen und körperlichen Bedürfnisse realisiert werden sollten. Einige Frauen erlebten hier erstmals eine befriedigende Sexualität. Die entsprechenden Partner werden z. T. auch heute noch, also nach Jahren idealisiert.

Viele dieser Frauen gaben zudem an, ihren Mann niemals geliebt zu haben. Gründe der Eheschließung waren dann eine bestehende Schwangerschaft, Angst allein zu bleiben oder die Flucht aus einem lieblosen Elternhaus.

Keine der Frauen erlebte innerhalb der Ehe jemals eine befriedigende Sexualität. Die Mehrzahl verweigert heute den Geschlechtsverkehr. Wenn er dann dennoch stattfindet, so wird er meistens als emotional entleert oder als Vergewaltigung empfunden. Ich zitiere eine Betroffene: „Es ist wie bei den Tieren."

Eine Frau wünscht und hofft, daß der drängende Wunsch nach Sexualität im Alter endlich aufhören möge, da sie ihn mit ihrem Ehemann nicht realisieren möchte.

Vier der unzufriedenen Frauen waren primär in ihrer Beziehung glücklich.

Die Gründe der Verschlechterung waren bei ihnen recht konkret und sind zeitlich den ersten Ehejahren zuzuordnen:

Z. B. Affären des Partners oder eine beginnende Psychose der Frau. Nur bei einer Frau liegt der Konflikt kürzer zurück. Ihr Mann erkrankte an einer psychotischen Depression.

Alle Frauen erlebten die Sexualität innerhalb der Beziehung früher als befriedigend im Gegensatz zum heutigen unbefriedigenden Erleben. Die Verschlechterung setzte mit Beginn der Konflikte ein, deren Fortbestehen zu einer Distanzierung der beiden Partner voneinander führte.

Den großen Anteil an unzufriedenen Frauen erklären wir durch den hohen Leidensdruck, der dann zur Teilnahme an dem Gespräch führte. Als Besonderheit muß dabei erwähnt werden, daß sich 6 Frauen in psychotherapeutischer bzw. psychiatrischer Behandlung befanden oder gegenwärtig noch befinden.

Glückliche Partnerschaften

Dreizehn Frauen gaben an, in der bestehenden Partnerschaft insgesamt zufrieden zu sein.

Tabelle 2. Gegenwärtig als unglücklich empfundene Partnerschaften bei 12 Frauen

Sexualität	gegenwärtig unbefriedigend	schon immer unbefriedigend	außereheliche Beziehung	ehel. Sex. verweigernd, quälend
Partnerschaften				
primär unglücklich N = 8	8	8	4	6
primär glücklich N = 4	4	0	0	2

Die meisten erleben mit ihrem Partner eine befriedigende Sexualität. Für drei ist Sexualität heute befriedigender und beglückender und kann intensiver erlebt werden als in jungen Jahren. Eine Frau beschreibt das folgendermaßen:

„Ich lebe heute bewußter. Früher habe ich nur auf etwas gewartet, was es sowieso nicht gibt. Ich habe mir einen tollen Mann vorgestellt, aber das gibt es nicht im Leben. Heute empfinde ich Sexualität und den Orgasmus inniger und intensiver. Den Orgasmus erlebt man in jungen Jahren ja gar nicht. Das ist ja alles geschauspielert."

Die zunehmende beglückende Sexualität ist hier sowohl Ausdruck einer zunehmenden emotionalen Intensität zwischen den Partnern als auch der Fähigkeit, von Wunsch- und Traumvorstellungen Abschied zu nehmen, die die Wahrnehmung vom existierenden Glück in jungen Jahren eingeschränkt haben.

Trotz befriedigender Sexualität und bestehender Wichtigkeit hat die Bedeutung der Sexualität, ebenso wie ihre Häufigkeit, bei den meisten Frauen abgenommen, was von keiner bedauert wird.

Vier Frauen sind mit der bestehenden Sexualität unzufrieden. Diese Frauen erleben mit ihrem Partner schon seit Jahren keine Sexualität mehr und gestehen, sie zu vermissen.

Bei zwei von ihnen besteht trotz fehlender sexueller Beziehung auch weiterhin eine nahe und intensive Partnerschaft.

Deutlich wird das am Beispiel einer Betroffenen, die beschreibt, daß die Bedeutung von Sexualität nachzulassen begann, als ihre beiden Söhne nacheinander an Krebs erkrankten. „Sex" sei zu diesem Zeitpunkt im Gegensatz zu körperlicher Nähe (!) nicht mehr so wichtig gewesen.

Heute nehme sie auf ihren wesentlich älteren und kranken Mann Rücksicht, während sie auf lange Jahre einer beglückenden Beziehung zurückblicken kann.

Das Fehlen von Sexualität wird zwar vermißt ebenso wie die nachlassende Vitalität des Mannes. Beides wird jedoch in die älter werdende Beziehung integriert.

Das Fehlen von Sexualität ist unserer Einschätzung nach hier nicht Ausdruck einer fehlenden Intimität zwischen den Partnern.

Wir fanden andererseits aber auch Frauen, bei denen gelebte Sexualität nicht Ausdruck einer intimen und vertrauten Partnerschaft ist, sondern als Garant für eigene sexuelle Attraktivität und als Zeichen für eine gute Partnerschaft gebraucht wird.

Konkret wird das bei einer jetzt 62-jährigen Frau, die mit einem 16 Jahre jüngeren Mann verheiratet ist und große Angst davor hat, als Ältere von ihm verlassen zu werden. Um ihre Jugend zu erhalten, ließ sie bisher verschiedene kosmetische

Operationen an sich vornehmen: Nasenkorrektur, „Face-lifting", Brustinlets. Zudem betreibt sie seit Jahren Bodybuilding.

Ihre sexuelle Beziehung beschreibt sie zwar als befriedigend, aber sie sei öfter müde als früher und wisse, daß sie in dieser Hinsicht etwas tun und sich anstrengen müsse, auch wenn sie keine Lust habe. Das sei dann eine „eheliche Pflichtübung".

Tabelle 3. Gegenwärtig als glücklich empfundene Partnerschaften bei 13 Frauen

	Anzahl	bestehende Nähe, Intimität
gegenwärtig befriedigende Sexualität	9	7
gegenwärtig unerfüllte Sexualität	4	2

Ein anderer wichtiger Aspekt bei der Beschreibung von Partnerschaften älterer Frauen besteht in der sich verändernden emotionalen Beziehung zueinander:

Ein großer Teil der Befragten aus langjährigen, glücklichen Beziehungen drückte aus, daß für sie Werte wie Zusammengehörigkeitsgefühl, Harmonie und weniger Auseinandersetzungen, Vertrauen und Verständnis, sowie gewachsene Empfindungen füreinander eine bedeutsamere Rolle spielen als früher.

Die junge Liebe dagegen wird als „himmelsstürmend", „aufregend" und als „honeymoon" beschrieben.

Diese Veränderung von Werten und Gefühlen wurde von allen Frauen, die solche Vergleiche anstellten, als positiv erfahren.

Tabelle 4. Veränderung der Werte bei glücklichen Partnerschaften

Werte der frühen Partnerschaft	*Werte der heutigen Partnerschaft*
– Aufregung	– weniger Streit
– Verliebtheit	– Harmonie
– „honeymoon"	– Vertrauen
– „himmelsstürmend"	– Verständnis
	– Zusammengehörigkeit

Umgekehrt ist bei einem Teil der Frauen, die keine Veränderungen in ihren Gefühlen ausdrückten oder auch explizit sagten, daß alles noch so sei wie zu Beginn, eine starke Verleugnungstendenz bezüglich innerehelicher Konflikte zu spüren. Von diesen Frauen, etwa ein Viertel der zufriedenen Ehen, wurde alles getan, um eine Veränderung innerhalb der Beziehung nicht wahrzunehmen, da sie diese als Infragestellung derselben erleben würden.

Ganz besonders deutlich wurde das bei den zwei Frauen, die einen jüngeren Ehemann haben. Beide versuchten deutlich zu betonen, daß es in der Qualität ihrer Beziehung höchstens geringe Veränderungen gegeben hat. Für beide impliziert Veränderung unseres Erachtens auch immer ihre eigene Veränderung: Ihr Älterwerden. Das ist aus bekannten Gründen für eine Frau mit jüngerem Ehemann weitaus bedrohlicher als für andere.

Zusammenfassung

Zusammenfassend sind wir zu folgenden Ergebnissen gekommen:

Es wurde aus dem bisher Gesagten sicherlich deutlich, daß es DAS Erleben von Partnerschaft und Sexualität der alternden Frau nicht gibt.

Dies ist je nach Partnerschaftssituation und persönlicher Entwicklung individuell verschieden.

Ob eine Beziehung auch im Alter befriedigend gelebt werden kann, scheint sich schon zu Beginn zu entscheiden:

Von Bedeutung scheint vor allem zu sein, wie mit auftretenden Konflikten und Schwierigkeiten anfangs umgegangen wird, ob sie verleugnet und ignoriert oder aktiv gelöst bzw. als Bestandteil akzeptiert und integriert werden.

In beglückenden Ehen werden im Alter häufig Bedürfnisse nach Verliebtheit und Aufregung zu Gunsten von Ruhe, Harmonie und Vertrauen aufgegeben. Das wird von den Frauen als positiv erlebt.

Das Erleben von Sexualität kann nicht unabhängig von der emotionalen Qualität der Partnerbeziehung betrachtet werden. Das gilt insbesondere für die unglücklichen Ehen, in denen Sexualität fast gar nicht mehr existiert, oder wenn sie gelebt wird, in der Regel unbefriedigend bleibt, da sie sinnentleert ist.

Dagegen scheint aktive Sexualität wiederum nicht Voraussetzung für eine als beglückend erlebte Beziehung zu sein.

Andererseits läßt sich aus einer gelebten Sexualität, nicht auf eine lebendige, den sich verändernden Bedürfnissen beider Partner angepaßte und damit also „geglückte Ehe" schließen.

Literatur

Fooken I (1990) Zur Intimitätsentwicklung älterer Ehepaare aus der Perspektive der Lebensspanne. In: Schmitz-Scherzer R, Kruse A, Olbrich E. Altern – Ein lebenslanger Prozeß der sozialen Interaktion. Steinkopff, Darmstadt, S. 209–221
Karl F, Friedrich I (Hrsg.) (1991) Partnerschaft und Sexualität im Alter. Steinkopff, Darmstadt
Schneider HD (1980) Sexualverhalten in der zweiten Lebenshälfte. Kohlhammer, Stuttgart, Berlin, Köln, Mainz
von Sydow K (1992) Die Lust auf Liebe bei älteren Menschen. Reinhardt, München, Basel
Westenberger H (1987) Sexualität im Alter. Psyche 6/87: 529–538
Willi J (1975) Die Zweierbeziehung. Rowohlt, Hamburg
Willi J (1991) Was hält Paare zusammen? Rowohlt, Hamburg

Spezifische Schwierigkeiten von Frauenärzten/innen mit der Paartherapie

Adelheid Krautschik

1. Schwierigkeit: Paartherapie nach jahrelangen Arzt-Patientinnen-Beziehungen

Vor 12 Jahren traf ich in einer Balintgruppe der Ärztlichen Gesellschaft für Sexualmedizin den pensionierten Chefarzt einer gynäkologischen Abteilung, einen weißhaarigen Grandseigneur von umfassender Bildung. Er sprach mich an, weil ich über eine *Paartherapie* berichtet hatte. So etwas schwebte ihm für seine frauenärztliche Privatpraxis vor, die er seit dem Ruhestand in seinem Wohnhaus abhielt. Ob ich ihm dafür wohl einige Tips geben könne. Gern ging ich darauf ein. Er erzählte auch sofort die Geschichte einer langjährigen Patientin, deren sexuelle Schwierigkeiten ihn sehr beschäftigten. Er hatte zahlreiche derartige Patientinnen, die ihm noch aus seiner Chefarztzeit anhingen. Es erschien mir lohnend, mit dem zunächst beschriebenen Fall zu beginnen und in telefonischem Kontakt zu bleiben. So geschah es. Aber unser Enthusiasmus erschöpfte sich schnell. Die meisten Patientinnen waren zu einem Paargespräch gar nicht bereit; sie wollten diesen so „verständnisvollen" Frauenarzt einzig und allein für sich haben und keinesfalls mit dem „verständnislosen" Ehemann teilen. An einer Änderung ihres beklagenswerten Schicksals war ihnen offenbar gar nicht gelegen. Sie brauchten lediglich einen Tröster. Sie schätzten an ihrem Frauenarzt die Kompensationsfunktion für ihre eingerostete Altersehe: für den erfolgverwöhnten Chirurgen ein schlimmer Job! In jenen Fällen jedoch, in denen es zu einem Paargespräch kam – so auch bei unserer Erstpatientin – fand dieser einfühlsam-erfahrene Arzt zu den Männern keinerlei Zugang. Er hatte im Gegenteil den Eindruck, er erwecke dabei nur Ablehnung, was mir im Hinblick auf sein blendendes Aussehen nicht ganz unerklärlich schien. Der Kollege hatte bei seinen privaten Beziehungen zu Männern – z.B. als Rotarier – derartige Schwierigkeiten nie beobachtet. Offenbar waren diese in seiner Praxis unvermeidbar, da hier die *Paargespräche erst nach langjährigen ärztlichen Beziehungsprozessen* stattfanden.

2. Schwierigkeit: Die bewußte Berufswahl als Anwalt der Frauen

Anders eine junge Frauenärztin, eine niedergelassene Kassenärztin von sanfter Schönheit, stets dezent, geschmackvoll, betont feminin gekleidet. Offensichtlich war sie bei den Patientinnen ungewöhnlich beliebt. Überrascht war ich, als sie sich in der Balintgruppe als engagierte Streiterin für die Vorrechte der Frauen entpuppte. Oder meinte sie nur die Rechte *mißbrauchter* Frauen? Jedenfalls ermunterte sie ihre Gruppenkollegen, die türkischen Patientinnen gegenüber ihren Männern zu unterstützen. Zufällig saß in der gleichen Gruppe eine türkische Gynäkologin, die die möglicherweise gefährlichen Folgen solch gut gemeinter Ratschläge an Beispielen belegte. Balint (1965) sprach in solchen Fällen von der „apostolischen Funktion" des Arztes: wenn dieser nämlich seinen Einfluß benutzt, um Patienten ungebeten eine neue Ideologie zu vermitteln: selbst wenn diese noch so gesundheitsfördernd sein mag, mißbilligte er das. – Allmählich stellte sich heraus: diese Frauenärztin war vor ihrem Medizinstudium Sozialarbeiterin gewesen. Seit ihren schrecklichen Erfahrungen mit Prostituierten neigte sie nun dazu, bei jeder Frau nach einer sexuellen Traumatisierung zu suchen. In diesem Zusammenhang war damals bei ihr der Wunsch entstanden, die Sozialarbeit aufzugeben und Frauenärztin zu werden. Die *jahrelange Gewohnheit* – früher als Sozialarbeiterin und jetzt als Frauenärztin – Frauen immer wieder als *Opfern männlicher Gewalt* beizustehen, erschwerte es ihr, in der Paartherapie *„allparteilich"* zu sein, d. h., sich mit Mann und Frau gleichermaßen einfühlsam zu identifizieren.

3. Schwierigkeit: Unbewußte Berufswahl durch entsprechende psychogenetische Prägungsmuster der frühen Kindheit

An zwei Beispielen sahen Sie hier, wie Frauenärzte
1. schon durch ihre geschlechtsspezifische Arzt-Patientinnen-Beziehungen,
2. durch besondere Erlebnisse mit Frauen, die zu ihrer Berufswahl führten, dazu neigen können, sich angesichts von Paaren als Anwalt der Frau zu fühlen,
3. hat Viola Frick-Bruder in ihren Gruppen bei Frauenärzten häufig psychogenetische Besonderheiten beobachtet – wie z. B. auffallend enge frühe Mutter-Sohn-Beziehungen und ferne Väter (ähnl. Krautschik 1994).

All dies hindert Frauenärzte/innen in besonderem Maße daran, bei Paargesprächen *allparteilich* zu sein, also sich wechselweise und gleichermaßen mit Frau und Mann zu identifizieren. So erkläre ich mir, daß Frauenärzte – anders als Kollegen mit gemischten Praxen – ungern meine Anregung zu Paargesprächen aufgreifen. Dagegen zeigten sie sich stets interessiert an meinem Konzept *„Paartherapie in absentia"*: will sagen, an solchen *Einzel*gesprächen, die ausdrücklich darauf abzielen, die *Paar*situation zu verändern.

Die Alternative: „Paartherapie in absentia" (PIA)

Wie gehe ich nun bei PIA vor?
Auch hier ist es hilfreich, wenn zu Beginn der Einzelgespräche ein einmaliges Paargespräch möglich ist. Das insbes. dann, wenn dabei „Zirkuläres Befragen" i. S. systemischer Familientherapie eingesetzt wird (Simon und Stierlich 1984, Hoffman 1984).

Bei den dann folgenden möglichst regelmäßig 1× wöchentlich oder 1× monatlich stattfindenden Einzelgesprächen von vorher festgelegter Dauer (20–50 Minuten) sollte der Patientin zunächst viel Raum gelassen werden für ihre Klagen und Beschwerden. Im Ton einfühlsamen Verstehens werden die bestätigenden Rückmeldungen dann ganz allmählich dazu benutzt, die *gemeinsame Fehlhaltung* des Paares so zu beschreiben, daß der anwesenden Partnerin ihr eigener Anteil daran zunehmend offenkundig wird. Dabei darf es nie um Schuldzuweisungen gehen, sondern stets um einfühlendes Verstehen in die *gegenseitige* Bezogenheit - also immer auch in die des abwesenden Partners! M. a. W.: es geht um eine Haltung, die der Patientin vom Therapeuten *vorbildhaft* angeboten wird: So verständnisvoll wie der Therapeut mit ihr, so verständnisvoll soll ja auch sie künftig mit dem abwesenden Partner umgehen! Ich knüpfe dabei an das Kollusionsmodell von Jürg Willi an, wie Sie es in seinem Buch „Die Zweierbeziehung" (1975) an vielen Fallbeispielen beschrieben finden. Auch die Schilderungen der Palo-Alto-Schule um Erich Watzlawik (1967) waren mir hilfreich, insbes. das Verhaltensmodell der „Symmetrischen Eskalation", das schildert, wie ein Paar sich beim Streiten oft gegenseitig hochschaukelt.

Sexuelle Symptome werden nie isoliert betrachtet, sondern stets in Verbindung mit den dazugehörigen *psychischen* Fehlhaltungen. Dabei beziehe ich mich auf die Methode der „Focussierenden Deskription", eine Sexualbehandlung, wie sie mein Lehrer Hans Molinski (1976) beschrieben hat. Die Störungen in den sexuellen Partnerspielen, die ja viel Gestisches enthalten, sind dem Außenstehenden im Hinblick auf Störfaktoren meist offensichtlich, wo das Paar dafür blind ist. Nicht selten steigt der Mann dann noch ein, wenn es bei einer PIA endlich in dieser Weise „zur Sache geht". Aber selbst wenn auch das nicht gelingt, habe ich frappante Veränderungen im Laufe einer derartigen Paartherapie erlebt: Veränderungen wohlbemerkt bei *beiden* Partnern!

Literatur

Balint M (1965) Der Arzt, sein Patient und die Krankheit (Übers. a. d. Engl). Klett-Cotta Stuttgart
Frick-Bruder V (1993) Männliches Erleben der Frauenheilkunde. In: 47. Kongr. d. Ges. f. Gyn. u. Geb. Berlin 1992. Springer Berlin Heidelberg New York
Höffken KD, Beusen L, Dmoch W, Molinski H, Nijs P (1982a) Bemerkungen zur Prognose und Indikation bei Therapie funktioneller Sexualstörungen. Mitteilungen der Ges f prakt Sex Med 2: 18–19
Höffken KD, Beusen L, Dmoch W, Molinski H (1982b) Modifizierte Paartherapie. Sexualmedizin 11: 501–504
Hoffman L (1984) Grundlagen der Familientherapie (Übers. a.d. Amerik) ISKO-Press Klaus W Vopel, Hamburg 2. Aufl
Krautschik A (im Druck) Aus der Balintarbeit: Der Arzt – die Arztfamilie – die Patientenfamilie
Molinski H (1976) Die fokussierende Deskription. Sexualmedizin 5: 712–718
Nijs P, Molinski H, Dmoch W, Höffken KD, Beusen L (1981a) Funktionelle Sexualstörungen – Modifizierte Masters-Johnson Therapie (GPS Heidelberg 1980). In: Der informierte Arzt. IMP Verlagsgesellschaft, Neuisenburg, S. 74–75
Nijs P, Molinski H, Dmoch W, Höffken KD, Beusen L (1981b) Modifizierte Masters-Johnson Sexualtherapie. Mitteilungen der Gesellschaft für Praktische Sexualmedizin 1: 5–6
Simon F, Stierlin H (1984) Die Sprache der Familientherapie. Ein Vokabular. Klett-Cotta Stuttgart
Watzlawik P, Beavin JH, Jackson DD (1967) Menschliche Kommunikation. Hans Huber, Bern Stuttgart Wien
Willi J (1975) Die Zweierbeziehung. Rowohlt, Reinbek

Frauenschicksal – bestimmt durch nationalsozialistische Gewalt und gekennzeichnet durch multiple Folgekrankheiten

Harald Sommer und Dieter Stech

1828 schrieb Johann Wolfgang von Goethe an Carl Friedrich Zelter: „Ich weiß nicht, ob Dornburg Dir bekannt ist; es ist ein Städtchen auf der Höhe im Saaletal unter Jena, vor welchem eine Reihe von Schlössern und Schlößchen geradezu am Absturz des Kalkflözgebirges zu den verschiedensten Zeiten erbaut ist; anmutige Gärten ziehen sich an Lusthäusern her; ich bewohne das alte neu aufgeputzte Schlößchen am südlichsten Ende. Die Aussicht ist herrlich und fröhlich, die Blumen blühen in den wohl unterhaltenen Gärten, die Traubengeländer sind reichlich behangen, und unter meinem Fenster sehe ich einen wohlgediehenen Weinberg…"

Die Schlösser sind bis zur Gegenwart erhalten geblieben, das südlichste erstrahlt sogar wie zur Goethe-Zeit in frischem Glanz. Am Fuße der Schlösser liegt die kleine Gemeinde Dorndorf, die in der Zeit des 3. Reiches von einem fanatischen Bürgermeister beherrscht wurde. Er inszenierte bis zum Jahre 1943 u. a. Meldungen an das zuständige Erbgesundheitsgericht Jena und in deren Folge die Zwangssterilisation von etwa 12 jungen Mädchen und Frauen. Die Dokumentation des Schicksals unserer Patientin E. M. schockiert heute als krasses Beispiel unmenschlicher Gesetze, zeigt die Gefahren bei der Anwendung zweifelhafter Gesetze.

Das „Nazi-Gesetz" – Gesetz zur Verhütung erbkranken Nachwuchses bearbeitet und erläutert von Gütt et al. – war vor 60 Jahren, am 14. Juli 1933, von der deutschen Reichsregierung beschlossen worden. In der Folgezeit war eine bisher unbekannte Zahl von Menschen – Behinderte, körperlich Mißgebildete, Alkoholiker oder angeblich Erbkranke – zwangsweise sterilisiert worden.

Nicht vergleichbar sind die „gesetzlichen" Sterilisationen auf Anordnung der Erbgesundheitsgerichte mit den brutalen Massensterilisierungen in Lagern und Ghettos (Segal 1986). 1939 beschloß das Erbgesundheitsgericht Jena, daß unsere damals 16jährige Patientin wegen angeborenen Schwachsinns unfruchtbar zu machen ist. Mit Hilfe eines Gegengutachtens versuchten die Eltern nachzuweisen, daß kein Schwachsinn vorliegt. Doch der Antrag, das Verfahren gegen den „die Unfruchtbarmachung der E. M. anordnenden Beschlüß des Erbgesundheitsgerichtes Jena" aufzunehmen, wurde abgelehnt. Die wegen des Zeitaufschubes zwischenzeitlich 19jährige hatte sich in der Klinik einzufinden und wurde am 08. 05. 1942 durch Tubenteilresektion sterilisiert. Die Patientin konnte diese schicksalbestimmenden Abläufe bis zur Gegenwart berichten, als wären sie gerade geschehen…

Wiedergutmachung wurde versucht bereits durch die amerikanischen Soldaten im April 1945 mit materiellen Hilfen und später durch Geldzuwendungen. Der Deutsche Bundestag hat das NS-Gesetz „zur Verhütung erbkranken Nachwuchses" für Unrecht, aber nicht „für null und nichtig" erklärt. Hierdurch wurden die betroffenen Frauen ähnlich wie in der DDR nicht als politisch Verfolgte im Sinne des Gesetzes anerkannt und blieben ohne Entschädigung. Erst seit 1980 besteht eine Regelung durch das Bundesfinanzministerium, das eine finanzielle Zuwendung für zwangsweise sterilisierte Frauen und Männer zwischen 1934 und 1945 vorsieht.

Bereits 1952 kam die Frage nach einer möglichen Refertilisierung der Patientin an unsere Klinik. Leider entschloß sich die Pat. erst 1961 – zwischenzeitlich verheiratet und 39 Jahre alt – zu dieser Operation, die nicht mehr erfolgreich war.

Das Leben der Patientin war durch die starke psychische Traumatisierung seit der zwangsweisen Sterilisierung 1942 geprägt. Auch sie hatte nach individuellen Lösungen gesucht, wie sie von anderen Autoren beschrieben wurden (z. B. Stauber 1994). In dieser Kasuistik soll noch besonders hervorgehoben werden, daß bei der Patientin 1972 ein Mamma-Carcinom mit radikaler Mastektomie und Radiatio sowie ein Ovarial-Carcinom 1985 aufgetreten sind. Ein Zusammenhang mit psychischen Traumata, aber auch mit dem Risiko von Nulliparae, ein zweifach erhöhtes Krankheitsrisiko für ein Mamma-Carcinom zu haben, wurden diskutiert. Ebenso soll erwähnt werden, daß nach einer eigenen Studie (Meinhold et al. 1981) Patientinnen mit Ovarial-Carcinom mit 21 % doppelt so häufig steril sind, wie dies im Normalkollektiv der Fall ist.

Das fortgeschrittene Ovarial-Carcinom III B, das nach radikaler OP eine Re-Laparotomie und schließlich eine vierte Laparotomie wegen eines Dünndarmileus erforderte, schien nach Polychemotherapie bei einer Second-look-Laparotomie 1986 tumorfrei und geheilt. Erst 1991 kam es zu einem Vaginalstumpfrezidiv. Die palliative Strahlentherapie mußte nach 30 Gy abgebrochen werden. Bei einem Status progressus entstand am 20. 02. 1992 ein dekompensierter Ileus mit Miserere. Eine Notoperation schloß sich an, bei der kein Erfolg zu erwarten war. Doch die Patientin lebte noch bis zum Frühjahr 1993 in einem Altenheim, wobei der Tumor nicht mehr progredient war.

Das geschilderte Frauenschicksal, das bestimmt war durch nationalsozialistische Gewalt und durch multiple Folgekrankheiten, soll die Erinnerung an die inhumane Medizin des 3. Reiches wachhalten, denn ohne Erinnerungsarbeit verlieren wir die Sensibilität, die für viele Entscheidungen im heutigen Umgang mit den Patientinnen notwendig ist.

Literatur

Gütt A, Rüdin E, Ruttke F (1934) Gesetz zur Verhütung erbkranken Nachwuchses vom 14. Juli 1933, J. F. Lehmanns-Verlag München
Meinhold P, Sommer H, Nöschel H, Günther M (1981) Klinik und Therapie des Ovarialkarzinoms an der Universitäts-Frauenklinik Jena von 1967 bis 1976. Zent. bl. Gynäkol. 103: 1280–1288
Segal L (1986) Medizin im Dienste der Unmenschlichkeit. Z. Klin. Med. 41/24: 1973–1978
Stauber M (1994) Gynäkologie und Nationalsozialismus: Konkrete Erinnerungen – Nachwirkungen – Schlußfolgerungen, in: Kentenich H et al.: Psychosomatische Geburtshilfe und Gynäkologie, Springer-Verlag 1993/1994 i. Druck

Der Konflikt des psychosomatisch orientierten Frauenarztes mit der somatischen Medizin

Michael Scheele

Kennen Sie die Situation? Sie betreuen eine Frau mit einer Erkrankung, für deren Behandlung es in der somatischen Medizin genaue Richtlinien gibt. Ihr psychosomatisches Empfinden sagt Ihnen aber, speziell diese Frau kann die für die Therapie empfohlenen Richtlinien nicht einhalten. Müssen Sie die sogenannte Standardbehandlung erzwingen, oder gelten die Richtlinien nur einfach nicht mehr, weil Sie ja psychosomatisch betreuen? Welche Konsequenzen kann es haben, wenn die Behandlung nicht zum gewünschten Erfolg führt, weil Sie von den vorgegebenen Richtlinien abgewichen sind?

Ich vermute, Sie alle kennen diesen Konflikt mit der rein somatischen Behandlung, dem wir in der psychosomatischen Medizin oft begegnen. Die Frage ist ja, welche oberste Richtlinie gilt für eine Behandlung! Die Antwort ist leichter gesagt als getan: Ich darf der Frau nicht schaden (nil nocere). Kann denn eine somatische Therapie, die für eine bestimmte Erkrankung offiziell, oft auf der Basis vieler wissenschaftlicher Untersuchungen, empfohlen wird, auch schaden? Im Einzelfall ja! Und um diese individuelle Situation geht es uns als Psychosomatikern ja immer.

Ich möchte das an einem Beispiel verdeutlichen, das kompliziert ist, aber oft ist die Situation, der wir gegenüberstehen, ja auch komplexer, als es Lehrbuchbeispiele darstellen können.

Eine 26jährige Frühgeborenenschwester, die nach zwei Fehlgeburten in der dritten Schwangerschaft wegen einer bedrohlichen Hyperemesis gravidarum von mir überwiegend stationär betreut wird, leidet zusätzlich an einem Diabetes mellitus. Das ist die Erkrankung, für deren Behandlung es gerade in der Schwangerschaft gründlich erarbeitete Richtlinien gibt, vor allem auch, um das Kind nicht Schaden nehmen zu lassen. Das Zusammentreffen zweier Erkrankungen, die den Stoffwechsel der Frau durcheinanderbringen (Hyperemesis gravidarum und Diabetes mellitus) einerseits, sowie das ungeborene Kind, welches durch das Durcheinander gefährdet wird, andererseits, machen die Situation schon schwierig. Hinzu kommt aber, daß Frau G. ein sehr großes Bedürfnis hat, in ihrem Selbstwertgefühl gestärkt zu werden. Sie hat den zweiten Abort erlitten, nachdem gegen ihren Willen wegen der Schwangerschaft das Insulin gewechselt wurde. Reste ihrer alten Insulinbestände wurden bei einer Nachttischkontrolle entdeckt und eingezogen. Seitdem läßt sie sich nicht mehr gerne in die Behandlung ihrer Zuckerkrankheit reinreden, die sie selber sorgfältig überwacht. Unser Diabetologe wird daher auch mit seinen Anweisungen abgeschmettert. Belehrungen kann Frau G. nicht ertragen.

Es findet sich ein anderer Kollege der Abteilung bereit, die Diabetes-Beratung zu übernehmen. Mit ihm entsteht nach entsprechender Vorinformation durch mich eine tragfähige gemeinsame Basis. Zunächst erntet Frau G. für ihre sorgfältige Eigenbehandlung und -kontrolle Anerkennung. Dann werden gemeinsam in kleinen Schritten für sie erreichbare Ziele formuliert, die sie selbst in der Behandlung umsetzt und überwacht. Dabei weichen wir bewußt von den Richtlinien der Deutschen Diabetes-Gesellschaft ab, weil die strengen Vorschriften, die dort formuliert sind, für Frau G. nicht erreichbar sind bzw. nur erreichbar wären, wenn wir sehr direktiv und straff führen würden. Die geringe Eigenständigkeit und Eigenaktivität, die sie während ihrer Erkrankung in der Schwangerschaft, nämlich der Hyperemesis gravidarum, überhaupt noch erlebt und die sie gerade an der Kontrolle des Zuckerstoffwechsels festmacht, würden wir ihr damit weitgehend nehmen. Das wäre in der Tat ein Schaden für die Mutter und letztlich auch für das Kind.

Ein weiterer wichtiger Aspekt dieses Therapie-Kompromisses betrifft die Schwestern und Ärzte der Station, auf der Frau G. behandelt wird. Sie haben Schwierigkeiten mit der neuen Situation. Die Überwachung des Blutzuckers ist uns ja weitgehend entzogen. Vertraut Frau G. denn nicht unseren Fähigkeiten?! Die narzißtische Fütterung der Patientin wird gefährdet durch eine damit verbundene narzißtische Kränkung der Behandelnden. In einigen diesbezüglichen Gesprächen kann dieser Aspekt gut bearbeitet werden.

Bis zur Geburt des gesunden Kindes aber steht immer wieder eine Frage im Raum: Was passiert, wenn unsere Behandlung das Kind nicht vor Schaden bewahrt. Bekommt die Mutter Freiheiten auf Kosten des Kindes? Wir haben es ja mit zwei Menschen zu tun, denen wir keinen Schaden zufügen wollen, der Mutter und dem noch ungeborenen Kind. Das ist sicherlich eine Gratwanderung, die in unserem Beispiel Gott sei Dank einen glücklichen Ausgang genommen hat. Die gemeinsam formulierten, erreichbaren Behandlungsziele hatten dies im Auge.

Zurück zu meiner Eingangsfrage: Muß man oder darf man von Standardbehandlungsrichtlinien der somatischen Medizin abweichen, wenn dies aus psychosomatischer Sicht geboten erscheint? Hertz und Molinski (1986) haben für die psychosomatische Therapie formuliert: Ziel der Therapie darf nicht sein, was dem Arzt objektiv richtig erscheint, sondern was der betreffenden Patientin möglich ist. Ich meine, daß wir darauf die somatischen Therapierichtlinien in jedem Einzelfall überprüfen müssen, ehe wir sie anwenden. Die individuelle Entscheidung über den Behandlungsweg sollte gemeinsam mit der Frau getroffen und besprochen werden. Das dazu notwendige Vertrauensverhältnis sehe ich als einen gewissen Schutz gegen eventuelle spätere Klagen an, wenn nicht das gewünschte Ergebnis erreicht werden konnte.

Literatur

Hertz DG, Molinski H (1986) Psychosomatik der Frau, Springer, Berlin Heidelberg New York

Psychoendokrinologische Untersuchung an Patientinnen mit chronischen Unterbauchbeschwerden

Ulrike Ehlert, Peter Locher und Jürgen Hanker

Einleitung

Chronische Unterbauchbeschwerden (CUBB) gelten als der „Kopfschmerz" der Gynäkologie (Schei, 1990), da circa 2–24.5 % aller gynäkologischen Patientinnen an diesen chronischen Beschwerden leiden (Schulze, 1990). Das Beschwerdebild wird von Richter & Stauber (1986) als ein wenig präzise definiertes Krankheitsbild bezeichnet, das durch organisch nicht erklärbare, meist chronische Unterleibsschmerzen imponiert. Es gibt circa 150 Bezeichnungen für dieses Störungsbild wie z. B. pelvine Neuralgie, Hysteralgie, Pelipathia vegetativa, Pseudoadnexitis spastica, Pelvipathie oder Krankheit mit den 20 Namen (Artner, 1982).

Als Primärsymptom der CUBB gelten zyklusunabhängige drückende, ziehende oder stechende Schmerzen im Unterbauch und der Kreuzgegend, die plötzlich auftreten oder permanent mit schwankender Intensität wahrgenommen werden. Die Lokalisation der Beschwerden ist unterschiedlich (Artner, 1982; Jansen, 1990; Renaer, 1980), die Intensität kann so schwerwiegend sein, daß eine Klinikeinweisung notwendig erscheint (Molinski, 1982). Begleitsymptome der CUBB können Sexualstörungen (z. B. Dyspareunie, Anorgasmie), Magenfunktionsstörungen, hypotone Kreislaufstörungen, Kopfschmerzen, Dysmenorrhö, psychogener Fluor, Obstipation, Oligomenorrhö, Schlafstörungen und Prämenstruelles Syndrom sein (Gabelmann, 1986; Knörr et al., 1989; Wenderlein, 1981). Auch werden Befindlichkeitsstörungen wie Nervosität, Schwindel, Arbeitsunlust und Erschöpfung im Zusammenhang mit CUBB genannt (Schulze, 1990).

Im ICD9 (Bundesminister für Jugend, Familie und Gesundheit, 1986) sind CUBB als Pelvic Congestion Syndrome (625.5) im Kapitel „Schmerzen und sonstige Symptome in Verbindung mit weiblichen Geschlechtsorganen" aufgeführt. Eine Zuordnung des Syndromes zur Kategorie 316.00 „Körperlicher Zustand, bei dem psychische Faktoren eine Rolle spielen" nach DSM-III-R (Wittchen et al., 1989) oder DSM-IV (American Psychiatric Association, 1991) ist nicht möglich, da der Erkrankung weder ein nachweisbarer pathophysiologischer Organbefund noch ein (derzeit) bekannter pathophysiologischer Prozeß zugrunde liegt. Aus diesem Grund sind CUBB in Abhängigkeit vom Beschwerdebeginn, dem ggf. zeitgleichen Vorliegen eines kritischen Lebensereignisses, dem Alter bei Erkrankungsbeginn oder der Anzahl begleitender Symptome als Anpassungsstörung mit körperlichen Beschwerden (309.82), als Somatisierungsstörung (300.81), als Somatisierungsstörung NNB (300.70) oder als Somatoforme Schmerzstörung (307.80) nach DSM-III-R zu diagnostizieren.

Die Literatur zu somatischen Ätiologieansätzen des CUBB umfaßt das Allen-Masters-Syndrom (Allen & Masters, 1955), pelvine Blutstauung und Varikose (Beard, Reginald & Wadsworth, 1988; Thomas et al., 1991), Parametropathia spastica (Renaer et al., 1980) und neurologische Triggerpunkte (Slocumb, 1984). Mit keinem der genannten Erklärungsansätze kann die Polysymptomatik der CUBB befriedigend erklärt werden. Insbesondere den psychovegetativen Beschwerden der betroffenen Patientinnen wird mit den genannten Ansätzen kaum Rechnung getragen. Eine Dichotomisierung somatischer und psychischer Beschwerdeanteile der CUBB erscheint wenig sinnvoll, da somatische (chronische) Erkrankungen psychische Alterationen bedingen können et vice versa.

Beard et al. (1977) fanden bei Patientinnen mit CUBB deutlich höhere Neurotizismuswerte entsprechend dem Eysenck Personality Inventory (Eysenck & Eysenck, 1964) als bei gesunden Frauen. Jedoch war der Neurotizismuswert bei Patientinnen mit Unterleibsschmerzen mit Organbefund im Vergleich zu den Gesunden ebenfalls tendenziell erhöht. Dies spricht für die Annahme, daß chronischer, somatischer Schmerz psychische Veränderungen mitbedingen kann. Ähnliche Zusammenhänge ergeben sich aus der Arbeit von Hackl et al. (1980) an 77 Frauen mit Unterleibsschmerzen. Die Frauen wurden entsprechend der diagnostizierten Befunde drei verschiedenen Gruppen zugeordnet: CUBB ohne Organpathologie (Gruppe 1, 25%), CUBB aufgrund leichter Beckenkongestion (Gruppe 2, 40%) und CUBB aufgrund eines schweren Stauungsbeckens (Gruppe 3, 35%). Die drei Gruppen konnten bezüglich der anamnestischen Hintergrundfaktoren nicht voneinander unterschieden werden. Psychiatrische Symptome wurden bei 90% der Frauen aus Gruppe 1 und 44% der Frauen aus Gruppe 3 gefunden. Depressive Tendenzen waren über die Gruppen hinweg gleich verteilt. Die Autoren nehmen an, daß es sich bei den psychischen Auffälligkeiten der Gruppe 3 um Reaktionen auf die somatische Erkrankung handelt.

Frauen mit (a) „idiopathischen" Unterbauchschmerzen, (b) Frauen mit organisch bedingten Unterbauchschmerzen und (c) gesunde Kontrollfrauen wurden von Magni et al. (1986) psychologisch untersucht. Für beide Gruppen von Schmerzpatientinnen ergaben sich im Vergleich zur Kontrollgruppe signifikant erhöhte Werte bezüglich der Merkmale Somatisierung und Ängstlichkeit. Die Patientinnen mit idiopathischen Schmerzen wiesen deutlich höhere Depressionswerte auf als die Frauen aus den beiden anderen Gruppen. Zwischen den beiden Schmerzgruppen ergab sich kein Unterschied bezüglich der wahrgenommenen Schmerzintensität. Es bestand keine Korrelation zwischen der Symptomdauer und den Somatisierungs- und Depressionswerten.

Entsprechend einer Untersuchung von Harrop-Griffith et al. (1988) zeigten Frauen mit chronischen Unterbauchbeschwerden im Vergleich zu einer Kontrollgruppe deutliche psychische Auffälligkeiten (gemessen mit der SCL-90 von Derogatis et al., 1977) im Sinne einer erhöhten Somatisierungs-, Depressions- und Angstneigung. Die Frauen mit Schmerzsymptomatik berichteten über deutlich mehr negative kritische Lebensereignisse und sexuelle Mißbraucherfahrungen als die Frauen der Kontrollgruppe. Frauen mit sexuellem Mißbrauch zeigten signifikant häufiger sexuelle Störungen, depressive Verstimmungen und Medikamentenmißbrauch.

Rapkin et al. (1990) fanden bei Frauen mit CUBB im Vergleich zu Frauen mit organisch bedingten Unterleibsschmerzen signifikant häufiger körperliche Mißbrauchserfahrungen. 89% eines Kollektivs von Frauen mit schweren sexuellen Mißbrauchserfahrungen litten entsprechend einer Untersuchung von Walker et al.

(1992) unter CUBB. Albach & Evereard (1992) untersuchten weibliche Inzestopfer und Frauen ohne Inzesterfahrungen. Bei 62 % der Frauen mit Inzesterfahrungen, jedoch keiner Frau aus der Kontrollgruppe, wurde eine Posttraumatische Belastungsstörung nach DMS-III-R diagnostiziert. 23 % dieser Frauen berichteten über chronische Unterbauchbeschwerden.

Beard, Reginald & Pearce (1988) verweisen auf Befunde, wonach Frauen mit CUBB überdurchschnittlich häufig unter ungünstigen familiären Bedingungen aufwuchsen. Beispielsweise starb ein Elternteil vor dem 12. Lebensjahr der jeweiligen Patientin, die Eltern ließen sich scheiden oder es lag eine psychische oder körperliche Behinderung eines Elternteils vor. Chronisch belastende Lebensereignisse berichten Patientinnen mit CUBB in der Untersuchung von Schulze (1990). Dem entsprechend fühlen sich die Frauen durch ihr alltägliches Leben chronisch überlastet und belastet. Im Vergleich zu beschwerdefreien Frauen sind sie u. a. lebensunzufriedener, stellen hohe Ansprüche an sich selbst, entspannen sich weniger und stellen ihre eigenen Bedürfnisse vor denen der anderen zurück.

Die o. g. Befunde zu psychischen Auffälligkeiten bei Frauen mit CUBB lassen sich wie folgt zusammenfassen: Bei den Patientinnen liegt möglicherweise ein Somatisierungsverhalten vor, das tendenziell auch bei Patientinnen mit Unterbauchbeschwerden mit organischem Korrelat zu beobachten ist. Die Somatisierung ist u. U. Folge der Wahrnehmung körperlicher Befindensstörungen und einer erhöhten Körperselbstaufmerksamkeit. Die Untersuchungen zur Erfassung negativer, kritischer Lebensereignisse und belastender Lebensbedingungen, im Sinne von Mikro- und Makrostressoren des alltäglichen Lebens, legen eine ätiologische Mitbeteiligung und/ oder Aufrechterhaltung an den CUBB nahe.

Entsprechend der Annahme, daß CUBB möglicherweise als eine streßabhängige Erkrankung aufzufassen ist, wurde von uns eine Untersuchung zur Erfassung psychologischer und endokriner Maße bei entsprechenden Patientinnen durchgeführt. Wir gingen davon aus, daß die Erfassung kritischer Lebensereignisse, eine Beschreibung des Befindens sowie des Copingverhaltens Aufschluß über die psychische Verfassung der Patientinnen gibt.

Weiterhin nahmen wir an, daß mittels der unstimulierten und stimulierten Freisetzungsmuster des Nebennierenrindenhormons Cortisol Aussagen über die Streßreagibilität der Patientinnen möglich sind. Die HNA scheint mit dem Ausmaß der subjektiv erlebten Belastung zu variieren (Mason, 1968). Die unter Streß beobachtete Stimulierung der Hypothalamus-Hypophysen-Nebennieren-Achse (HHNA) wird primär durch eine vermehrte Freisetzung von Corticotropin-Releasing-Hormon (CRH) verursacht. CRH wird über den Portalvenenplexus zur Hypophyse transportiert und bewirkt eine Freisetzung des Adrenocorticotrophen Hormons (ACTH), das wiederum die Freisetzung von Cortisol in der Nebennierenrinde stimuliert. Über negative Rückmeldekreisläufe wird der Freisetzungsmechanismus der Hormone reguliert (vgl. Plotsky, 1988). Die circadiane Rhythmik von Cortisol erfordert eine Mehrfachmessung des Hormons während des Tages. Die höchste Freisetzung erfolgt während der frühen Morgenstunden, die geringste gegen Mitternacht. Eine pharmakologische Stimulation der Nebennierenaktivität kann über die Verabreichung von synthetischem CRH (h-CRH) erfolgen. Die so provozierte zusätzliche Freisetzung von ACTH und Cortisol erlaubt Aussagen über mögliche Dysregulationen der HHNA. Erhöhte unstimulierte ACTH- und Cortisolwerte sowie erniedrigte ACTH-

und Cortisolfreisetzung nach CRH-Stimulation wurden beispielsweise bei bestimmten Formen der Depression (Holsboer et al., 1985; Lesch et al. 1988; Maes et al. 1991), der Anorexia nervosa (Gwirtsman et al., 1989; Laue et al., 1991) und bei Patienten mit Panikattacken (Roy-Byrne, 1986) beobachtet.

Patientinnen und Methoden

In die Untersuchung wurden Patientinnen eingeschlossen, die in das Herz-Jesu-Krankenhaus Trier zur stationären gynäkologischen Behandlung unklarer chronischer Unterbauchbeschwerden (Schmerzbeginn vor mindestens 5 Monaten) kamen. Eine psychoendokrinologische Diagnostik erfolgte unter der Voraussetzung, daß die gynäkologische Basisuntersuchung, Laboruntersuchungen, eine Sonographie des Abdomens, Ausschlußuntersuchungen extragenitaler organischer Schmerzursachen, sowie eine Laparaskopie keine organischen Ursachen ergab. Die Frauen wurden während des circa fünftägigen Zeitraumes nach der Laparaskopie psychologisch und endokrinologisch an drei aufeinanderfolgenden Tagen untersucht. Vergleichsuntersuchungen bezüglich der psychologischen Variablen und der unstimulierten Cortisolwerte wurden an gesunden Kontrollfrauen (KG1) in einem Zweitageszeitraum durchgeführt. Als Referenzwerte für die stimulierten Cortisolwerte wurden die Ergebnisse von gesunden Frauen (KG2), die bezüglich des Alters und der Durchführungsbedingungen des Stimulationstests vergleichbar waren, herangezogen.

Alle Frauen befanden sich während des Untersuchungszeitraums in der präovulatorischen Zyklusphase. Der Altersmittelwert lag bei den Patientinnen bei 28.3 Jahren (min = 18, max = 36), bei den Frauen der KG1 bei 29.4 Jahren (min = 25, max = 39) und bei den Frauen der KG2 bei 30.6 Jahren (min = 25, max = 35). Die Diagnosen der Patientinnen nach DSM-III-R (Achse I) sind in Tabelle 1 dargestellt.

Tabelle 1. Diagnosen der Patientinnen nach DSM-III-R (Achse I)

Anzahl an Patientinnen	Klassifikationsnummer	Störungsbezeichnung
5	300.81	Somatisierungsstörung
2	307.80	Somatoforme Schmerzstörung
1	300.70	Somatoforme Störung NNB
2	309.82	Anpassungsstörung mit körperlichen Beschwerden

Folgende psychologische Meßinstrumente wurden bei der Untersuchung eingesetzt:

1. Freiburger Persönlichkeitsinventar (FPI, Fahrenberg, Hampel & Selg, 1984) zur Erfassung von Persönlichkeitsmerkmalen.
2. Streßverarbeitungsfragebogen (SVF, Janke, Erdmann & Boucsein, 1984) zur Erfassung des individuellen Copingverhaltens.
3. Freiburger Beschwerdeliste (Wiederholungsform, FBLW, Fahrenberg, 1986) zur subjektiven Beschreibung des Allgemeinbefindens, der verschiedenen körper-

lichen Beschwerdebereiche wie Herz-Kreislaufsystem, gastrointestinales System, Schmerzwahrnehmung und Ausmaß an Anspannung.

4. Depression Status Inventory (DSI, deutsche Version, nach Zung, 1986) als Fremdbeurteilungsinstrument zur Erfassung depressiver Zustände.
5. Self-Rating Depression Scale (SRD, deutsche Version nach Zung, 1986) als Selbstbeurteilungs-Skala zur Erfassung depressiver Zustände. Das DSI wurde von Zung als ein Analogon zur SRD entwickelt. In dieser Studie wurden beide Verfahren eingesetzt, um die Reliabilität der Untersucherurteile zu bestimmen.
6. Halb-standardisiertes Interview zur Erfassung kritischer Lebensereignisse (KLE; vgl. Ehlert, Lupke & Hellhammer, 1992). Es werden dabei acht Lebensbereiche (z. B. familiäre Situation, Beruf, finanzielle Situation, soziale Aktivitäten) abgefragt und die berichteten positiven und negativen kritischen Lebensereignisse nach dem subjektiven Ausmaß an Belastung bewertet. Darüber hinaus werden Ereignisse, die in den vorangegangenen 12 Monaten auftraten, entsprechend der Kriterien nach DSM-III-R (sechsstufige Skala; von kein kritisches Lebensereignis bis katastrophales Lebensereignis) vom Untersucher beurteilt.

Während des psychologischen Anamnesegesprächs wurden das DSI und das KLE abgefragt. Die Fragebogen SRD, FPI und SVF und FBLW wurden den Frauen zur Bearbeitung am zweiten Untersuchungstag vorgelegt. An diesem Tag erfolgte auch die Probensammlung für das Cortisol-Tagesprofil. Der Cortisol-Stimulationstest wurde mit den Patientinnen am dritten Untersuchungstag durchgeführt.

Die Speichelproben zur Bestimmung der unstimulierten Cortisolspiegel wurden um 8^{00}, 14^{00} und 20^{00} abgenommen. Der Cortisol-Stimulationstest wurde am dritten Untersuchungstag um 16^{00} mit 100 µg synthetischem Corticotropin-Releasing-Hormon (Corticobiss; Bissendorf Peptide, BRD) als Bolusinjektion durchgeführt. Speichelproben wurden 15 Minuten vor der CRH-Applikation, zum Applikationszeitpunkt und in den folgenden zwei Stunden in 15-minütigen Zeitabständen durchgeführt. Insgesamt wurden 10 Speichelproben gesammelt.

Die Cortisolspiegel wurden aus Speichelproben bestimmt. Speichel-Cortisol repräsentiert die ungebundene, d. h. biologisch aktive Hormonfraktion des Cortisols. Der Speichel wurde zu den jeweiligen Untersuchungszeitpunkten von den Probandinnen in spezielle Sammelgefäße (Salivette; Sarstedt, BRD) gegeben. Die Salivetten wurden bis zur biochemischen Analyse bei $-20°$ C gelagert. Die Bestimmung der Cortisolkonzentration erfolgte mittels eines Time-resolved Fluoreszenz-Immunoassays (Intra-Assay Koeffizient 5.1 %, Inter-Assay Koeffizient 7.5 %) (vgl. Dressendörfer et al. 1992).

Die statistische Datenauswertung erfolgte mittels Student's t-Tests für unabhängige Stichproben sowie einfaktorielle Varianzanalysen mit Meßwiederholung (vgl. Bortz, 1979).

Ergebnisse

Sowohl im SRD (Selbstbeurteilung) als auch im DSI (Fremdbeurteilung) zeigten die Patientinnen keine depressive Verstimmung. Im Untersucherurteil ergab sich ein mittlerer Indexwert von 41.6 (SD 13.25), im Patientinnenurteil ein Indexwert von

46.8 (SD 12.93). Die jeweils gemittelten Urteile unterschieden sich nicht signifikant voneinander.

Bei zweiseitiger Signifikanztestung ergab sich im FPI kein signifikanter Unterschied zwischen den Werten der Patientinnen und Kontrollfrauen auf den einzelnen Subskalen des Persönlichkeitsinventars. Tendenziell beschrieben sich die Patientinnen erregbarer, aggressiver und verschlossener. Auf der Subskala „Offenheit" errechnete sich für die Patientinnen ein normierter Mittelwert von 3.5 (SD 1.59) im Vergleich zu einem normierten Mittelwert von 6.0 (SD 2.05) für die Kontrollfrauen.

Im SVF errechneten sich auf dem 5%- bzw. 10%-Signifikanzniveau Unterschiede zwischen den Patientinnen und den Kontrollfrauen auf vier Subskalen: In Belastungssituationen zeigen die Patientinnen eine höhere Bagatellisierungsneigung, eine stärkere Neigung von belastenden Situationen abzulenken und sie zeigen geringere Situationskontrollversuche sowie eine höhere Vermeidungstendenz.

Im FBLW beurteilten die Patientinnen im Vergleich zur Kontrollgruppe ihr Allgemeinbefinden als ungünstiger, beschrieben insgesamt mehr Beschwerden und gaben insbesondere vermehrt Beschwerden im Gastrointestinaltrakt an. Die Einzelergebnisse sind in Tabelle 2 dargestellt.

Tabelle 2. Vergleich der Gruppenmittelwerte auf den Subskalen der FBLW

Subskala	Patientinnen Mittelwerte	Kontrollfrauen Mittelwerte	Signifikanz
Gesamtwert	91.3	62.2	zweiseitig Sig. p $<.008$
Allgemeinbefinden	22.2	15.4	zweiseitig Sig. p $<.010$
Herz-Kreislauf-System	14.2	10.8	n. s.
Magen-Darm-Trakt	18.8	9.6	zweiseitig Sig. p $<.003$
Ausmaß an Anspannung	19.2	14.5	n. s.
Schmerzempfinden	16.9	12.3	n. s.

Als ein Indikator für das Ausmaß an psychosozialer Belastung wurde anhand der Ergebnisse aus dem KLE die Achse IV der DSM-III-R-Diagnose (Ausmaß an psychosozialer Belastung in den vergangenen 12 Monaten) beurteilt. Alle Patientinnen berichteten von mindestens einem negativen kritischen Lebensereignis. Bei jeweils zwei Frauen wurden die Belastungen als leicht bzw. schwer beurteilt, bei sechs Frauen als mittel. Im Vergleich dazu berichteten sechs Frauen der Kontrollgruppe kein kritisches Lebensereignis und bei jeweils zwei Frauen wurden die berichteten negativen Lebensereignisse als leicht bzw. mittel bewertet.

Bezüglich der endokrinen Maße zeigte sich ein signifikant erniedrigter Morgencortisolspiegel für die Patientinnen im Vergleich zu den Kontrollfrauen (Tabelle 3).

Tabelle 3. Unstimulierte Speichelcortisolwerte

Uhrzeit	Patientinnen Cortisolspiegel in nmol/l	Kontrollfrauen Cortisolspiegel in nmol/l	Signifikanz
8^{00}	7.88	15.24	zweiseitig Sig. p $<.001$
14^{00}	5.05	5.14	n. s.
20^{00}	1.98	1.97	n. s.

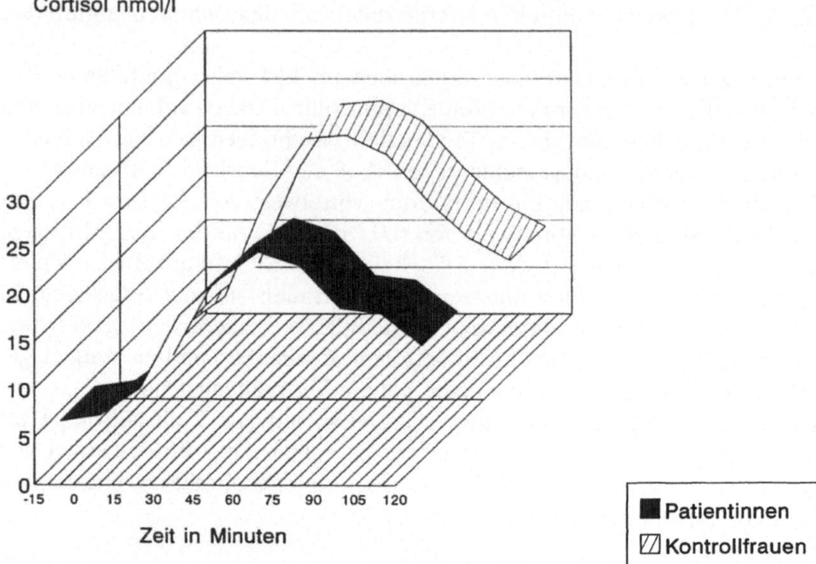

Abb. 1. Speichelcortisol-Freisetzung nach CRH-Stimulation

Im CRH-Stimulationstest lagen alle Meßwerte der Patientinnengruppe (PG) unter den Vergleichswerten der Kontrollgruppe (KG); der Meßwertverlaufsunterschied zwischen den Gruppen war signifikant ($p < .001$). Ausgangswert zum Zeitpunkt 0 Minuten: PG = 4.62 nmol/l, KG 5.06 nmol/l; Peak: PG 21.9 nmol/l, KG 25.38 nmol/l, Endwert nach 120 Minuten: PG 11.94 nmol/l, KG 12.03 (Abb. 1).

Diskussion und Ausblick

Das Hauptziel unserer Untersuchung bestand darin, zu prüfen, inwieweit ausgewählte psychodiagnostische und endokrine Untersuchungsmethoden eine differenzierte Beschreibung von Patientinnen mit CUBB erlauben.

Im Gegensatz zu den Arbeiten von Strunk (1978), Hackl (1980) oder Gross et al. (1981) ergab sich aus den Fremd- und Selbstbeurteilungen zum Ausmaß depressiver Gestimmtheit kein Hinweis auf eine derartige Verstimmung. Auch die psychologische Exploration zur Diagnosestellung nach DSM-III-R ergab keinen derartigen Anhalt. Aufgrund der hohen Übereinstimmung von Fremd- und Selbsturteil (DSI und SRD) dürften die erhobenen Befunde für die untersuchte Patientinnengruppe als zutreffend anzusehen sein.

Anhand der Befunde aus der FBLW läßt sich das Beschwerdebild der Patientinnen recht zutreffend beschreiben, da die Frauen als Hauptbeschwerdeort den Gastrointestinaltrakt angaben. Es scheint sich somit bei der Mehrheit der untersuchten Patientinnen um Frauen mit einer Symptomzentrierung auf den abdominellen Bereich zu handeln. Dies trifft auch auf die fünf Patientinnen zu, bei denen eine Somatisierungsstörung nach DSM-III-R diagnostiziert wurde, da diese Frauen größtenteils Beschwerden schilderten, die im Zusammenhang mit den Unterbauchbeschwerden zu sehen sind. So wurden z. B. Menstruationsbeschwerden, oder sexuelle Inappetenz genannt.

Die Ergebnisse zur Persönlichkeitsbeschreibung (FPI) sind unter Vorbehalt zu interpretieren, da die Patientinnen im Mittel einen niedrigen Normwert auf der Offenheitsskala erreichen. Gemäß der Handbuchanweisung für den FPI ist bei Werten ≤ 3 auf der Offenheitsskala von einer inhaltlichen Interpretation der Testergebnisse abzusehen, da die jeweiligen Probanden bei der Testdurchführung aller Wahrscheinlichkeit nach mehr darauf bedacht sind, einen positiven Eindruck beim Untersucher zu hinterlassen, als eine tatsächliche Beschreibung ihrer Persönlichkeit abzugeben. Für die Patientinnen errechnete sich ein Mittelwert von 3.5 auf dieser Skala, der knapp über dem von den Testautoren definierten kritischen Intervall liegt. Es stellt sich somit die Frage, ob das Ergebnis, daß die Patientinnengruppe sich auf keiner Subskala von den Werten der Kontrollgruppe signifikant unterscheidet, zutreffend ist. Rosenthal et al. (1984) berichten im Rahmen ihrer Untersuchung mit dem Minnesota Multiphasic Personality Inventory (MMPI, Hathaway & McKinley, 1951) an 103 Frauen mit CUBB, daß bei einem Drittel der Frauen aufgrund erhöhter T-Werte (Validitätsskala) die Ergebnisse nicht interpretiert werden konnten. Kausale Schlußfolgerungen können aus den geschilderten Befunden nicht gezogen werden, jedoch stellt sich die Frage, inwieweit Persönlichkeitstests zur Beschreibung eines möglicherweise psychosomatisch bedingten Störungsbildes geeignet sind.

Unter Berücksichtigung der eingeschränkten Validität der Ergebnisse aus dem FPI ist es fraglich, inwieweit die Resultate aus dem SVF als uneingeschränkt valide anzusehen sind. Tendenziell lassen sich die Ergebnisse des SVF dahingehend interpretieren, daß die Patientinnen möglicherweise zu passiven Copingstrategien in Belastungssituationen neigen.

Es ist als auffällig zu bewerten, daß bei den Patientinnen in den 12 Monaten vor dem Untersuchungszeitpunkt deutlich häufiger kritische Lebensereignisse aufgetreten waren, als bei den Frauen der Kontrollgruppe. Zudem ergab die Exploration für keine der Kontrollfrauen, jedoch für drei der Patientinnen sexuelle Mißbraucherfahrungen im Verlauf ihres Lebens. Diese Häufung negativer kritischer Lebensereignisse bei den Patientinnen ist insofern interessant, als die erhobenen endokrinen Maße (erniedrigter Morgen-Cortisolspiegel und erniedrigte Cortisolfreisetzung nach CRH-Stimulation) Hinweise auf eine Dysregulation der HHNA geben.

Diese erniedrigten Cortisolspiegel lassen sich u. U. im Sinne der Befunde von Yehuda et al. (1990) interpretieren, denen zufolge Patienten mit einer Posttraumatischen Belastungsstörung eine erniedrigte unstimulierte und stimulierte Cortisolfreisetzung zeigten. Hypothesen über eine physiologische Bedeutsamkeit erniedrigter Cortisolspiegel bei Patientinnen mit CUBB lassen sich dahingehend formulieren, daß erniedrigte Cortisolfreisetzungen mit einer Erhöhung der Freisetzung von Arachidonsäure einhergehen. Arachidonsäure wird enzymatisch zu Prostaglandinen umgesetzt. Möglicherweise liegt der Schmerzsymptomatik der CUBB ein der Dysmenorrhö vergleichbarer Mechanismus zugrunde. Untersuchungen zur Bestimmung der lokalen Prostaglandinfreisetzung bei Frauen mit CUBB sind von unserer Arbeitsgruppe geplant. Darüberhinaus wird es notwendig sein, bei diesen Frauen zu prüfen, ob die diagnostischen Befunde auf eine Posttraumatische Belastungsstörung schließen lassen oder ob bei diesen Frauen eine chronische Streßüberlastung (Makro- und Mikrostressoren) im Sinne der Annahmen von Schulze (1990) vorliegt.

Bei Überlegungen zu einer effizienten psychotherapeutischen Behandlung von Patientinnen mit CUBB ist es notwendig, (a) die Gesamtheit der Symptome des Störungsbildes und (b) die Krankheitssicht der jeweiligen Patientin zu berücksichtigen. Eine nicht unerhebliche Rolle bei der psychosozialen Beeinträchtigung durch CUBB spielen sexuelle Funktionsstörungen. Nach Fry, Crisp & Beard (1991) geben diese Patientinnen als krankheitsbedingtes Hauptproblem sexuelle Schwierigkeiten an. Unter Berücksichtigung der Befunde, daß bei Frauen mit CUBB vermehrt sexuelle Mißbrauchserfahrungen vorliegen, kann nicht sicher davon ausgegangen werden, daß die Sexualstörungen in jedem Fall Folge des CUBB ist, sondern es könnte ggf. auch ein Zusammenhang mit traumatischen sexuellen Erfahrungen vorliegen.

Unsere klinischen Beobachtungen an Frauen mit CUBB legen die Vermutung nahe, daß diese Patientinnen das Fehlen eines organischen Korrelats nur schwer akzeptieren können. Es erfolgen Aussagen wie z. B. „ich bilde mir meine Schmerzen doch nicht ein". Entsprechend der Interviewbefunde von Fry, Crisp & Beard (1991) an 48 Frauen mit CUBB erwarten nur zwei Frauen von einer Psychotherapie einen Heilungserfolg, wohingegen sich 14 Frauen Beschwerdefreiheit aufgrund chirurgischer Maßnahmen erhoffen. Psychotherapeutische Behandlungskonzepte werden von Patientinnen mit CUBB dann leichter angenommen, wenn den Frauen ein psychobiologisches Erklärungsmodell ihrer Beschwerden im Sinne der o. g. Hypothesen angeboten werden kann und die Frauen verstehen, welche komplexen hormonellen Vorgänge zu psychosomatischen Erkrankungen führen (siehe dazu auch Wickramasekera, 1989; Stoudemire et al., 1985). Erst auf dieser Grundlage und unter Einbeziehung aller Krankheitssymptome können Behandlungsverfahren, z. B. ein Streßmanagement-Training oder Entspannungsverfahren (Beard, Reginald & Pearce, 1988) langfristige Heilungserfolge bewirken.

Literatur

Albach F, Everaerd W (1992) Posttraumatic stress symptoms in victims of childhood incest. Psychotherapy and Psychosomatics 57: 143–151

Allen WM, Masters WH (1955) Traumatic laceration of uterine support. American Journal of Obstetrics and Gynecology 70: 500–513

American Psychiatric Association. DSM-IV options book (1991) Work in progress. Washington: American Psychiatric Association

Artner J (1982) Funktionelle Unterleibsbeschwerden der Frau. Medizinische Klinik 77: 683–685

Beard RW, Belsey EM, Liebermann BA, Wilkinson JCM (1977) Pelvic pain in women. American Journal of Obstetrics and Gynecology 128: 566–570

Beard RW, Reginald PW, Wadsworth J (1988) Clinical features of women with chronic lower abdominal pain and pelvic congestion. British Journal of Obstetrics and Gynecology 95: 153–161

Beard R, Reginald P, Pearce S (1988) Psychological and somatic factors in women with pain due to pelvic congestion. In: Chrousos GP, Loriaux DL, Gold PW (Eds.). Advances in Experimental Medicine and Biology. New York and London: Plenum Press 245: 413–421

Bortz J (1979) Lehrbuch der Statistik. Berlin: Springer

Bundesminister für Jugend, Familie und Gesundheit (1986). Internationale Klassifikation der Krankheiten, Verletzungen und Todesursachen (ICD), 9. Revision. Köln: Kohlhammer

Derogatis LR (1977) SCL-90 Manual. Baltimore: John Hopkins University

Dressendörfer RA, Kirschbaum C, Rohde W, Stahl F, Strassburger CJ (1992) Synthesis of a cortisol-biotin conjugate and evaluation as a tracer in an immunoassay for salivary cortisol measurement. Journal of Steroid Biochemics and Molecular Biology, 43

Ehlert U, Lupke U, Hellhammer D (1992) Verhaltensmedizin im Allgemeinkrankenhaus: I. Zielgruppe und Rahmenbedingungen. Verhaltensmodifikation und Verhaltensmedizin 13: 235–259

Eysenck HJ, Eysenck SB (1964) Manual of the Eysenck personality inventory. London: London University Press

Fahrenberg J (1986) FBL-W Freiburger Beschwerden-Liste-Wiederholungsform. In: CIPS – Collegium Internationale Psychiatriae Scalarium, (Eds.). Internationale Skalen für Psychiatrie. Weinheim: Beltz Test GmbH

Fahrenberg J, Hampel R, Selg H (1984) FPI-R: Das Freiburger Persönlichkeitsinventar. Revidierte Fassung und teilweise geänderte Fassung FPI-A1. Göttingen: Verlag für Psychologie

Fry RP, Crisp AH, Beard RW (1991) Patients' illness models in chronic pelvic pain. Psychotherapy and Psychosomatics 55: 158–163

Gabelmann J (1986) Der chronische Unterbauchschmerz (Pelipathie). In: Fervers-Schorre B, Poettgen H, Stauber M (Eds.). Psychosomatische Probleme in der Gynäkologie und Geburtshilfe 1985. Berlin: Springer: 148–153

Gross RJ, Doerr H, Caldirola D, Guzinski G, Ripley HS (1981) Borderline syndrome and incest in chronic pelvic pain patients. International Journal of Psychiatry in Medicine 10: 79–96

Gwirtsman HE, Kaye WH, George DT, Jimmerson DC, Ebert MH, Gold PW (1989) Central and peripheral ACTH and cortisol levels in anorexia nervosa and bulimia. Archives of General Psychiatry 46: 61–69

Hackl H, Lindström B, Orstam S, Palm O, Stafsnes H (1980) Über den Beckenschmerz bei der Frau – Eine psychiatrisch-gynäkologische Studie. Wiener Klinische Wochenschrift 27: 252–255

Harrop-Griffith J, Katon W, Walker E, Holm L, Russo J, Hickock L (1988) The association between chronic pelvic pain, psychiatric diagnoses, and childhood sexual abuse. Obstetrics and Gynecology 71: 589–594

Hathaway SR, McKinley JC (1951) Minnesota multiphasic personality inventory: Manual, New York: The Psychological Corporation

Holsboer F, Gerken A, von Bardeleben U, Grimm W, Stalla GK, Mueller OA (1985) Relationship between pituitary responses to human corticotropin-releasing factor and thyrotropin-releasing hormone in depressives and normal controls. European Journal of Pharmacology 110: 153–154

Janke W, Erdmann G, Boucsein W (1984) Streßverarbeitungsfragebogen (SVF). Göttingen: Verlag für Psychologie, Dr. C. J. Hogrefe

Jansen B (1990) Pelipathie. In: Schulze C (Ed.) Gynäkopsychologie. Tübingen: DGVT Verlag: 43–46

Knörr K, Knörr-Gärtner H, Beller FK, Lauritzen C (1989) Geburtshilfe und Gynäkologie. Berlin: Springer

Laue L, Gold PW, Richmond A, Chrousos GP (1991) The hypothalamic-pituitary-adrenal axis in anorexia nervosa and bulimia nervosa: Pathophysiologic implications. Advances in Pediatrics 38: 287–316

Lesch KP, Laux G, Schulte HM, Pfuller H, Beckmann H (1988) Abnormal responsiveness of growth hormone to human corticotropin-releasing hormone in major depressive disorder. Journal of Affective Disorders 14: 245–250

Maes M, Schotte C, D'Hondt P, Claaes M, Vandewoude M, Scharpe S, Cosyns P (1991) Biological heterogeneity of melancholia: Results of pattern recognition methods. Journal of Psychiatric Research 25: 95–108

Magni G, Andreoli C, de Leo D, Martinotti G, Rossi C (1986) Psychological profile of women with chronic pelvic pain. Archives of Gynecology 237: 165–168

Mason JW (1968) A review of psychoendocrine research on the pituitary-adrenal cortical system. Psychosomatic Medicine 30: 576–607

Molinski H (1982) Psychosomatische Konstellationen bei Schmerzen im kleinen Becken ohne Organbefund. In: Beck L, Bender HG (Eds.). Gutartige gynäkologische Erkrankungen II. München: Urban & Schwarzenberg: 281–286

Plotsky PM (1988) Hypophysiotropic regulation of stress-induced ACTH secretion. In: Chrousos GP, Loriaux DL, Gold PW (Eds.). Advances in experimental medicine and biology. Vol. 245. Mechanisms of physical and emotional stress. New York and London: Plenum Press 245: 65–82

Rapkin AJ, Kames LD, Darke LL, Stampler FM, Naliboff BD (1990) History of physical and sexual abuse in women with chronic pelvic pain. Obstetrics and Gynecology 76: 92–96

Renaer M (1980) Chronic pelvic pain without obvious pathology in women. European Journal of Obstetrics, Gynecology, and Reproductive Biology 10: 415–463

Richter D, Stauber M (1986) Psychosomatik in Gynäkologie und Geburtshilfe. In: Uexküll, T. v. (Ed.). Psychosomatische Medizin. München: Urban & Schwarzenberg: 910–945

Rosenthal RH, Ling FW, Rosenthal TL, McNeeley SG (1984) Chronic pelvic pain: Psychological features and laparoscopic findings. Psychosomatics 25: 833–841

Roy-Byrne PP, Uhde TW, Post RM, Gallucci WBS, Chrousos GP, Gold PW (1986) The corticotropin-releasing hormone stimulation test in patients with panic disorders. American Journal of Psychiatry 143: 896–899

Schei B (1990) Psychosocial factors in pelvic pain. A controlled study of woman living in physically abusive relationships. Acta Obstetrica et Gynecologica Scandinavica 69: 67–71

Schulze C (1990) Gynäkologische Schmerzen. In: Basler H-D, Franz C, Kröner-Herwig B, Rehfisch H-P, Seemann H (Eds.). Psychologische Schmerztherapie

Slocumb JC (1984) Neurological factors in chronic pelvic pain: Trigger points and the abdominal pelvic pain syndrome. American Journal of Obstetrics and Gynecology 149: 536–543

Stoudemire A, Kahn M, Brown JT, Linfors E, Houpt JL (1985) Masked depression in a combined medical-psychiatric unit. Psychosomatics 26: 221–228

Strunk C (1978) Die Pelvipathie. Therapiewoche 28: 9523–9538

Thomas DC, McArdle FJ, Rogers VE, Beard RW, Brown BH (1991) Local blood volume changes in women with pelvic congestion measured by applied potential tomography. Clinical Sciences 81: 401

Walker EA, Katon WJ, Neraas K, Jemelka RP, Massoth D (1992) Dissociation in women with chronic pelvic pain. American Journal of Psychiatry 149: 534–537

Wenderlein M (1981) Psychosomatik in der Gynäkologie und Geburtshilfe. Stuttgart: Thieme

Wickramasekera I (1989) Enabling the somatization patient to exit the somatic closet: A high-risk model. Psychotherapy: 26

Wittchen HU, Saß H, Zaudig M Koehler K (1989) Diagnostisches und Statistisches Manual Psychischer Störungen. DSM-III-R. Weinheim: Beltz

Yehuda R, Giller EL, Southwick SM, Lowy MT, Mason JW (1991) Hypothalamic pituitary adrenal dysfunction in posttraumatic stress disorder. Biological Psychiatry 30: 1031–1048

Yehuda R, Southwick SM, Nussbaum G, Wahby V, Giller EL Jr, Mason JW (1990) Low urinary cortisol excretion in patients with posttraumatic stress disorder. Journal of Nervous and Mental Disease 178: 366–399

Zung WWK (1986) DSI – Depression Status Inventory. In: CIPS – Collegium Internationale Psychiatriae Scalarium (Eds.) Internationale Skalen für Psychiatrie. Weinheim: Beltz Test GmbH

Zung WWK (1986) SDS – Self-Rating Depression Scale. In: CIPS – Collegium Internationale Psychiatriae Scalarium (Eds.). Internationale Skalen für Psychiatrie. Weinheim: Beltz Test GmbH

Adnexitis als psychosomatisches Phänomen

Brigitte Föller

Eine Probandin schreibt über ihren Partner kurz vor Ausbruch ihrer ersten Adnexitis:
„Du bist der, der die Nacht zum Tage macht, du bist der Fluß, den ich trinke, die Sterne am Himmel, du bist alles"
Später gibt sie dem Gedicht den Titel „Verurteilt".

Bisherige Untersuchungen

Die Adnexitis ist bereits verschiedentlich als psychosomatisches Phänomen betrachtet worden. Richter (1983) und Bauer (1982) kamen zu der Hypothese, daß die Patientinnen unter einem Konflikt zwischen zwei als unvereinbar erlebten Sehnsüchten leiden, dem Wunsch nach ‚Geborgenheit und Stetigkeit' einerseits und der Suche nach ‚sexueller Befriedigung' andererseits. Diese beiden Strebungen werden in zwei verschiedenen Beziehungstypen gelebt. In den ‚Anlehnungsbeziehungen' halten sich die Partner gegenseitig verfügbar, die Patientinnen finden Geborgenheit, leiden aber unter Einengungen und bleiben sexuell unbefriedigt. In den ‚impulsiven Beziehungen' finden sie sexuelle Befriedigung, leiden aber unter einem Mangel an Geborgenheit. Die jeweils nicht befriedigten Sehnsüchte führen nach Richter und Bauer zu Störungen und schließlich zu einem Scheitern der Beziehung.

Aus der ‚Anlehnungsbeziehung' flüchten sich die Patientinnen aus Wut über die als quälend erlebte Einengung in eine erotische, ‚impulsive Beziehung'. Die Sexualität wird zur ‚Kampfzone', eine Adnexitis tritt nach Richter und Bauer immer dann auf, wenn diese ‚gewohnte Form der Abfuhr' behindert wird, entweder aus Rücksicht auf den Anlehnungspartner oder wenn der sexuelle Kontakt aus Unzuverlässigkeit des neuen Partners scheitert.

Methodik und Probandinnen

Die Untersuchung wurde im Zeitraum von drei Jahren im Raum Köln und Lörrach durchgeführt.

Um die meist unbewußten psychischen Zusammenhänge in Erfahrung zu bringen, führte ich Tiefeninterviews mit 30 Adnexitispatientinnen. Der Erstkontakt kam meist telefonisch zustande. Das Interview selbst wurde in einer – so weit wie möglich – ungestörten Atmosphäre durchgeführt und dauerte anderthalb bis maximal fünf

Stunden. Um den Probandinnen einen unverfänglichen Zugang zum Interview zu geben und um selbst einen Überblick über den Ablauf der Erkrankung zu gewinnen, wurde zu Beginn die somatische Krankengeschichte erfragt und erst anschließend die engeren und weiteren Lebensumstände der Probandinnen vor und nach der Adnexitis exploriert. Nach einem ersten, offener gehaltenen Teil legte ich den Schwerpunkt auf die Erfassung der Beziehungssituation, die sich als Kristallisationspunkt erwies. Da ein Zugang zu den Probandinnen oft erst gegen Ende der Inteviewzeit hergestellt war, aber auch, um die Entwicklung der Lebens- und Beziehungssituation bei den akut erkrankten Probandinnen weiterzuverfolgen, führte ich mit 12 Patientinnen Nachinterviews, die sich als sehr ergiebig herausstellten.

In zusammenfassenden Beschreibungen wurden aus den Interviews durchgängige Themen und Strukturen hervorgehoben.

Der Kontakt zu den Probandinnen entstand zu zwei Drittel über den Bekanntenkreis, zu einem Drittel über die Zusammenarbeit mit gynäkologischen Stationen verschiedener Krankenhäuser. Über Aushänge und Annoncen in Stadtzeitungen meldete sich keine Probandin.

Zum Zeitpunkt des Interviews wurde den Probandinnen bis zu neunmal die Diagnose Adnexitis gestellt. Bei 16 Patientinnen wurde die Diagnose zusätzlich mindestens einmal laparoskopisch gesichert. Das Alter bei Erstdiagnose lag zwischen 15 und 40 Jahren, bei Letztdiagnose zwischen 17 und 40 Jahren.

Der Abstand vom Interviewtermin zur letzten diagnostizierten akuten Adnexitis war unterschiedlich groß. Es zeigte sich, daß die Probandinnen über ihre Lebenssituation offener sprechen konnten, wenn diese länger zurücklag. Patientinnen mit akuter Adnexitis erklärten sich – häufig mit dem Hinweis, daß sie um die psychischen Zusammenhänge wüßten – entweder nicht zu einem Interview bereit. Oder sie zeigten zwar großes Interesse an einem Interview, äußerten sich im Interview selbst aber nur zur somatischen Problematik.[1]

Die Probandinnen kamen aus allen Schichten. Ein Drittel der Frauen arbeitete zum Zeitpunkt des Interviews nach abgeschlossener Lehre im Angestelltenverhältnis, von den sechs Probandinnen mit abgeschlossenem Studium arbeiteten zwei in ihrem erlernten Beruf als Angestellte und zwei als Selbständige. Sieben Probandinnen befanden sich in Ausbildung und drei Probandinnen arbeiteten als Hausfrau, davon waren zwei Probandinnen Mütter von Kleinkindern. Knapp die Hälfte wuchs auf dem Land auf, von ihnen zogen sieben in eine Großstadt.

---

[1] Alle diese Patientinnen stellten ihre momentane Lebenssituation – abgesehen von den somatischen Beschwerden – als problemlos, „normal" oder sogar ideal dar. Hatten die Patientinnen mehrere Entzündungen gehabt, so sprachen sie über ihre Lebenssituation bei den vergangenen Entzündungen. Gerade bei diesen Patientinnen erwiesen sich Nachinterviews als fruchtbar. Die beim Erstinterview akut schwer erkrankte Probandin 30 beispielsweise zeichnete zunächst ein in jeglicher Hinsicht ideales Bild von ihrer Ehe. Im ca. zwei Monate nach ihrer Entlassung aus dem Krankenhaus geführten Nachinterview schilderte sie dann mit großer Betroffenheit die massiven Eheprobleme mit Auseinandersetzungen bis hin zu Handgreiflichkeiten. Erst zwei Monate vor ihrer stationären Einweisung wurde ihr bewußt, daß ihr Ehemann Alkoholiker ist. Denselben Zeitraum geben die behandelnden Ärzte als Entstehungszeit ihrer schweren Adnexitis an. Nach der Entlassung entwickelte die Probandin erstmalig Trennungsgedanken.

Hinsichtlich dieser Kriterien zeigte sich kein Unterschied der psychischen Problematik.

Ergebnisse

Das Thema Sexualität und Frau-Werden war den Probandinnen im Elternhaus meist nur in unterschwellig-bedrohlicher Form präsent. Mit der Loslösung vom Elternhaus suchen sie eine ihnen angemessene Lebensform als Frau. Mit der zum Zeitpunkt der Entzündung gelebten Beziehungsform glauben die Frauen ein unabhängiges Leben, etwas „Eigenes" oder „total anderes" gefunden zu haben und wollen sich von vergangenen Enttäuschungen radikal abgrenzen.

Die gelebte Beziehungsform scheitert

Mit der Zeit wird den Frauen aber immer deutlicher, daß wichtige „eigene Bedürfnisse" – nach Lebendigkeit oder Halt, Abgrenzung oder Verbindlichkeit – in ihrem Beziehungsleben keinen Platz haben. Die sich dadurch entwickelnden Gefühle von Zweifel an der gewählten Lebensform und von Wut auf das Gegenüber rufen existentielle Ängste hervor. Diese Ängste machen es den Frauen unmöglich, ihre Lebensform in Auseinandersetzung und Abgrenzung zu verändern und die nicht-gelebten Wünsche zu integrieren. Stattdessen werden „Bedürfnisse", Wut und Zweifel geleugnet, abgespalten gelebt, auf den Partner projiziert und in ihrer Bedeutung heruntergespielt. So geraten die Frauen in einen nicht zu stoppenden Kreislauf. Je länger diese Seiten nicht in das Gelebte integriert werden, desto brisanter wird das Ausgeschlossene und desto schmerzhafter und beängstigender ist es, sich von dem gelebten Bild zu lösen, da die Frauen dafür mehr und mehr aufgegeben haben. In der Sexualität wird der Konflikt leibhaft spürbar.

Wann kommt es zur Entzündung?

Es kommt immer dann zu einer Entzündung, wenn der oben beschriebene Konflikt sich auf ein unerträgliches Ausmaß zuspitzt. Das kann verschiedene Gründe haben. Eine Entscheidung (z. B. Hochzeit) steht an, zusätzliche Belastungen kommen auf die Frau zu, mit denen sie allein fertig werden muß, der Partner verlangt immer mehr, die unerfüllten Sehnsüchte werden zu groß usw. Im Unterschied zur Hypothese von Richter und Bauer dient die Entzündung nicht allein der Abfuhr aggressiver Tendenzen. Sie hat zwar auch eine aggressiv-zerstörende Wirkung. Statt auf das Gegenüber richtet sich die Wut auf den eigenen, weiblichen Körper, was sich bei einigen Frauen auch in Phantasien von „am liebsten alles rausrupfen" zeigt. Aber sie leistet darüber hinaus eine vorläufige Vermittlung des gesamten Konfliktes. Das Kranksein, die Schmerzen rücken in den Mittelpunkt und ermöglichen eine Abgrenzung von dem Gelebten, ohne daß diese als eigene, aus einem Zulassen von Zweifeln und Wut entstandene Entscheidung erlebt wird. Daher bleiben Schuldgefühle und Existenzängste aus. Die Frauen denken erstmal an sich, die eigenen Wünsche nach Versorgung, Ruhe oder Abstand vom Partner werden zugelassen. Es entsteht neuer Raum für grundsätzliche Fragen nach den eigenen Lebensvorstellungen, nach den Wünschen an eine Beziehung und nach der Verwirklichung von beidem. In den meist starken Unterleibsbeschwerden spüren die Frauen leibhaft wieder ihre Eigenheit als Frau in Abgrenzung zum Mann.

Typisierung: Vier Formen von Beziehung

Vier verschiedene, persönlichkeitsübergreifende Typen von Beziehung wurden zur Zeit der Erkrankung gelebt. Ich habe sie ,Alltägliches Versorgungsverhältnis', ,Erdrückendes Beziehungsparadies', ,Unabhängigkeit vom Alltag' und ,Alltägliche Unabhängigkeit' genannt.

Alltägliches Versorgungsverhältnis

Dieser Typ entspricht ungefähr der „Anlehnungsbeziehung" von Richter und Bauer und wird daher nicht ausführlicher beschrieben. Nicht nur die Sehnsüchte nach sexueller Befriedigung, sondern auch nach „Prickelndem", „Leben", „Aktivität" bleiben in der Beziehung unerfüllt. Sie werden außerhalb der Beziehung befriedigt. Die Schuld an dieser Enge wird dem Partner – statt der eigenen Scheu vor Auseinandersetzung – zugeschrieben. Auch die Wut über seine Einengungen wird nicht in die Beziehung eingebracht. Im Fremdgehen, aber auch, indem die Frauen allein in Urlaub fahren, allein ausgehen, „mit Freundinnen" statt mit dem Partner über Zweifel und Ärger reden, leben die Frauen ein Doppelleben. Zur Adnexitis kommt es nicht, wenn die ,sexuelle Abfuhr' behindert wird, sondern wenn sich dieses Doppelleben nicht mehr halten läßt und eine Entscheidung ansteht. Die Frauen wissen nicht, was ihnen entspricht, was sie selbst „eigentlich" wollen: die Träume und Phantasien von einem unsicheren anderen Leben (z. B. mit einem anderen ,Traummann') oder die Sicherheit der festen Beziehung. Meist ist es ihnen nach der Entzündung möglich, das herauszufinden und Entscheidungen zu treffen, die als eigene und weniger endgültig erlebt werden.

Erdrückendes Beziehungsparadies

Die Frauen verlieben sich in einen Mann, der „faszinierend" und „total anders" ist.

Mit ihm fühlt sie sich „zum ersten Mal als Frau". Die Vorstellung von einem neuen, „paradiesischen" Leben, in dem sie im Gegensatz zum „spießbürgerlichen Zuhause" ganz sie selbst ist, tut sich auf. Alle Probleme des Lebens sind unbedeutend, solange Frau mit ihm zusammen ist, sie möchte „nur noch tanzen".

Doch dieses Ideal verkehrt sich in sein Gegenteil. Wünsche nach „Verständnis" und „Fallenlassen" sind mit dem Partner nicht zu erfüllen. Die Frauen kreisen „nur noch um ihn", es wird „anstrengend, ihm zu gefallen". Trennungswünsche und Wut werden diffus gehalten und auf den Partner projiziert, um den die Frauen sich um so mehr bemühen. Er verlangt unter anderem auch in der Sexualität Dinge, die die

Frauen „eigentlich nicht" wollen, ist unzuverlässig oder distanziert sich. Sie fühlen sich „abhängig" oder „hörig", versuchen vielleicht, sich vom Partner zu trennen, schaffen es aber nicht, sich von dem an ihm festgemachten Traum vom Paradies zu lösen. In der Hoffnung, daß sich das Ideal irgendwann erfüllt, halten die Frauen trotz massiver Kränkungen am Partner fest. Wenn sie nur lang genug warten, haben sie „den besten Mann". Gerade in der Sexualität tut sich „eine ungeheure Verzweiflung" auf, es wird leibhaft spürbar, daß die Sehnsucht nach dem Eins-Sein nicht erfüllt wird.

Die Adnexitis kommt, wenn die Verletzungen oder der Druck vom Partner zu brisant werden. Sie ermöglicht eine weniger existenzbedrohende Ablösung von dem Traumbild. Die Frauen können sich jetzt – auch in sexueller Hinsicht – besser vom Partner abgrenzen.

Unabhängigkeit vom Alltag

Dieser Typus entspricht ungefähr den ‚impulsiven Beziehungen' von Bauer und Richter. Die Frauen leben ein Idealbild von „Freiheit" und „Unabhängigkeit". Durchschimmernde Hoffnungen auf Geborgenheit und Nähe werden geleugnet, abgespalten, auf den Partner projiziert oder von Rationalisierungen überlagert. Ein Mann ist letztlich „nicht so wichtig", Männer „versuchen doch alle, einen einzuengen", was frau aber nicht „mit sich machen" läßt. In besonderen Krisensituationen, wo sie „elendig krepieren könnte, ohne daß es einer merkt", kippt das Bild von Freiheit und Unabhängigkeit in Hilflosigkeit und Verlassenheit. Die Frauen bekommen eine Entzündung. Eine Adnexitis entwickelt sich also nicht – wie Richter und Bauer annehmen – wenn sexuelle Kontakte scheitern, sondern wenn die Sehnsüchte nach Verbindlichkeit plötzlich eine nicht mehr zu leugnende Bedeutsamkeit bekommen. Die Entzündung kann dazu führen, daß die Frauen kurzzeitig Versorgung und Halt finden, Festlegungen treffen oder daß das Thema Kinderwunsch erstmalig laut wird.

Die alltägliche Unabhängigkeit

Auch für diesen Typ sind Beziehungen nicht so wichtig, denn „nichts hält ewig". Es ist ihr ein Schrecken, z. B. durch Kinder gebunden zu sein und sich dann „arrangieren zu müssen". Lieber lebt sie nüchtern ihren Alltag und trifft einige ihrer Ex-Freunde, um sich „mal'n schönes Wochenende zu machen". Das ist „praktisch", weil sie sich um diese Partner „nicht kümmern" muß. Sehnsüchte nach Versorgung und Verschmelzung werden in ihrer Bedeutung abgewertet, geleugnet und auf potentielle Partner projiziert. Nur im abgetrennt vom Alltag gelebten „Urlaubsflirt" ist es möglich, sich auf Verliebtheitsgeschichten mit einem Fremden einzulassen.

Die Adnexitis kommt, wenn sich Sehnsüchte nach verbindlicher und lebendiger Nähe, nach Verschmelzung und Versorgung, z. B. in der hochambivalenten Vorstellung von einem eigenen Kind, bemerkbar machen. Hier setzen bei diesem Typus existentielle Zweifel und Ängste ein. Die Entzündung mit der Gefahr der Unfruchtbarkeit belebt die Themen Kind und Versorgung. Aufgrund der Beschwerden ist

Frau gezwungen, Versorgung an sich zu erproben. Eventuell ist es der Frau nach der Entzündung möglich, sich verbindlicher auf Verliebtheitsgeschichten einzulassen.

Wie spezifisch diese Typisierung für Adnexitispatientinnen ist, bleibt noch offen. Interessant wäre beispielsweise ein Vergleich mit der Lebenssituation von Frauen mit chronischer Blasenentzündung.

Integration erhöht die Heilungschancen

Bei allen Typen bewirkt die Adnexitis eine Distanzierung von der jeweiligen Lebensform. Sie eröffnet einen Schonraum und dadurch eine Chance, sich im weiteren Leben mit den bisher ausgeschlossenen Seiten auseinanderzusetzen.

Interessanterweise zeichnet sich ab, daß bei den Frauen, die verändernde Lebensentscheidungen treffen, die Entzündung besser ausheilt als bei den Frauen, denen eine Integration weniger gelingt.

Ein Teil der Frauen erlebt die Entzündung als gravierend und sieht einen Zusammenhang zu ihrer Lebenssituation. Diese Frauen treffen in Verbindung mit der Adnexitis Entscheidungen, in denen sie sich von dem Bisherigen lösen. Die von mir interviewten Frauen dieser Gruppe zeigten einen guten Heilungsverlauf und litten höchstens, wenn sie in einer späteren Lebensphase in Wiederholungen gerieten, erneut unter einer Entzündung.

Eine andere Gruppe spürt zwar, daß sich mit der Adnexitis etwas verändert hat, kann das Ausgeschlossene aber nur zum Teil in die gelebte Form von Beziehung integrieren. Sie bekommen entweder weitere Adnexitiden oder leiden unter Symptomen wie „Herzklabaster", „Angstzuständen", die sie als „psychosomatisch" bezeichnen und teilweise selbst als „Symptomverschiebungen" verstehen, oder äußern Selbstmordtendenzen. Der Großteil dieser Gruppe von Frauen sieht in der Adnexitis für sich persönlich einen Sinn. Die rezidivierenden Entzündungen, „psychosomatischen" Symptome oder die Selbstmordgedanken entwickeln eine Brisanz, die schließlich doch zu einer Auseinandersetzung und zu Integrationsversuchen führen. Oft nehmen die Frauen dazu therapeutische Hilfe in Anspruch.

Einige Frauen erleben die Entzündung als fremdes, rein somatisches Geschehen. Oder sie verspüren ahnungsweise einen Zusammenhang zu ihren Lebensumständen, diese Ahnung löst aber derart massive Existenzängste aus, daß vor einer weiteren Auseinandersetzung zurückgeschreckt wird. Von den Probandinnen waren das die Frauen, bei denen Antibiotika nicht anschlugen und die Adnexitis höchst dramatische bis lebensbedrohliche Formen annahm.

Konsequenzen für die gynäkologische Praxis

In der Behandlung von Adnexitis-Patientinnen ist es meiner Ansicht nach wichtig, den seelisch dringend benötigten Schonraum, der in der Krankheit gesucht und gefunden wird, zu ermöglichen. Wenn deutlich wird, daß die Patientinnen im Alltag keinen Schonraum einrichten können, ist eine Einweisung in ein Krankenhaus durchaus sinnvoll. Die Versorgung und der geregelte Ablauf im Krankenhaus kann den Patientinnen für eine Zeit Halt und Geborgenheit geben. So weit es im Rahmen einer Klinik möglich ist, sollte man den Patientinnen aber einen Spielraum lassen, damit sie die Regeln nicht – wie in ihrem Alltagsleben – als Einengung erleben. Nach meiner Erfahrung kann ein Gespräch über die Lebenssituation in der konkreten Erkrankungszeit kontraindiziert sein, da die Erkrankung gerade dazu dient, Abstand von den bedrohlichen Gefühlen von Angst und Zweifel zu schaffen. Oft können sich die Patientinnen erst ein/zwei Monate nach der Erkrankung einem Gespräch öffnen. Gesprächsangebote, in denen von Ratschlägen abgesehen werden sollte, sind dennoch wünschenswert, wenn den Patientinnen Zeit gelassen wird, diese wahrzunehmen. Es ist gut möglich, daß die Patientinnen das Angebot z. B. bei einer Nachuntersuchung aufgreifen. In den Interviews zeigte sich, daß schon ein ärztlicher Hinweis auf eventuelle seelische Zusammenhänge besonders ernst genommen wurde und zu Selbstreflektionen führte.

Oft handeln die Adnexitispatientinnen die in ihrem Beziehungsleben ausgeschlossenen Seiten am Krankenhauspersonal oder an den Gynäkologen ab.

Richter beschreibt, daß die Adnexitis-Patientinnen gegenüber dem Krankenhauspersonal ein undiszipliniertes, aggressives oder provokatives Verhalten zeigen. Das kann als eine Übertragung von Abgrenzungswünschen oder Wut auf das Krankenhauspersonal oder die Gynäkologen, die im „Schmerz rumbohren" oder die Frauen „kastrieren", verstanden werden. Für die Patientinnen kann das eine wichtige vorübergehende Möglichkeit sein, Abgrenzungswünsche in ihr Leben zu integrieren.

Wird mit den Patientinnen behutsam und respektvoll umgegangen, so finden sie im Krankenhauspersonal und im Gynäkologen häufig kurzzeitig die im Beziehungsleben vermißten Seiten von Geborgenheit und Vertrauen oder, wie auch Richter beschreibt, von Flirt.

Literatur

Ahrends CC (1988) Psychosexuelle Aspekte bei „Adnexitis". Gynäk Rdsch 28: 95–97

Bauer J (1982) Psychosomatik der Adnexitis. Gynäkol Prax 6: 725–730

Berger M (1991) Die Bedeutung des Vaters für die weibliche Entwicklung und eine mütterliche Identität. In: Fervers-Schorre B, Dmoch W (Hrsg) Psychosomatische Geburtshilfe und Gynäkologie 1991/92. Springer, Berlin Heidelberg New York Tokyo, S. 133–146

Diederichs P (1991) Zur Bedeutung der psychoanalytischen Psychosomatik für die gynäkologische Praxis. In: Fervers-Schorre B, Dmoch W (Hrsg) Psychosomatische Geburtshilfe und Gynäkologie 1991/92. Springer, Berlin Heidelberg New York Tokyo, S. 79–90

Frick-Bruder V (1988) Die Bedeutung des Vaters für die Entwicklung des Kindes. In: Teichmann AT, Dmoch W, Stauber M (Hrsg) Psychosomatische Probleme in der Gynäkologie und Geburtshilfe 1988. Springer, Berlin Heidelberg New York Tokyo, S. 61–67

Klein-Schmid E (1985) Psychosomatische Aspekte bei Adnexitispatientinnen und Patientinnen mit Unterleibsschmerzen ohne Organbefund. Unveröffentlichte Doktorarbeit Medizinische Universität Düsseldorf

Mahler M, Pine F, Bergmann A (1978) Die psychische Geburt des Menschen. Fischer, Frankfurt am Main

Raffauf E (1991) Besuch bei Frauenärztin bzw. Frauenarzt. Ängste und ihre Bewältigung. In Fervers-Schorre B, Dmoch W (Hrsg) Psychosomatische Gynäkologie und Geburtshilfe 1991/92. Springer, Berlin Heidelberg New York Tokyo, S. 114–119

Richter D (1978) Psychosomatische Differentialdiagnose des Pelipathiesyndroms und der Adnexitis. In: Oeter K, Wilken M (Hrsg) Frau und Medizin 1978. Hippokrates Verlag Stuttgart, S. 83–105

Richter D (1983) Die Adnexitis aus psychosomatischer Sicht. In: Prill HJ, Langen D (Hrsg) Der psychosomatische Weg zur gynäkologischen Praxis 1983. FK Schattauer Verlag, Stuttgart New York, S. 168–177
Salber W (1969) Strukturen der Verhaltens- und Erlebensbeschreibung. In: Thiel M (Hrsg) Enzyklopädie der geisteswissenschaftlichen Arbeitsmethoden. Oldenbourg, München und Wien, S. 3–52
Undeutsch U (1983) Exploration. Enzyklopädie der Psychologie, Bd. 1. Verlag für Psychologie/ Hogrefe, Göttingen

Die Endometriose – Ein brennendes Schwert?

Michael Klentze

Unter dem Thema: Die Endometriose – ein brennendes Schwert? – möchte ich Ihnen von einer Patientin berichten, die sich über einen Zeitraum von 3 Jahren in tiefenpsychologisch fundierter Psychotherapie befand, nachdem es vorher trotz Ausschöpfung aller operativen und konservativen Behandlungsmöglichkeiten zu keiner wesentlichen Besserung der Endometriose und den damit zusammenhängenden Unterleibsschmerzen gekommen war.

Diese Falldarstellung soll einen Einblick in die unbewußt – inzestuöse Beziehungsproblematik dieser Patientin zu ihrem unbewußt als sadistisch phantasierten Vater geben. Es soll damit einerseits das Ausmaß, in dem die Kinder der Täter von der Nazi-Vergangenheit ihrer Eltern betroffen sind, gezeigt werden, und andererseits die Möglichkeit eines Zusammenhangs zwischen der Endometriose und ihren damit zusammenhängenden Unterbauchschmerzen mit der unbewußten Phantasie eines sadistisch besetzten Phallus, an dem – da ödipal fixiert – festgehalten werden muß, zur Diskussion gestellt werden.

Wird die Mutter (die Mutter der Wiederannäherung nach Mahler) von der Tochter mit Wertlosigkeit und Schwäche assoziiert, was in unserer vorwiegend patriarchalischen Gesellschaftsstruktur, in der der Vater die Mutter mit der Last der Erziehung häufig alleine läßt, ja gar nicht so selten ist, so kann das Mädchen ein idealisiertes Vaterimago ausbilden, was schließlich mit der Idealisierung alles Phallischen und der Abwertung alles Nicht-Phallischen oder Weiblichen einhergeht. Die Tochter entwickelt dann große Schwierigkeiten, sich mit dem weiblichen Anteil ihrer Mutter zu identifizieren, da mit Wertlosigkeit und Schwäche assoziiert. So entwickeln sich erhebliche narzißtische Probleme: das Selbst sieht sich als wertlos und schwach. Ein scheinbarer Ausweg aus dieser Misere kann dann die durch frühe Sexualisierung gekennzeichnete Hinwendung zum Vater sein.

Folgen wir Freud, dann bedeutet die Entdeckung der Penislosigkeit eine große Enttäuschung für das Mädchen. Im Zusammenhang mit dem negativ besetzten Mutterimago fühlt es sich dann wertlos, unvollständig und kastriert. Diesen Mangel lastet es der Mutter an. Es wendet sich enttäuscht von ihr ab und dem Vater zu. Dieses durch Abwertung und Idealisierung geprägte gespaltene Elternimago wird häufig durch die Mutter, die ebenfalls das Phallische idealisiert, noch verstärkt.

Freud meint, daß das Mädchen von nun an den Penis des Vaters begehrt, jedoch nicht als Lustobjekt, sondern um sich narzißtisch zu komplettieren. Später verwandelt sich dieser Wunsch nach dem Penis in den Wunsch nach einem Kind vom Vater (Mann). Dieses Kind ist also die reifere Entwicklung der Phantasie des Penis im

Bauch. Während es normalerweise in einer befriedigenden Vater-Tochter-Beziehung zu einer Loslösung von diesem väterlichen Phallus kommt, kann sich bei narzißtischer Problematik aufgrund der o. a. gestörten mütterlich-weiblichen Identifikation ein Festhalten an diesem idealisierten väterlichen Phallus entwickeln.

Im Fall dieser Patientin – es handelt sich um eine damals 33-jährige Sekretärin, kinderlos und geschieden, die nach vielen frustranen operativen und hormonellen Behandlungen der Endometriose wegen chronisch persistierender Schmerzen und eines therapierefraktären Befundes (Endometriose Grad I EEC) und – nicht zuletzt dank der Intervention des behandelnden Klinikgynäkologen, der „Psychisches" vermutete, in die Therapie kam, scheint die o. a. Psychodynamik zu dem Krankheitsbild beigetragen zu haben.

In einer der ersten Sitzungen beschrieb sie die Schmerzen, „als hätte sie ein brennendes Schwert im Bauch".

Die auf den ersten Blick eher unscheinbare Frau, versuchte anfangs die Sitzungen zu kontrollieren und mit sexualisierter Atmosphäre aufzuladen. Sie lebte damals in einer Beziehung zu einem über 70 Jahre alten, wohl sehr sportlich und jugendlich wirkenden Mann, Familienvater und selbstständiger Unternehmer. Diese Beziehung schilderte sie von seiten des Partners als rein sexuell. Sie beschuldigte ihn, daß er sie nur besuchte, um seinen sexuellen Trieb zu befriedigen. Sie selber sehnte sich nach einem Bestätigung und Zuwendung gebenden Mann, bei dem sie nicht zu kurz kam.

Viele Stunden vergingen, in denen schließlich die Beschwerden, die die Patientin in die Therapie geführt hatten, keine Rolle mehr spielten. Sie begann sich nach einem vaginalen Orgasmus zu sehnen, ohne eigene Manipulation.

In ihrer Erinnerung war sie im Alter von etwa fünf Jahren von dem Lieblingsschüler ihres Vaters, der die Familie häufig besuchte, über einen längeren Zeitraum sexuell mißbraucht worden. Erstaunlich war, daß sie zu diesem sexuellen Ereignis keinerlei affektiven Zugang besaß.

Zu ihrem Vater, einem Realschulrektor in einer schwäbischen Kleinstadt hatte sie eine sehr gute Beziehung. Innig und vereint besuchten beide Opernaufführungen, Restaurants und politische Veranstaltungen – der Vater war auch Gemeinderat – und ließen dabei die Mutter, die dies auch noch förderte, zu Hause.

Auffallend war ihre eher zwiespältige Beziehung zu Männern: sie reizte sexuell, manchmal sehr plump und offen, hatte gleichzeitig aber auch Angst vor Gewalt, die sie den Männern unterstellte und die in ihren Phantasien und Träumen grundsätzlich mit Sexualität gepaart auftrat. Einmal überwältigte ihre Angst sie so sehr, daß sie ohne Anlaß in einer intimen Situation einem Mann eine Flasche auf den Kopf schlug.

Sie bemühte sich, in Partnerbeziehungen unterwürfig und dienlich zu sein. Es schien ihr viel zu bedeuten, sich für den Partner, den sie liebte, zu opfern.

In der Übertragung zu mir wurde all dies wieder, oft in dramatischer Weise, wiederbelebt und erlebt. Ich wurde zum gewalttätig penetrierenden Mann, der es sexuell auf sie abgesehen hatte. Deutungen wurden als Angriff gewertet und insbesonders Übertragungsdeutungen lösten oft eine maßlose Angst aus, die nur mit Wut und Aggressivität abgewehrt werden konnte, wobei ihr diese Gefühle aber nicht zugänglich waren. Es häuften sich Träume von schwarz-uniformierten Männern, die sie, die Patientin, zu vergewaltigen versuchten. Diese Männer waren gesichtslos: sie konnte sich ihre eigene Gewalt nicht ansehen. Schließlich veränderte sich ihr Selbstbild: sie sah sich als abgemagertes wertlos geschändetes Judenmädchen, wenn sie in den Spiegel schaute. Obwohl sie unter der Endometriosetherapie, die parallel verlief, eher abmagerte, schien dieses Selbstbild fast einen wahnhaften Charakter zu bekommen.

Deutungen in diese Richtung, Assoziationen über dieses Thema brachten schließlich offensichtlich tief Verdrängtes hervor: es war ihr nicht mehr bewußt, daß ihr Vater ein in der damaligen UdSSR zum Tode verurteilter SS-Offizier war, der auch heute wegen seiner Schandtaten nicht in die USA einreisen darf. Im Zusammenhang damit hatte sie alles verdrängt, was an Grauen und unvorstellbaren Schrecken diese Zeit so markierte. Orte des Grauens wurden von ihr – obwohl mit guter Allgemeinbildung und Intelligenz ausgestattet – verlegt. Ausschwitz war ein Ort irgendwo in Frankreich, „was da passiert sei, wisse sie nicht".

Das Auftauchen gerade dieser Erinnerungen führte im weiteren Verlauf der Therapie zu einer dramatischen Wende: sie begann sich zunehmend für alle diese schrecklichen Ereignisse zu interessieren, beschaffte sich Literatur und füllte die Sitzungen mit dieser Thematik. Während die Endometriose zu diesem Zeitpunkt keine Rolle mehr spielte, verstärkten sich plötzlich die Beschwerden, machten sogar zwischenzeitlich einen Krankenhausaufenthalt und eine Umstellung der hormonellen Therapie nötig. Während des Krankenhausaufenthaltes tauchten Depersonalisationsphänomene auf: sie wollte nicht gerade dieses Mädchen, die Tochter dieses Gewalttäters sein. Sie begann ihre eigene Wut und Aggressivität zu spüren, was sie wiederum hilflos machte und die Befürchtung verstärkte, als Tochter dieses Vaters genauso gewalttätig zu sein.

So wurde ihre eigene Gewalt, die sie in sich zu empfinden begann, die sie vorher so leicht durch Projektion abwehrte, für sie fast unerträglich. Nach dem Krankenhausaufenthalt verschwand schließlich die Endometriose. Mit ihr waren auch die Unterbauchschmerzen nicht mehr aktuell. Es kam aber schließlich zu einer deutlichen Regression, die zwischenzeitlich die Erhöhung der Stundenfrequenz nötig machte. Mit zunehmend depressiven Phasen führte die Patientin die Mutterbeziehung in die Therapie ein. Aufgrund der zeitlichen Beschränkung kann ich auf den weiteren Therapieverlauf, der immer wieder von regressiven Phasen gekennzeichnet war, nicht eingehen.

Zusammenfassed hatte die Patientin offensichtlich an der Phantasie des väterlichen Penis weitgehend deshalb festgehalten, weil durch die spezifisch frühe Beziehung zur Mutter und der damit verbundenen Abwertung des mütterlichen Imago, sowie Idealisierung des Vaters eine fixe Konstellation entstand, in der sie weitgehend versuchte, ihr Mangelgefühl durch den väterlichen – idealisierten Phallus auszugleichen. Da diese unbewußte Phantasie des Phallus aber sadistisch besetzt war, mußte sie gleichzeitig darunter leiden. Möglicherweise drückte sie dieses Leid des schmerzhaften Penis im Bauch durch das organische Äquivalent der Endometriose aus, die für sie ein brennendes Schwert im Bauch darstellte.

Literatur

Abelin EL (1986) Die Theorie der frühkindlichen Triangulation. Von der Psychologie zur Psychoanalyse. In: Storck J. (Hrsg) Das Vaterbild in Kontinuität und Wandlung. Frommann-Holzboog, Stuttgart S. 45–72

Abraham K (1921, 1971) Äußerungsformen des weiblichen Kastrationskomplexes. In: Psychoanalytische Studien. Bd 2, Fischer, Frankfurt am Main S. 69–99

Chasseguet-Smirgel J (Hrsg) (1964, 1979) Psychoanalyse der weiblichen Sexualität. Suhrkamp, Frankfurt am Main

Chasseguet-Smirgel J (1976) Freud und die Weiblichkeit. Einige blinde Flecken auf dem dunklen Kontinent. In: Chasseguet-Smirgel J (1986, 1988) S. 1–26

Freud S (1923) Die infantile Genitalorganisation (GW Bd 13 S. 291–298)

Freud S (1924) Der Untergang des Ödipuskomplexes (GW Bd 13 S. 393–402)

Freud S (1925) Über einige psychischen Folgen des anatomischen Geschlechtsunterschieds (GW 14, S. 17–34)

Freud S (1926) Hemmung Symptom und Angst (GW Bd 14, S. 111–205)

Freud S (1931) Über die weibliche Sexualität (GW Bd 14 S. 515–537)

Grossman WI, Stewart WA (1977) Penis envy: From childhood wish to development metaphor. In: Blum HP (ed) Female psychology, Contemporary psychoanalytic views. Int. Univ. Press New York, pp 193–221

Heigl-Evers A. Weidenhammer B (1988) Der Körper als Bedeutungslandschaft. Die unbewußte Organisation der weiblichen Geschlechtsidentität. Huber, Berlin, Stuttgart, Toronto

Horney K (1923, 1984) Zur Genese des weiblichen Kastrationskomplexes. In: Die Psychologie der Frau. Fischer, Frankfurt am Main, S. 10–25

Israel L (1976, 1983) Die unerhörte Botschaft der Hysterie. Reinhardt, München

Jones E (1935) Über die Frühstadien der weiblichen Sexualentwicklung. Int Z Psychoanal 21: 331–341

Kohut H (1977, 1979) Die Heilung des Selbst. Suhrkamp, Frankfurt am Main

Mahler MS, Pine F, Bergman A (1975, 1978) Die psychische Geburt des Menschen. Symbiose und Individuation. Fischer, Frankfurt am Main

Rohde-Dachser C (1990) Über töchterliche Existenz. Offene Fragen zum weiblichen Ödipuskomplex. Z Psychosom Med 4: 303–315

Sandler J (1976b) Träume, unbewußte Phantasien und „Wahrnehmungsidentität" Psyche 30: 769–785

„Wie ein Fluch…" Empirische Untersuchung zu rezidivierenden Blasenentzündungen bei Frauen aus psychosomatischer Sicht

Veronika Veltkamp und Peter Diederichs

„Wie ein Fluch", so beschrieb eine der interviewten Frauen ihre Erkrankung, über deren Ätiopathogenese divergierende Theorien bestehen. Ein möglicher psychosomatischer Anteil wurde bisher weitgehend vernachlässigt.

Methodik

Mit Hilfe des halbstandardisierten Interviewbogens und des Giessen-Tests wurde eine empirirische Untersuchung an 30 Frauen mit rezidivierenden Blasenentzündungen durchgeführt. Als Vergleichsgruppe wurden 15 Frauen ohne Miktionsstörungen herangezogen, die in den soziokulturellen Parametern mit der klinischen Gruppe vergleichbar war.

Das *Durchschnittsalter* der Frauen mit rezidivierender Zystitis betrug 27,1 Jahre, das Alter der jüngsten Frau 21, das der ältesten Frau 45 Jahre. Die rezidivierende Blasenentzündung ist also eine typische Erkrankung der geschlechtsreifen Frau und neben der Reizblase vermutlich die häufigste urologisch-psychosomatische Krankheit des weiblichen Urogenitaltrakts. Die *Anzahl der Blasenentzündungen pro Jahr* schwankte bei den einzelnen Frauen zwischen 3 und 12 Erkrankungen. Die *Erkrankungsdauer* betrug zwischen 2 und 21 Jahren, wobei beschwerdefreie Intervalle mit in die Berechnung eingingen. Die *Ersterkrankung* lag bei der Hälfte der befragten Frauen zwischen dem 10. und 19. Lebensjahr, bei der anderen Hälfte zwischen dem 20. und 29. Lebensjahr.

Ergebnisse der Untersuchung

Die Ergebnisse beziehen sich auf die Krankheitsanamnese, die Symptomatik begünstigende Faktoren, das Krankheitsverhalten, die Arzt-Patientin-Beziehung, die Bedeutung der Sexualität, die Beziehung zu den Eltern unter besonderer Berücksichtigung der Tochter-Vater-Beziehung, die Sauberkeitserziehung und auf sozialisationsbedingte und frauenspezifische Aspekte dieser Miktionsstörung.

Wegen der Kürze der zur Verfügung stehenden Zeit wird an dieser Stelle nur die Beschwerdesymptomatik dargestellt und anschließend vor allem auf die Ergebnisse eingegangen, die hinsichtlich der Rolle der Sexualität, insbesondere des Geschlechtsverkehrs, als krankheitsauslösendem Faktor in der Symptomgenese relevant sind.

Die Beschwerdesymptomatik der rezidivierenden Zystitis

Die nachfolgende Tabelle gibt die Antwort nach der Beschwerdesymptomatik wieder.

Tabelle 1. Symptomatik (Mehrfachnennung möglich)

	N	(%)
Pollakisurie	30	100
Harnstottern	13	43,3
Dysurie	23	76,7
Strangurie	12	40
Nykturie	17	56,7
Polyurie	–	–
Oligurie	6	20
Harndrang, häufig	30	100
Harndrang, imperativ	22	73,3
Harninkontinenz	7	23,3
Andere	9	30

Der Tabelle 1 ist zu entnehmen, daß sich das übliche Beschwerdemuster aus häufigem und imperativem Harndrang zusammensetzte, wobei das Wasserlassen meist von Schmerzen begleitet war. Darüber hinaus traten die Schmerzen auch unabhängig von der Miktion auf.

Auffällig war, wie emotional und bilderreich die Interviewpartnerinnen ihre Beschwerden beschrieben. Auch Diederichs (1983) und Chertok (1977) weisen auf die methaphernreiche Sprache der Symptombeschreibung von Reizblasenpatientinnen hin. In ihr symbolisieren sich einerseits Urethral-Aggressives, andererseits aber auch „Nicht-Loslassendes" und „Festhalten-Wollendes".

Eine Interviewpartnerin beschrieb ihre urologische Symptomatik z.B. folgendermaßen. „Ich ziehe dauernd da unten zusammen, es läuft ständig, aber ich habe das Gefühl, daß ich etwas nicht laufen lassen kann." Die beschriebenen Schmerzempfindungen waren drei qualitativ unterschiedliche Schmerzqualitäten, nämlich Stechen, Druckgefühl und Zusammenkrampfen.

Darüber hinaus ist aus der Tabelle ersichtlich, daß nur bei etwas mehr als der Hälfte der Interviewpartnerinnen während der Erkrankung eine nächtliche Miktion auftrat, so daß die in der Literatur häufig genannte Nykturie als wichtiges differentialdiagnostisches Symptom zur Reizblase nicht überbewertet werden sollte.

Über den Zusammenhang von Sexualität und Zystitis

Die von urologischer und gynäkologischer Seite immer wieder vertretene These der „Flitterwochenzystitis", die einen kausalen Zusammenhang zwischen Geschlechtsverkehr und der Blasenentzündung bei Frauen herstellt (u.a. Hirsch 1976; Bandhauer 1985; Kenneth u. Vosti 1975), wird durch unsere Studie nicht bestätigt. Zwar wurde bei den Beschreibungen der Partnerschaftsbeziehungen das Thema Sexualität häufig berührt, die Auswertung zeigte jedoch, daß *kein regelrechter Zusammenhang zwi-*

schen Geschlechtsverkehr und dem Auftreten von Blasenentzündungen bestand. Da dieses Ergebnis übliche therapeutische Maßnahmen bei der Behandlung der miktionsgestörten Patientin in Frage stellt, wie z. B. die operative Entfernung des Hymenrestes, eine einmalige postkoitale Antibiotikagabe, die Empfehlung postkoitaler Miktion, das Kohabitationsverbot (u. a. Bandhauer 1985; Kenneth und Vosti 1975) ist eine kritische Überprüfung der bisherigen Forschungsergebnisse erforderlich.

Weiterhin konnte unsere Studie die ebenfalls häufig vertretene These, daß bei Frauen mit Miktionsstörungen ausgeprägte Sexualstörungen, u. a. Anorgasmie, Vaginismus, eine ablehnende Haltung gegenüber dem Sexualpartner, sexuelles Desinteresse vorliegen (u. a. Chertok et al. 1977; Kleinsorge 1960/61; Smith und Auerback 1960) und die Miktionsstörung daher Ausdruck sexueller Konflikte sei, nicht bestätigen. Unsere Untersuchungsergebnisse ergaben *keine tiefreichende Störung der sexuellen Erlebnisfähigkeit*, doch konnten wir *eine partnerbezogene Abhängigkeit der sexuellen Erlebnisfähigkeit* der Frauen mit rezidivierenden Blasenentzündungen feststellen. Dieses Ergebnis führt zu der Schlußfolgerung, daß *die Miktionsstörung nicht Ausdruck einer Sexualstörung, sondern eines larvierten Beziehungskonfliktes ist*. Die Partnerschaftskonflikte waren vor allem durch Kränkungen ausgelöst worden.

Die Auswertung unserer Fragen nach dem Einfluß der Blasenentzündungen auf das Sexualleben der Patientinnen und ihrer Partner weist auf weitere wichtige Aspekte der Erkrankung hin. Die rezidivierende urethrale Symptomatik führte während der Erkrankungsphasen bei der Hälfte unserer Interviewpartnerinnen zur Vermeidung sexueller Aktivität, vor allem des Geschlechtsverkehrs. Außer dem nicht zu unterschätzenden Effekt ärztlicher Empfehlungen, in Krankheitsphasen Geschlechtsverkehr zu unterlassen, nimmt die Vermeidung sexueller Kontakte möglicherweise eine „Schutzfunktion" der aufgrund eines Beziehungskonfliktes verletzten „Ich-Grenzen" ein. Auch in krankheitsfreien Phasen beschrieben 50 % der untersuchten Patientinnen eine Einschränkung ihrer sexuellen Erlebnisfähigkeit und ein selbstkontrollierendes Verhalten bei ihrer sexuellen Aktivität. Die urethrale Symptomatik gewährte im Sinne eines sekundären Krankheitsgewinnes vielen unserer Interviewpartnerinnen die Möglichkeit, sich sexuellen Wünschen des Partners gegenüber abzugrenzen und eine liebevolle zärtliche Zuwendung zu erhalten. *Das veränderte sexuelle Verhalten und die eingeschränkte Erlebnisfähigkeit ist sekundäre Folge der Miktionsstörung und reduziert die unbewußten Hingabe- und Verschmelzungsängste miktionsgestörter Frauen*. Denn Frauen mit Zystitiden neigen, (Diederichs 1991) dazu, den zwischenmenschlichen und sexuellen Bereich zu spalten: Während die Sexualität mit denjenigen Partnern, die sie lieben und von denen sie fasziniert sind, unbefriedigend bleibt, ist sie unkompliziert mit Männern, bei denen sie weniger emotional engagiert sind. Denn bei dem geliebten Partner droht eine stärkere, gefühlsmäßige Abhängigkeit. Sich auf der körperlich-sexuellen Ebene einzulassen, bedeutet dann, sich dem anderen hinzugeben und noch weitgehender auszuliefern.

Ein hierfür typisches Zitat einer Interviewpartnerin lautet: „Ich war das erste Mal am Stück mit meinem Freund zusammen. Das bedeutet sich Tag und Nacht sehen. So vertraut waren wir auch wieder nicht. Das erste Mal, sich so dicht auf der Pelle zu hocken, war toll und aufregend. Ich war auch total angespannt und unsicher."

Therapeutische Konsequenzen

Aufgrund unserer Untersuchung ergeben sich für das therapeutische Vorgehen und den Umgang mit diesen Patientinnen einige Konsequenzen. Da die Blasenentzündung in keinem regelhaften Zusammenhang mit der sexuellen Aktivität und sexuellen Erlebnisfähigkeit miktionsgestörter Frauen steht, sind therapeutische Ratschläge zur Sexualhygiene, die eine einschränkende Wirkung auf das sexuelle Erleben zur Folge haben können, wie z. B. postkoitale Reinigung der Vulva, einmalige postkoitale Antibiotikagabe, postkoitale Miktion (u. a. Bandhauer 1985; Kenneth und Vosti 1975) aus psychosomatischer Sicht problematisch. Ebenfalls sind Verbote oder Empfehlungen zur Einschränkung der sexuellen Aktivität, wie z. B. des Geschlechtsverkehrs, vor allem über den Zeitraum der Infektion hinaus, therapeutisch nicht sinnvoll (u. a. Kilmartin 1982). Diese Empfehlungen können die bereits eingeschränkte Sexualität zusätzlich belasten und bergen in sich die Gefahr, die Hingabe- und Verschmelzungsängste miktionsgestörter Frauen zu verstärken. Da nach Illek (1984) die urethrale Symptomatik ebenfalls als eine Art Selbstbestrafung für unbewußt als Normverletzung empfundene lustvolle und selbstbezogene Sexualität zu verstehen ist, kann eine einschränkende oder unbewußt geringschätzende Haltung gegenüber weiblicher Sexualität auch zur Chronifizierung des Leidens beitragen.

Frauen mit Miktionsstörungen neigen (Diederichs 1983) in ihren partnerschaftlichen Beziehungen zur „kämpferischen Kollusion" mit dem Partner, die vermutlich der Abwehr von regressiven Versuchungs- und Verschmelzungswünschen dient. Einerseits zeigen sie eine Tendenz zu „Depotenzierung und Bemächtigungsstreben" des Partners, andererseits neigen sie dazu, sich dem Partner masochistisch zu unterwerfen.

Aufgrund spezifischer interaktioneller Probleme in der Arzt-Patientin-Beziehung besteht die Gefahr der Wiederholung des symptomauslösenden Beziehungskonfliktes. Denn unsere Untersuchung ergab, daß selbstbestrafende und masochistische Tendenzen der miktionsgestörten Patientinnen unbewußt aggressives ärztliches Verhalten, z. B. wiederholte invasive diagnostische und therapeutische Maßnahmen wie Katheterisierung, Dilatation der Urethra, provozieren. Vor allem bei mehrfacher Anwendung kann dies eine erneute Grenzverletzung der bereits durch den larvierten Beziehungskonflikt labilisierten Patientin zur Folge haben.

Zusammenfassung

Die hier in einigen wichtigen Ergebnissen dargestellte empirische Untersuchung zur rezidivierenden Blasenentzündung bei Frauen stellt einen Versuch dar, sowohl organische, psychische als auch soziale Faktoren, die in der Ätiopathogenese dieser Erkrankung eine Rolle spielen, zu untersuchen. Auch wenn die Ergebnisse sicherlich durch weitere, umfassendere Untersuchungen bestätigt werden müssen, war es durch die Einbeziehung objektbeziehungspsychologischer Aspekte bei der Untersuchung der Sexualität miktionsgestörter Frauen möglich, neue Ergebnisse herauszuarbeiten. So wurde die Bedeutung der sexuellen Aktivität, insbesondere des Geschlechtsverkehrs, bei den bisherigen Theorien über die Ätiologie der rezidivierenden Zystitis überwertig beurteilt.

Aufgrund der Ergebnisse unserer Studie ist aus psychosomatischer Sicht eine Zurückhaltung bei diagnostischen und therapeutischen Eingriffen zu empfehlen. Um eine therapeutische iatrogene Chronifizierung zu vermeiden, sollte das ärztliche Handeln, z. B. die Notwendigkeit jedes diagnostischen und therapeutischen Eingriffs, kritisch überprüft und unbewußte Gegenübertragungsgefühle in der Arzt-Patientin-Beziehung reflektiert werden. Ein möglicher Rahmen hierfür sind Balintgruppen oder Supervision. Für den therapeutischen Umgang mit miktionsgestörten Patientinnen sind eine konservative, zurückhaltende Behandlung (z. B. Empfehlung von Bettruhe, externe Wärmeapplikation, Tees), eine kooperative Arzt-Patientin-Beziehung (u. a. empathische Zuwendung, Gesprächsangebote unter psychosomatischen Gesichtspunkten) und ggf. tiefenpsychologisch orientierte psychotherapeutische Behandlung zu empfehlen.

Literatur

Bandhauer K (1985) Die postkoitale „Urethritis" der Frau. Verhandlungsbericht der Deutschen Gesellschaft für Urologie Kongr 1984, Springer Verlag Berlin Heidelberg: 321

Chertok L, Bourguignon O, Guillon F u. A, Boulker P (1977) Urethral syndrome in the female ("irritable bladder"). Psychosom Med 39: 1

Diederichs P (1983) Zur Psychosomatik der Miktionsstörungen: Psychometrische, psychopathologische und psychodynamische Untersuchungen an Patienten mit psychosomatischen Störungen des Urogenitaltrakts. Habilitationsschrift, Berlin

Diederichs P (1991) Recurrent cystitis – New psychosomatic aspects. In: Nijs P, Leysen B, Richter D (Eds.) Advanced Research in Psychosomatic Obstetrics and Gynaecology, Uitgrverij Peeters Leuven

Hirsch HA (1976) Bakterielle und mykotische Erkrankungen der ableitenden Harnwege bei der Frau: gynäkologisches Referat. Verhandlungsbericht der Deutschen Gesellschaft für Urologie Kongr 1975, Springer Verlag Berlin Heidelberg New York: 310

Illek S (1984) …auf die Blase geschlagen? Empirische Untersuchung zum Zusammenhang zwischen Beziehungserleben und rezidivierenden Harnwegsinfekten bei Frauen. Unveröffentl. Diplomarbeit. Psychologisches Institut der FU Berlin

Kenneth LV (1975) Recurrent urinary tract infections. JAMA 231/9: 934

Kilmartin A (1982) Blasenentzündung. Zystitis-Urethritis. Ehrenwirt, München

Kleinsorge H (1961) Urologie und Psychotherapie. In: Frankl VE (Hrsg) Handbuch der Neurosenlehre u. Psychotherapie. Bd V. München Berlin

Smith DR, Auerback A (1960) Functional diseases. In: Handbuch der Urologie. Bd 12. Springer Verlag Berlin

Prävalenz psychogener Harninkontinenz bei der Frau

Rainer Lange und Kirsten Höfling

Über die Prävalenz der psychogenen Harninkontinenz (pHI) gibt es in der Literatur nur spärliche Hinweise [1, 3, 4, 5]. In den Lehrbüchern der Urodynamik findet sich zumeist entweder überhaupt nichts über diese Form der Harninkontinenz, oder aber sie wird der sensorischen Dranginkontinenz untergeschoben. Dies ist nicht nur per definitionem nicht richtig: die sensorische Dranginkontinenz hat ein eindeutiges urodynamisch pathologisches Substrat (verminderter erster Harndrang/reduzierte Blasenkapazität). Sie bedarf daher auch eines anderen therapeutischen Ansatzes (Blasentraining) [4].

Die heute noch gültige Einteilung der Inkontinenzformen nach der International Continence Society (ICS) kennt keine psychosomatische Inkontinenz:

Formen der Harninkontinenz (ICS)

1. Streßinkontinenz
2. Urgeinkontinenz
3. Reflexinkontinenz
4. Überlaufinkontinenz

Zumeist wird die psychogene Harninkontinenz als Ausschlußdiagnostik gestellt [6].

In einer retrospektiven Studie wurden aus dem urodynamischen Krankengut einer gynäkologischen Praxis alle Fälle, bei denen die Diagnose, resp. Verdachtsdiagnose einer psychogenen Harninkontinenz gestellt worden war, zusammengestellt und ausgewertet.

Material und Methode

Von 3/87 bis 12/92 wurden in einer gynäkologischen Praxis 811 Patientinnen urodynamisch untersucht. Die Untersuchung umfaßte neben der gezielten urodynamischen und gynäkologischen Anamnese eine subtile gynäkologische Befunderhebung sowie die Urethrocystotonometrie mittels Microtiptransducer und elektronischer Druckdifferenzberechnung. Zur Darstellung des Descensus wurde bei allen Frauen ein laterales Mictionsurogramm und/oder eine perinealsonographische Untersuchung durchgeführt. Urethrocystoskopie, i. v. Pyelogramm sowie Nappy-Test wurden fakultativ angewandt.

Die Einteilung der Inkontinenzformen erfolgte anhand des Eberhard'schen Schemas [2].

Die Diagnose bzw. Verdachtsdiagnose „psychogene Harninkontinenz" wurde dann gestellt, wenn entweder die urodynamische Untersuchung keinen pathologischen Befund erbrachte, oder aber wesentliche Inkontinenzsymptome durch die urodynamischen Werte nicht erklärt werden konnten (z. B. Enuresis nocturna, plötzlicher Urinverlust ohne imperativen Harndrang oder Belastung).

Der Krankheitsverlauf nach der urodynamischen Untersuchung wurde über den gesamten Studienzeitraum (minimal 6, maximal 65 Monate) anhand der Krankenunterlagen ausgewertet.

Ergebnisse

765 Patientinnen gaben eine Inkontinenz an, die übrigen 46 Patientinnen wurden wegen einer bevorstehenden Prolapsoperation zum Ausschluß einer larvierten Streßinkontinenz (Quetschhahnphänomen) untersucht.

Bei 509 Patientinnen (s. Tabelle 1) zeigte sich eine reine Streßinkontinenz (66.5 %), bei 22,4 % (n = 172) eine kombinierte Streß-Urgeinkontinenz.

Lediglich bei 6 % der untersuchten Frauen (n = 46) bestand eine reine Dranginkontinenz, wobei es sich bei 33 um eine sensorische und bei 13 um eine motorische Inkontinenz handelte.

Bei 38 Patientinnen (5.0 %) wurde die Verdachtsdiagnose bzw. Diagnose „psychogene Harninkontinenz" gestellt (s. Tabelle 2). Hierbei fand sich in 23 Fällen kein urodynamisch pathologischer Befund, in 14 eine Streßinkontinenz und bei einer Patientin wurde zusätzlich eine motorische Dranginkontinenz diagnostiziert (Tabelle 3).

Tabelle 1. Harninkontinenzformen bei 811 urodynamischen Patientinnen (3/87–12/92)

anamnestisch Kontinenz	n = 46	
anamnestisch Inkontinenz	n = 765	(100.0 %)
Streß-Inkontinenz	n = 509	(66.5 %)
1°	n = 148	
2°	n = 232	
3°	n = 129	
Komb. Streß-Urge-Ink.	n = 172	(22.4 %)
Nur Urgeinkontinenz	n = 46	(6.0 %)
sensorisch	n = 33	
motorisch	n = 13	
„Psychogene" Inkontinenz	n = 38	(5.0 %)
nur „psychogen"	n = 23	
kombiniert	n = 15	

Tabelle 2. Psychogene Harninkontinenz (n = 38)

n = 23	kein urodynamisch pathologischer Befund
n = 14	Streß-Inkontinenz
n = 1	Urge-Inkontinenz

Tabelle 3. Psychogene Harninkontinenz (n = 38)

nur psychogen n = 23	mit Streß-inkontinenz n = 14	mit Urge-inkontinenz n = 1	
5	2	–	Psychiatrische Erkrankung/Therapie
2	1	–	in Psychotherapie
6	6	–	kein weiterer Verlauf (Zuweisung/Therapieabbruch)
3	1	–	Psychoexploration nicht zugänglich
2	–	1	Restitutio nach kurzer Gesprächstherapie
–	2	–	Spontanheilung (nach Änderung der fam. Situation)
2	–	–	Organverlust
2	1	–	Besserung nach Hormongabe (Reizblase?)
–	1	–	Restitution nach OP
3	2	–	Enuresis nocturna

12 dieser 38 Patientinnen konnten wegen Therapieabbruchs oder Weiterbehandlung in anderen Praxen nicht weiter beobachtet werden.

Bei einer Patientin wurde bei einer Kontrollmessung nach einem Jahr eine Streßinkontinenz 2° diagnostiziert. Sie wurde operiert und ist seither kontinent.

In zwei Fällen kam es durch Änderung der Lebenssituation (Trennung von einem alkoholkranken Partner, Tod eines die Familie sehr belastenden Pflegefalles) zur Spontanheilung.

Nach hormoneller Substitutionstherapie gaben drei Patientinnen an, nicht mehr inkontinent zu sein.

Bei drei weiteren Patientinnen trat eine teilweise (n = 1) oder komplette (n = 2) Restitutio bereits nach kurzer Gesprächstherapie (2–3 Sitzungen) ein, wobei es sich in allen Fällen um verleugnete Aggressionen innerhalb der Partnerschaft bzw. Familie handelte.

Aus der Gruppe der 14 Patientinnen mit zusätzlicher Streßinkontinenz seien 2 Fälle exemplarisch vorgestellt, ebenso die Patientin mit motorischer Urge-Inkontinenz:

1. Fall (N° 1173) 47jährige Verwaltungsbeamtin

Vorgeschichte: 15 Jahre zuvor vaginale Hysterektomie und Diaphragmaplastik wegen Harninkontinenz (HI). Einige Zeit später wieder Rezidiv-HI, fünf Jahre danach Nephropexie und Urethradilatation. Klinisch gab die Patientin eine Streßinkontinenz 1° nach Ingelmann-Sundberg sowie einen imperativen Harndrang mit unwillkürlichem Urinabgang und Enuresis nocturna an. Sie mußte hierdurch 4–5 mal tgl. die Vorlage und öfters den Slip wechseln. Urodynamischer Befund: Streßinkontinenz 2° , keine Urge-Inkontinenz. Trotz der Aufklärung darüber, daß es sich nicht nur um eine Streß- sondern auch um eine psychogene Inkontinenz handelt, wollte die Patientin eine Inkontinenzoperation. Postoperativ bestand keine Streßinkontinenz-Symptomatik mehr, ein Urgency-Syndrom verschwand nach intensivem „Bladder-drill". Es persisitierte jedoch die Enuresis nocturna sowie ein unwillkürlicher Urinabgang bei Aufregung. Bei der Psychoexploration kam ein in der Adolescenz über mehrere Jahre bestehender realer Inzest mit dem Vater zutage. Die Patientin begann inzwischen eine psychoanalytische Therapie.

2. Fall (N° 2002) 53jährige Hausfrau

Vorgeschichte: zwei mal Kolporrhaphia anterior wegen Inkontinenz sowie abd. Hysterektomie, Adnexexstirpation bds. und Adhäsiolyse, insgesamt fünf Voroperationen. Die Patientin klagte über starke Dyspareunien, so daß in den letzten Monaten kein Verkehr mehr stattgefunden hatte, sowie HI bei Belastung aber auch ständiger Harndrang und unwillkürlicher Urinverlust beim Gang zur Toilette. Urodynamisch zeigte sich eine Streßinkontinenz 3° nach Eberhard. Die Kohabitationsstörungen konnten mittels Sexualtherapie unter Anwendung eines Dildos behoben werden. Nach einer retro-symphysären Urethropexie Mod. Burch war die Streßsymptomatik verschwunden, bei der Kontroll-urethrocystometrie zeigte sich entsprechend nun ein deutlich positiver UVDS. Eine von der Patientin beklagte Drangsymptomatik besserte sich nach intensivem Blasentraining einschließlich intravesi-kaler Lokalanästhetikainstallationen und führte auch zu einer Normalisierung von erstem Harndrang und Blasenkapazität. Es persistierte jedoch ein unwillkürlicher Urinabgang ohne imperativen Harndrang. Hauptsächlich kam es zur unwillkürlichen Mictio am Grabe ihrer Mutter, zu der die Patientin ein sehr inniges Verhältnis angab, dergegenüber sie keinerlei Kritik zuließ oder gar äußern konnte. Gegenüber einer Psychoexploration zeigte die Patientin zahlreiche Widerstände, eine Psychotherapie lehnte sie bisher ab.

Fall 3. (N° 6019) 45jährige Ehefrau eines Offiziers

Vorgeschichte: Neurodermitis. Seit zwei Jahren bestand eine Harninkontinenz, jedoch weder bei Belastung, selten bei imperativem Harndrang, sondern Urinlösen ohne besonderen Anlaß. Scheinbar beiläufig gab die Patientin eine Enuresis nocturna bei ihrem 10jährigen Sohn an. Urodynamisch fanden sich unwillkürliche Detrusorkontraktionen sowie ein deutlich vermindertes Blasenvolumen. Beim Blasentraining waren die Miktionsintervalle jedoch fast regelrecht. Bei der eingehenderen Exploration klagte die äußerst akkurat, fast penibel wirkende Frau, daß eine Situierung des Familienlebens mit ihrem auf seine Karriere bedachten Manne und ihren drei Kindern wegen nahezu jährlicher Umzüge nicht stattfinden konnte. Sie beschrieb ihren Ehemann vordergründig nur positiv, wobei sich jedoch überall versteckte Anklagen zeigten, vor allem, weil er am Familienleben kaum teilnahm. Auseinandersetzungen und Streitereien zwischen den Eheleuten gab es keine, Streit mit dem Sohn mußte die Patientin alleine austragen. Gänge in die Stadt empfand sie – obwohl sie sich sehr unter Zeitdruck setzte – als sehr befreiend. Hauptsächlich trat die unwillkürliche Mictio beim Betreten der Wohnung auf. Nachdem die Patientin Aggressionen gegenüber ihrem Ehemann zulassen und formulieren konnte, besserte sich die Inkontinenz. Der urologische Leidensweg des Sohnes wurde durch das Aufsuchen eines Kinderpsychiaters beendet, die ganze Familie hat inzwischen eine Familientherapie begonnen.

Diskussion

Die psychogene Harninkontinenz wird in der Literatur als Ausschlußdiagnostik angegeben [6]. In unserem Krankengut kam diese Inkontinenzform in Kombination sowohl mit Streß- als auch mit Dranginkontinenz vor.

Frühformen verschiedener Inkontinenzarten können uncharakteristische uro-dynamische Befundmuster bieten, und sich daher einer exakten Diagnostik entziehen. Es empfiehlt sich daher in unklaren Fällen, insbesondere bei Progredienz der Symptomatik, die urodynamische Untersuchung zu wiederholen. In diese Gruppe gehören sicherlich auch die Fälle, bei denen es bereits nach einer suffizienten hormonellen Substitutionstherapie zur Restitution gekommen war.

Molinski [6] beschreibt die psychogene Harninkontinenz als mögliches Korrelat unterdrückter, verleugneter ärgerlicher Affekte. Dies konnte anhand mehrerer Fälle bestätigt werden, wobei hier bei einigen Patientinnen bereits nach kurzer verbaler Therapie ein Behandlungserfolg zu erzielen war.

Bei komplexeren psychopathologischen Konstellationen besteht die Aufgabe, die Patientin für eine weiterführende analytische Therapie zu motivieren. Oft haben der Hausarzt und/oder der behandelnde Gynäkologe der Patientin zu einem solchen Schritt schon geraten, so daß bei der – konsiliarischen-urodynamischen Untersuchung ein kurzes Gespräch den letzten Ausschlag geben kann.

Das herkömmliche „Schubladendenken" der Inkontinenzeinteilung wird dem komplexen Geschehen der Harninkontinenz mit seiner multifaktoriellen Ätiologie nicht gerecht.

Es gilt bei jeder Patientin, die in Frage kommenden pathogenetischen Faktoren einzeln abzukären, um dann festzulegen, welcher therapeutische Ansatz der Patientin am besten helfen kann.

Dies kann der Patientin erfolglose Operationen und dem Arzt unnötige Frustation ersparen.

Zusammenfassung

1. Die psychogene Harninkontinenz ist keine Ausschlußdiagnostik. Sie kann in Kombination mit allen anderen Inkontinenzformen auftreten.
2. Eine psychogene Ursache der Harninkontinenz sollte dann abgeklärt werden, wenn wesentliche Inkontinenzsymptome sich durch die urodynamische Untersuchung nicht erklären lassen.
3. Die psychogene Harninkontinenz ist von der Dranginkontinenz abzugrenzen, da ihr eine andere Pathogenese zugrunde liegt und der therapeutische Ansatz sich unterscheidet.
4. Leitsymptome bei der kombinierten Form können eine Enuresis nocturna sowie eine Diskrepanz zwischen erheblichem Leidensdruck und relativ geringer, verifizierbarer Inkontinenz sein.
5. Eine Restitutio tritt in manchen Fällen bereits nach kurzer therapeutischer Intervention ein.

Literatur

1. Abrams Paul et al (1983) Urodynamics. Springer, Berlin Heidelberg New York, S. 19 ff
2. Auerbach A, Smith DR (1952) Psychosomatic problems in urology. Calif. Med. 76: 23–26
3. Drife JO, Hilton P, Stanton SL (1989) Micturition. Springer, Berlin Heidelberg, New York, S. 321 ff
4. Eberhard J (1986) Standardisierte Urethradruckmessung mit Normwerten zur Streßinkontinenzdiagnostik. Geburtsh. u. Frauenheilk. 46: 145–150
5. Hafner RJ, Stanton SL, Guy JA (1977) A psychiatric study of women with urgency and urgency incontinence. Br J Urol 49: 211–214
6. Jeffcoat NA, Francis WJ (1966) Urgency incontinence in female. Am J Obstet Gynec 94: 604–618

7. Jonas U, Heidler H, Thüroff J (1988) Urodynamik: Diagnostik der Funktionsstörungen des unteren Harntraktes. Enke, Stuttgart
8. Macauly AJ et al. (1987) Micturition and the mind: psychological factors in the aetiology and treatment of urinary symptoms in women. Br Med J 294: 540–543
9. Molinski H (1985) Zur Psychosomatik von Inkontinenz und Blasenentleerungsstörung. In: Käser O, Friedberg V, Ober K, Thomsen K, Zander J (Hrsg) Gynäkologie und Geburtshilfe Band III/1
10. Molinski H (1978) Larvierte Depression in Geburtshilfe und Gynäkologie. Geburtsh. u. Frauenheilk. 38: 199–202

Das urethral-erotische Syndrom:
eine Auswertung von 135 Krankenblättern mit unklaren Beschwerden im Bereich der gynäkologischen Urologie

Hans Molinski

Jeder Gynäkologe trifft in seiner täglichen Arbeit auf eine große Zahl von Patientinnen mit unklaren Beschwerden und Symptomen im urologischen Bereich. Diese Störungen können in außerordentlich mannigfaltiger Form und Gestalt vorgetragen werden, und sie sind bislang nicht einmal in rein deskriptiver Hinsicht hinreichend erfaßt und geordnet worden. Daher bleibt die Frage unentschieden, ob nicht hinter der Bezeichnung ‚unklare Beschwerden im Bereich der gynäkologischen Urologie' unterschiedliche klinische Einheiten verborgen liegen, die man voneinander abgrenzen sollte, um eine gezieltere Therapie zu ermöglichen. Dabei läßt die klinische Beurteilung keinen Zweifel darüber, daß ein großer Anteil dieser unklaren urologischen Beschwerden nervöser Natur ist und eine psychosomatisch orientierte Vorgehensweise erfordert.

Für einige nervöse Symptome aus der gynäkologischen Urologie hat der Verfasser dargestellt, daß sie – pathogenetisch gesehen – als somatisches Korrelat zu den unterschiedlichsten neurotisch verformten Affekten und Antrieben zustandekommen können. Psychogene Harninkontinenz kann z. B. als Korrelat zu gehemmten Hingabeaffekten zustandekommen, aber auch als somatisches Korrelat zu gehemmten Affekten von Ärger und Wut, oder bei verleugneter Depression (Molinski 1978; 1983; 1990).

Klinische Beobachtungen zu einem urethral-erotischen Syndrom

Aufgrund weiterer Beobachtungen hat der Verfasser darüber hinaus auch die klinische Einheit eines urethral-erotischen Syndroms zur Diskussion gestellt (Molinski 1984). Das urethral-erotische Syndrom ist dadurch gekennzeichnet, daß neben nervös bedingten urologischen Symptomen gleichzeitig auch psychosomatische Symptome im Bereich von Scheide und Vulva vorliegen, die Begleiterscheinung einer funktionellen Sexualstörung sind. Denn das urethral-erotische Syndrom kommt dadurch zustande, daß eine gehemmte Lustphysiologie die physiologischen Vorgänge im Bereich der harnableitenden Wege überlagert und damit zu einer nervösen urologischen Symptomatik führt. Die außerordentliche Mannigfaltigkeit der urologischen und sexuellen Symptomatik wird in einem gesonderten Abschnitt weiter hinten detailliert beschrieben.

Die anatomischen Strukturen von Harnröhre, Harnblase und Harnwulst sind bei der Frau in individuell unterschiedlichem Ausprägungsgrad in die Lustphysiologie einbezogen. Bei einem Teil der Frauen ist die sexuelle Erlebnisfähigkeit durch eine besondere Ausprägung dieser urethralen Erotik gekennzeichnet. Konstitutionell oder persönlichkeitsbedingt konzentriert sich hier die sexuelle Erlebnisfähigkeit fast überwiegend auf die Urethra, aber auch auf Harnwulst und Harnblase. Mitunter dreht sich das gesamte Denken und Fühlen so weitgehend um diesen Punkt, daß davon das Sexualverhalten der Frau stark beeinflußt sein kann. Diese urethrale Erotik stellt aber eine der Voraussetzungen für das Auftreten der Symptomatik des urethral-erotischen Syndroms dar.

Eine zweite Voraussetzung für das urethral-erotische Syndrom besteht darin, daß die Persönlichkeitsstruktur der betreffenden Frau zwar durch neurotisch bedingte sexuelle Gehemmtheit charakterisiert ist. Dabei ist es aber wichtig, daß es sich nur um eine partielle, nicht aber um eine umfassende sexuelle Gehemmtheit handelt. Die betreffende Frau bleibt also weitgehend liebesfähig; die Physiologie von Lust und Liebe kommt in Gang und verläuft zum großen Teil in dem erwähnten Bereich der harnableitenden Wege. Infolge der Gehemmtheit bleiben die körperlichen Vorgänge der Lustphysiologie jedoch unentfaltet und rudimentär. Diese rudimentäre und nicht zum Abschluß kommende Lustphysiologie wird von der Patientin vor allen im Bereich der harnableitenden Wege wahrgenommen und als Symptom geklagt. Kürzer gesagt: die Patientin mit einem urethral-erotischen Syndrom ist im Bereich von Lust und Liebe stärker urethral stigmatisiert; sie liebt, und die Lustphysiologie kommt in Gang; aber die Lustphysiologie verläuft gehemmt, und diese gehemmt verlaufende Lustphysiologie stellt die Symptomatik des urethral-erotischen Syndroms dar.

Fragestellung

Die in den oben erwähnten Arbeiten dargestellten pathogenetischen Zusammenhänge und die darauf beruhende Abgrenzung klinischer Einheiten sind von der Literatur kaum aufgegriffen worden. So bleibt die Frage offen, ob sich nicht in der Gruppe der unklaren urologischen Symptome recht unterschiedliche klinische Einheiten verbergen. Das gilt insbesondere auch für das urethral-erotische Syndrom, wobei in der neueren psychosomatischen Literatur sogar ausdrücklich festgestellt wird, daß bei miktionsgestörten Frauen keine tiefer reichenden Störungen der sexuellen Erlebnisfähigkeit vorliegen würden.

In der vorliegenden Untersuchung soll daher der klinische Eindruck von der Existenz eines solchen urethral-erotischen Syndroms als Hypothese aufgefaßt werden, und es soll mittels einer Analyse meiner alten Krankenblätter überprüft werden, ob sich dieser klinische Eindruck bestätigen läßt oder nicht.

Charakterisierung und Auswahl der Krankenblätter

Während meiner Tätigkeit an der Psychosomatischen Abteilung der Universitäts-Frauenklinik Düsseldorf habe ich bei einer größeren Anzahl von Krankenblättern jedesmal eine Liste von Stichworten angelegt, die mir für den jeweiligen Fall relevant erschienen: Diagnose, Symptome und subjektive Klagen, einige wichtig erscheinende bio-psycho-soziale, lebensgeschichtliche oder interpersonale Probleme und Auffälligkeiten, bisweilen auch Stichworte zur psychodynamischen Beurteilung.

Diese Stichwortliste von meist 8 bis 35 Eintragungen pro Krankenblatt richtete sich also nach keinem vorgegebenen Schema und nach keiner speziellen wissenschaftlichen Fragestellung, sondern es wurden nur diejenigen Punkte erfaßt, die mir im konkret vorliegenden Fall klinisch relevant oder interessant erschienen.

Dabei schwebte mir vor, daß ich vielleicht eines Tages ausrechnen wollte, ob sich im Bereich der gynäkologischen Psychosomatik immer wiederkehrende Cluster von Symptomen und Stichworten herauskristallisieren lassen. In diesem Rahmen steht auch die hier vorgelegte Untersuchung.

Die Krankenblätter selber beziehen sich vorwiegend auf gynäkologische Patientinnen in ambulanter oder stationärer Psychotherapie, die sich meist über etliche Wochen oder Monate erstreckte. Da die Krankenblätter – ebenso wie die Stichwortlisten – nur für klinische Zwecke und nicht für irgendwelche konkreten wissenschaftlichen Fragestellungen angelegt worden waren, haben sie den Vorteil, keinen Bias hinsichtlich der hier untersuchten Fragestellung aufzuweisen. Bei der Erstellung der Krankenblätter war also weder nach urethralem, noch nach sexuellem und genitalem Erleben gezielt nachgefragt worden. Dennoch handelt es sich, der wissenschaftlichen Orientierung der Abteilung entsprechend, um recht genaue und gründliche Eintragungen. Übrigens stammt der größte Teil der hier ausgewerteten Krankenblätter aus einer Zeit, bevor an den Begriff eines etwaigen urethral-erotischen Syndroms überhaupt gedacht worden war.

Aus einer größeren, nicht näher ausgezählten Menge solcher alten Krankenblätter wurden 135 Fälle herausgesucht, die Stichworte zur gynäkologischen Urologie enthielten. Auslesekriterium war also lediglich die Tatsache, ob Stichworte zur gynäkologischen Urologie aufgezeichnet waren. Die jeweilige klinische Diagnose war unterschiedlich und ging in die Auswahl der Krankenblätter nicht ein.

Wie oft kommen bei neurotischen Störungen gleichzeitig auch Sexualstörungen vor?

Diese 135 Fälle wurden daraufhin überprüft, ob neben den gynäkologisch-urologischen Symptomen gleichzeitig auch Stichworte über Symptome, Störungen, Auffälligkeiten im Bereich von Sexualität, Lust und Liebe aufgezeichnet worden waren. Dabei fanden sich nur in 43 Fällen neben urologischen Störungen gleichzeitig auch Störungen im Bereich des sexuellen Erlebens. Bei 2/3 der Fälle mit gynäkologisch-urologischer Symptomatik ließen sich also keine Symptome im erotisch-sexuellen Bereich nachweisen, in einem Drittel der Fälle aber doch. Für diese Gruppe ist die gestellte Hypothese also positiv zu beantworten: Ja, es gibt in der Tat die klinische Einheit eines urethral-erotischen Syndroms.

Welche Art von urologisch und sexuellen Symptomen kommen beim urethral-erotischen Syndrom vor?

Um diese Frage empirisch beantworten zu können, wurden aus der Gruppe der 43 Krankenblätter 20 Krankenblätter herausgenommen – die Auswahl erfolgte dem Zufall folgend – und detailliert ausgewertet. Die folgenden Ergebnisse beruhen also nicht mehr lediglich auf der Auswertung der Stichwortlisten, sondern auf einer eingehenden Auswertung der Krankenblätter selber.

Dabei wurden zunächst alle urologischen Symptome und Auffälligkeiten und ebenso alle sexuellen Symptome und Auffälligkeiten, die in den Krankenblättern vorkamen, aufgelistet, wobei weitgehend diejenigen sprachlichen Formulierungen niedergeschrieben wurden, die die Patientinnen selber gebraucht hatten.

Dabei zeigte es sich, daß sich hinter den urologischen Symptomen in Wirklichkeit pathologische Phänomene sehr unterschiedlicher Natur verbergen.

Störungen der physiologischen Funktionen

a) In den Krankenblättern fanden sich einmal die unterschiedlichsten Störungen der Miktionsphysiologie: vermehrter Harndrang, imperativer Harndrang, häufiges Wasserlassen, Harndrang bei fehlender Blasenfüllung; ein Teil dieser Symptomatik imponiert mitunter klinisch als eine Art von Harninkontinenz; schmerzhafte Sensationen beim Wasserlassen, das Gefühl einer mangelnden Leerung der Harnblase, Tröpfeln, komplette Harnsperre und manchmal langsamer, schlaffer Harnfluß, sowie noch manche anderen Formen von Störungen des Miktionsvorganges, wie etwa Wasserlassen beim GV.

b) Es kamen aber auch ganz andere somatische Symptome vor: blutig tingierter Urin nach dem GV; Schmerzen oder Reizgefühle in der Gegend der Blase und Urethra, die Stunden oder Tage über den GV hinaus anhalten können; eine Anamnese von vorausgegangenen ärztlichen Diagnosen wie etwa abakterielle Zystitis, Pseudozystitis oder Pseudourethritis. Derartige Symptome sind teilweise auf nicht abgeführte Vasokongestion zurückzuführen – z. B. Diapedese-Blutungen aus der dünnen Gewebsschicht zwischen Scheide und Blase heraus –, teilweise aber auch auf muskuläre Kontraktionen. Bei einem Teil dieser Symptome mag es sich aber auch um rein mentale Wahrnehmungen handeln, die der folgenden Gruppe angehören. Die drei hier beschriebenen Gruppen sind im konkreten Einzelfall nicht immer eindeutig voneinander abzugrenzen.

Irritierende Vorstellungen und Sensationen ohne Organbefund

Manche Patientinnen verbinden den urologischen Bereich mit den verschiedensten abnormen Phantasien, Vorstellungen und Befürchtungen. Der ständige Gedanke an die Harnröhre, z. B. der Gedanke auf der Harnröhre zu sitzen, wird zum quälenden Gefühl, tatsächlich auf der Harnröhre zu sitzen; oder der Gedanke an eine zu enge Harnröhre wird zur subjektiven Wahrnehmung einer zu engen Harnröhre. In Wirklichkeit handelt es sich hier also nicht um eine Störung körperlicher Funktionen, sondern um eine rein psychische Symptomatik, also um mentale Inhalte.

Auch ein Teil der irritierenden Sensationen, abnormen Körpergefühle und Reizgefühle kommt nicht als Korrelat zu physiologischen Vorgängen zustande, sondern stellt in Wirklichkeit rein psychische, mentale Erscheinungen dar: z. B. Sensationen, die die Patientin der Harnröhre oder Harnblase zuschreibt, welche als unbeschreiblich bezeichnet werden oder mit den merkwürdigsten Formulierungen vorgetragen werden; nicht selten Brennen oder Schmerzen in der Harnröhre, welches z. B. genau an der Harnröhrenöffnung erlebt wird, und welches mitunter, aber keineswegs immer, während oder auch nach der Miktion oder dem Geschlechtsverkehr angegeben wird, welches aber auch tagsüber oder nachts ohne erkennbaren Anlaß erlebt werden kann. Die Manigfaltigkeit der Erscheinungen und der Sprachbilder kann hier nicht wiedergegeben werden.

Störungen des urethralen Verhaltens

Bei einem weiteren Teil der Symptome im urologischen Bereich handelt es sich weder um Störungen der Physiologie noch um rein psychische Phänomene, sondern um motorische Verhaltensweisen, denen der Charakter einer medizinischen Symptomatik zukommt; z. B. regelmäßiger Katheterismus über lange Zeiträume ohne objektive Notwendigkeit; ständiges Anfassen des Harnröhrenausganges, eine gewisse Art des Sitzens auf dem Stuhl oder gewisse Bewegungen, wobei die Patientin selber nicht wissen mag, daß es sich um habituelle urethrale Onanie handelt; merkwürdiges symptomartiges Verhalten beim Urinieren, wobei bisweilen auch der Ort und der Zeitpunkt eine Rolle spielen. Bisweilen muß die Patientin beim Geschlechtsverkehr gezielte urethrale Stimulation veranlassen, damit sexuelle Erregung und Orgasmus zustandekommen.

Auch bei den sexuellen Symptomen und den Auffälligkeiten im Bereich von Scheide und Vulva zeigte sich derselbe Unterschied zwischen somatischer Symptomatik und psychisch-mentalen Phänomenen ohne organische Grundlage.

In einem weiteren Untersuchungsschritt wurden daher die folgenden 4 Rubriken gebildet:

a) Urologische Symptome und Auffälligkeiten psychisch-mentaler Natur ohne organische Grundlage
    4 von 20 Fällen

b) Urologische Symptome und Auffälligkeiten als somatische Begleiterscheinung gestörter physiologischer Funktionen
    17 von 20 Fällen

c) Sexuelle Symptome und Auffälligkeiten im Bereich von Scheide und Vulva, die in Wirklichkeit psychisch-mentale Phänomene ohne organische Grundlage darstellen.
    8 von 20 Fällen

d) Sexuelle Symptome und Auffälligkeiten im Bereich von Scheide und Vulva, die somatische Begleiterscheinung von gestörten physiologischen Funktionen sind.
    18 von 20 Fällen

Wenngleich diese Zahlen noch kein gesichertes Ergebnis darstellen, so weisen sie doch auf eine Reihe von Zusammenhängen hin.

Interessant ist die Beobachtung, daß die urologische Symptomatik in etwa ³⁄₄ der Fälle (17 Fälle) aus Störungen der Physiologie besteht, in knapp ¹⁄₄ der Fälle (4 Fälle) aber Symptome psychisch-mentaler Natur vorliegen. Da 2 mal mentale und gleichzeitig auch physiologische Symptome vorliegen, bleiben nur 2 Fälle mit urologischer Symptomatik rein mentaler Natur.

Hinsichtlich der sexuellen Symptome an Scheide und Vulva verhält es sich ähnlich: in 2 Fällen liegt ausschließlich eine mentale Symptomatik vor, in 6 Fällen liegen sowohl mentale als auch somatische Funktionsänderungen vor, in 12 Fällen aber ausschließlich körperliche Symptome gestörter Physiologie.

Da sich die beiden Gruppen von ausschließlich mentaler Symptomatik im urologischen Bereich und ausschließlich mentaler Symptomatik im Bereich von Vagina und Vulva nicht überschneiden, gibt es in den 20 untersuchten Fällen also keinen Fall, in dem ausschließlich Symptome psychischer Natur vorgelegen hätten. Dennoch bleibt die bemerkenswerte Tatsache bestehen, daß in ca. $^1\!/_4$ der Fälle fast nur Symptome psychisch-mentaler Natur vorliegen.

Das ist aber von praktisch-klinischer Bedeutung. Denn eine psycho-neurotische und eine organ-neurotische Symptomatik erfordern natürlich eine unterschiedliche Form der Anamneseerhebung und ein unterschiedliches diagnostisches und therapeutisches Vorgehen. Das soll an einem Fall aus der gynäkologischen Sexuologie illustriert werden. Eine Patientin suchte den Gynäkologen mit der Angabe auf, der Verkehr sei schmerzhaft, und sie würde dabei zusammenkrampfen. So war es durchaus naheliegend, daß der Gynäkologe von der Diagnose eines Vaginismus ausging. Von diesem angstvoll verkrampften und vermeidenden Verhalten – einer psychischen Symptomatik also – kann aber natürlich nicht auf das Vorliegen eines Vaginismus, also auf eine reflektorische Verkrampfung des Beckenbodens geschlossen werden. Das psychische Symptom eines verkrampften Vermeidens erfordert jedoch eine ganz andere therapeutische Vorgehensweise als es für eine reflektorisch eintretende Verkrampfung des Beckenbodens gilt.

Diese Unterscheidung kann aber in der praktischen therapeutischen Arbeit leicht übersehen werden. Denn die Patientinnen mit erotischem Urethralsyndrom erleben ihre eigenen psychisch-mentalen Symptome – also ihre Gedanken, Vorstellungen und Sensationen ohne Organbefund – so, als wenn es sich dabei um wirkliche körperliche Vorgänge handeln würden. Und sie tragen diese Wahrnehmungen auch so vor, daß der Arzt diese Beurteilung teilen möge. Diese praktischen Gegebenheiten bedingen es übrigens, daß die Behandlung einer doch rein psychisch-mentalen Symptomatik oft unausweichlich die Aufgabe des Gynäkologen selber bleibt und kaum an einen Psychotherapeuten abgegeben werden kann.

Hinsichtlich der sexuellen Symptomatik dieser 20 Patientinnen mit urethral-erotischem Syndrom fällt auf, daß fast nur somatische und/oder psychisch-mentale Symptome geklagt werden, die Begleiterscheinungen einer gestörten Lustphysiologie sind. Es handelte sich also im wesentlichen um funktionelle Sexualstörungen. Dagegen wurden keine Fälle von gestörtem sexuellem Verhalten beobachtet, etwa in Form von Sexualphobie, scheinbarer Hypersexualität, oder von sexuellen Abweichungen. Auch wurden keine Störungen der Geschlechtsidentität beobachtet.

Auch dieser Befund unterstützt also die Hypothese, daß die Symptome des urethral-erotischen Syndroms Korrelat zu gehemmter Lustphysiologie sind. Um diese Hypothese jedoch noch einer weiteren Überprüfung zu unterziehen, sollte in einem weiteren Schritt überprüft werden, inwieweit die 20 ausgewerteten Krankenblätter Auskunft zu den antreibenden Kräften geben können.

Welche antreibenden Kräfte sind beim urethral-erotischen Syndrom zu beobachten?

Aus den Krankenblättern wurden diejenigen Affekte und Antriebe herausgezogen, die von den Patientinnen selber im psychotherapeutischen Gespräch thematisiert worden waren und die einen anhaltenden und dominanten Stellenwert im Leben der betreffenden Patientinnen zeigten. Da diese Affekte auch dem Arzt gegenüber und in der Übertragung eine Rolle spielten, ist anzunehmen, daß diese Affekte auch hinter der Erkrankung und hinter den Symptomen stehen dürften.

Nicht wurden antreibende psychische Kräfte verrechnet, die lediglich gefolgert werden können. Darum wurden auch im Krankenblatt verzeichnete Beurteilungen des Arztes wie etwa ‚aggressiv gehemmt‘, ‚sexuell gehemmt‘ nicht verrechnet. Es wurden also eher zu wenig als zuviel antreibende Kräfte verrechnet. Das gilt insbesondere für den Bereich von Liebe, Eros, Sexualität. Denn die Krankenblätter waren ja nicht, wie schon erwähnt, auf Forschung angelegt worden, und es war nie eine gezielte Sexualanamnese sozusagen abgefragt worden.

1) Lust, Liebe, sexuelles Erleben
   8 von 20 Fällen

2) Tendenz zum Rückzug, spärliches Verlangen nach Sozialkontakten und spärliche libidinöse Ausrichtung wurden von den Patientinnen selber zum Thema gemacht.
   4 von 20 Fällen

3) Deprimierte und depressive Affekte (meist unterhalb einer medizinischen Diagnose von Depression)
   14 von 20 Fällen

4) Aggressives Erleben
   8 von 20 Fällen

5) Hypochondrische Affekte
   5 von 20 Fällen

6) Passive Erwartungshaltung und Vorwurfshaltung
   1 von 20 Fällen

7) Angst
   3 von 20 Fällen

8) Getriebene, nervöse, gequälte und aufgeregte Affekte
   5 von 20 Fällen

9) Zwanghafte Impulse, Perfektionsdrang
   5 von 20 Fällen

10) Mißtrauische und paranoide Affekte
   3 von 20 Fällen

Die Auswertung ergibt also, daß nur in 8 von 20 Fällen erotische und sexuelle Affekte direkt zur Diskussion gestellt worden sind. Dagegen werden in 14 Krankenblättern deprimiert-depressive Affekte und in 8 Krankenblättern aggressive Affekte in den

Vordergrund gerückt. Wenn man dabei die Überschneidungen von depressiven und ärgerlichen Affekten berücksichtigt, bleiben 18 Blätter mit deprimiert/ärgerlichen Affekten, die psychopathologisch gesehen verwandt sind und ineinander übergehen können. Wenn die Korrelation zu den 8 Fällen mit erotisch sexuellen Affekten hergestellt wird, kommt man zu folgendem Ergebnis:

In 2 Fällen werden ausschließlich erotische und sexuelle Affekte als dominierend erkennbar;

in 6 Fällen sind gleichzeitig depressiv-ärgerliche und auch erotisch-sexuelle Affekte wirksam;

in 11 Fällen aber werden ausschließlich depressiv-ärgerliche Affekte erkennbar.

Wir haben somit den überraschenden Befund, daß der dominierende Affekt in 17 Fällen, also in der großen Mehrzahl der Fälle depressiv-ärgerlicher Natur und sehr viel seltener erotisch-sexueller Natur ist. Löst das nicht Zweifel aus, ob es wirklich berechtigt ist, von einem urethral-erotischen Syndrom zu sprechen, selbst wenn die oben nachgewiesene Verbindung von urethralen Symptomen und nervösen Symptomen im Gebiet von Scheide und Vagina nicht bezweifelt werden kann? Wie ist dieses Problem zu verstehen?

Eine genaue Überprüfung sowohl der Symptome im Gebiet von Scheide und Vulva als auch der deprimiert-ärgerlichen Affekte führt zu der Einsicht, daß bei der Frau mit urethral-erotischem Syndrom in Wirklichkeit mehr Liebe wirksam ist, als der Befund erkennen läßt.

Zwar ist es richtig, daß diese Patientinnen in den Krankenblättern nicht viel von Liebe sprechen. Aber aus der oben diskutierten Gegenüberstellung von mentaler und somatischer Symptomatik wissen wir, daß es sich beim urethral-erotischen Syndrom um Individuen handelt, die vorwiegend körperlich und weniger psychisch erleben. Wenn sich also, wiederum in der großen Mehrzahl (in 18 Fällen), somatische Symptome funktioneller Sexualstörungen finden, ist es offensichtlich, daß bei diesen Patientinnen sehr wohl erotisch-sexuelle Affekte vonstatten gehen, wenn auch in einer bewußtseinsferneren Form. Funktionelle Sexualstörungen können ja nur auftreten, wenn die Physiologie der Lust in Gang gekommen ist.

Der erwähnte überraschende Befund bedeutet also in Wirklichkeit: zwar ist viel deprimierter ärgerlicher Affekt vorhanden, aber doch auch viel Liebe.

Eine genauere Betrachtung der deprimiert ärgerlichen Affekte führt zu derselben Einsicht. Zwar ist eine voll entfaltete depressive Symptomatik durch die ‚Niederdrückung vieler psychischer und somatischer Funktionen gekennzeichnet und dabei oft auch durch eine Niederdrückung von Libido und Lustphysiologie. Dementsprechend finden sich bei der typischen Depression eher Symptome von Mangel an sexuellem Verlangen und Erleben, also von Frigidität im engeren Sinn des Wortes. Die deprimiert ärgerlichen Affekte des urethral-erotischen Syndroms stellen aber noch nicht das volle klinische Bild einer depressiven Erkrankung dar und könnten höchstens als unvollständige Depression bezeichnet werden. Denn es fehlen Symptome wie depressive Denkinhalte, depressive Leere, psycho-physischer Rückzug. Daher können trotz der ärgerlich deprimierten Affekte Liebe und Lustphysiologie weiterhin vonstattengehen, wenn auch in einer beeinträchtigten Form.

Die genauere Untersuchung der in den Krankenblättern verzeichneten erotisch-sexuellen und deprimiert-ärgerlichen Affekte bestätigt also den 2. Teil der hier zu überprüfenden Hypothese, daß nämlich die Symptome des urethral-erotischen Syndroms tatsächlich Korrelat zu gehemmter und rudimentär ablaufender Lustphysiologie sind.

Zur Frage einer eventuellen konversionshysterischen Symptomatik

Gewissermaßen als Gegenprobe sollte überprüft werden, ob sich nicht dennoch Hinweise dafür finden, daß ein Teil der urethralen und sexuellen Symptome in Wirklichkeit konversionshysterischer Natur ist und dadurch zustandekommt, daß unbewußte Vorstellungen und Befürchtungen durch eine pantomimeartige Körpersprache bildhaft dargestellt werden.

Denn die weiter vorne erwähnte Manigfaltigkeit mancher Sensationen, Vorstellungen und Sprachbilder könnte ein Hinweis auf eine derartige konversionshysterische Pathogenese der Symptome sein.

Eine gerichtete Überprüfung der 20 Krankenblätter ergab jedoch in keinem Fall Hinweise auf hysterische Züge in der Persönlichkeitsstruktur wie etwa demonstrative Tendenzen, planlos-aktives Verhalten, panerotisierende Tendenzen usw. Weder im gegenwärtigen Befund, noch in der Vorgeschichte fand sich eine Begleitsymptomatik, die einen Konversionscharakter zu erkennen gegeben hätte. Übrigens drückten auch die oben erwähnten manigfaltigen sprachlichen Ausdrücke eher den Charakter der somatischen Sensationen aus und muteten nicht demonstrativ an.

Dieser negative Befund bestätigt also, daß die Symptomatik des urethral-erotischen Syndroms als Affektkorrelat und nicht als eine hysterische Symptomatik aufzufassen ist. Diese Aussage schließt natürlich nicht aus, daß irgendeine andersartige urologische Symptomatik sehr wohl hysterischer Natur sein könnte.

Zur Frage einer eventuellen urethralen Persönlichkeitsstruktur

In der frühen psychoanalytischen Literatur wurde – insbesondere auch von O. Fenichel und H. Schultz-Hencke – viel von urethralen Trieben, urethralem Antriebserleben und von einer urethralen Persönlichkeitsstruktur gesprochen, die dann u. a. auch für mancherlei urologische Störungen verantwortlich gemacht wurden. Die psychologischen Zusammenhänge dieses urethralen Erlebensbereiches können hier nur stichwortartig angedeutet werden: Lustgefühle, aber auch Ängste, die mit Fließenlassen aber auch mit Hingabetendenzen verbunden sein können; das Bedürfnis, frei und beliebig urinieren zu dürfen, wobei eine Beziehung zum Thema der Willkür und zu dem Bedürfnis zur Freiheit von Zwang beschrieben wird; Schamgefühle und die Thematik von Geltung, Ehrgeiz und Erfolg u. a. mehr.

Es war naheliegend, nachzuprüfen, ob sich in den 20 Krankenblättern diesbezügliche Angaben und Hinweise finden würden. Zwar waren in 2 Krankenblättern unterdrückte Hingabeimpulse erkennbar, darüber hinaus aber fand sich nichts, was den in der frühen psychoanalytischen Literatur beschriebenen Zügen urethralen Erlebens oder einer urethralen Persönlichkeitsstruktur entsprechen würde und evtl. zur Erklärung der Symptomatik des urethral-erotischen Syndroms herangezogen werden könnte.

Dieser Befund entspricht der weiteren historischen Entwicklung der psychoanalytischen Theorie, in der heute kaum noch von einem urethralen Erlebensbereich die Rede ist. Ich habe aber erst unlängst im Kollegenkreis einen Fallbericht gehört, in dem doch eine urologische Symptomatik im Zusammenhang mit einer Ehrgeizproblematik und Perfektionismus gesehen worden war.

Zusammenfassung

Zusammenfassend stellen die vorgetragenen Befunde also eine Bestätigung beider Teile der eingangs aufgestellten Hypothese dar.

In etwa $1/3$ der Fälle mit nervösen urologischen Symptomen, wie sie im Bereich der gynäkologischen Praxis zur Beobachtung kommen, finden sich gleichzeitig auch psychoneurotische und/oder psychosomatische Symptome im Bereich von Vulva und Scheide. Es ist berechtigt und nützlich, diese Gruppe als klinische Einheit herauszustellen und als urethral-erotisches Syndrom zu bezeichnen.

Beim urethral-erotischen Syndrom liegt konstitutionell bedingt eine besondere Ausprägung eines Urethral-Erotizismus vor, wobei dieses Wort aber nur bedeutet, daß die anatomischen Strukturen und Funktionen der harnableitenden Wege hier in einem besonders ausgeprägten Ausmaß in die Lustphysiologie miteinbezogen sind.

Es handelt sich um Frauen, bei denen deprimiert-ärgerliche Affekte eine dominierende Rolle spielen, ohne daß es dabei zu einem vollen depressiven Rückzug gekommen wäre.

Deshalb sind Liebesfähigkeit und Lustphysiologie weitgehend erhalten, wenngleich sehr wohl eine gewisse sexuelle Gehemmtheit vorliegt. Es ist zu vermuten, daß schon die prämorbide Persönlichkeitsstruktur durch gewisse Hemmungen im sexuellen Bereich gekennzeichnet ist, was aber nicht näher überprüft worden ist. Der während der Symptomatik vorliegende deprimiert-ärgerliche Affekt hemmt die Liebe und die Lustphysiologie und wird damit zur auslösenden Ursache dafür, daß die Lustphysiologie nur noch rudimentär abläuft und die Gestalt einer funktionellen Sexualstörung annimmt.

Da sich die rumentär ablaufende Sexualphysiologie weitgehend auch an den urethralen Strukturen abspielt, umfaßt die resultierende Symptomatik sowohl den Bereich von Vulva und Scheide, als auch den Bereich der harnableitenden Wege.

Literatur

Molinski H (1978) Larvierte Depressionen in Geburtshilfe und Gynäkologie. Geburtsh. u. Frauenheilk. 38: 199–202

Molinski H (1983) Zur Psychosomatik der Blasenentleerungsstörung. In: Petri E (Hrsg) Gynäkologische Urologie. Georg Thieme Verlag, Stuttgart New York, S. 221–226

Molinski H (1984) Das urethral-erotische Syndrom. In: Jürgensen O, Richter D (Hrsg) Psychosomatische Probleme in der Gynäkologie und Geburtshilfe. Springer Verlag, Berlin Heidelberg New York, Tokio, S 84–93

Molinski H (1985) Zur Psychosomatik von Inkontinenz und Blasenentleerungsstörungen. In: Ober KG, Thomsen K (Hrsg) Spezielle Gynäkologie, 1 Bd III/1. Georg Thieme Verlag, Stuttgart New York, S. 7.24–7.26

Molinski H (1990) Psychosomatische Aspekte der gynäkologischen Urologie. In: Beck L, Bender HG (Hrsg) Klinik der Frauenheilkunde und Geburtshilfe. Bd. 9, Gutartige gynäkologische Erkrankungen II. Urban & Schwarzenberg, München-Wien-Baltimore, S. 99–103